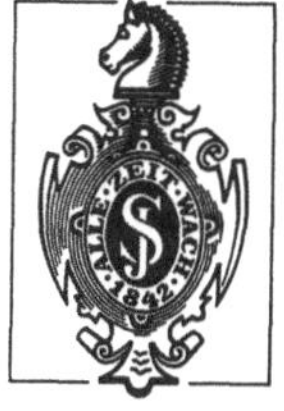

Forschung für die seelische Gesundheit

Eine Bestandsaufnahme der psychiatrischen, psychotherapeutischen und psychosomatischen Forschung und ihre Probleme in der Bundesrepublik Deutschland

Herausgegeben von

Heinz Häfner

Springer-Verlag
Berlin Heidelberg New York 1983

Professor Dr. Dr. Heinz Häfner
Direktor des Zentralinstitutes für Seelische Gesundheit
Vorsitzender des Medizinausschusses des Wissenschaftsrates
J 5
6800 Mannheim 1

Ergebnisse eines Symposiums der
Breuninger Stiftung GmbH und des Stifterverbandes
für die Deutsche Wissenschaft

Mit 7 Abbildungen

ISBN 3-540-12099-8 Springer-Verlag Berlin Heidelberg New York
ISBN 0-387-12099-8 Springer-Verlag New York Heidelberg Berlin

CIP-Kurztitelaufnahme der Deutschen Bibliothek

Forschung für die seelische Gesundheit: e.
Bestandsaufnahme d. psychiatr., psychotherapeut.
u. psychosomat. Forschung u. ihre Probleme in d.
Bundesrepublik Deutschland / hrsg. von H. Häfner.
– Berlin; Heidelberg; New York: Springer, 1983.

ISBN-13:978-3-540-12099-5 e-ISBN-13:978-3-642-68883-6
DOI: 10.1007/978-3-642-68883-6

NE: Häfner, Heinz [Hrsg.]

2125-3130/543210

Vorwort

Die Sachverständigen-Kommission Psychiatrie hat in ihrem 1976 im Auftrag des Deutschen Bundestages vorgelegten Bericht zur Lage der Psychiatrie in der Bundesrepublik Deutschland nachdrücklich eine Aktivierung der Forschungstätigkeit auf dem Gesamtgebiet der Psychiatrie und eine Bestandsaufnahme ihrer Inhalte gefordert. Diese inhaltliche Bestandsaufnahme ist bisher nicht erarbeitet worden. Der Wissenschaftsrat stellte in seinen ebenfalls 1976 verabschiedeten Empfehlungen zu Aufgaben, Organisation und Ausbau der medizinischen Forschungs- und Ausbildungsstätten im Kapitel "Psychologische Medizin" unter dem Abschnitt "Struktur- und Kapazitätsmängel" fest: "Die Fächer der psychologischen Medizin haben einen umfangreicheren Anteil an Gesundheitsvorsorge und -fürsorge zu tragen, als sie derzeit nach Kapazität und Wissensstand zu leisten vermögen." Die Berechtigung der Forderung der Sachverständigen-Kommission und die Aussage des Wissenschaftsrates werden durch die Deutsche Forschungsgemeinschaft bestätigt, von der zu erfahren ist, daß Forschungsanträge im Normalverfahren auf dem Gesamtgebiet der Psychiatrie, der Zahl nach gering, der Qualität nach oft unzureichend sind.

Vor diesem Hintergrund faßte der Vorstand des Stifterverbandes für die Deutsche Wissenschaft im Frühjahr 1980 den Beschluß, ein Expertengespräch durchzuführen, das der Klärung des Förderungsbedarfs auf dem Gesamtgebiet der Psychiatrie einschließlich der Psychotherapie, der psychosomatischen Medizin und der klinischen Psychologie dienen sollte.

Daraufhin bat der Stifterverband Professor Dr. Dr. Heinz Häfner, Direktor des Zentralinstituts für Seelische Gesundheit, Mannheim, und Vorsitzender des Medizinalausschusses des Wissenschaftsrates, ein solches Expertengespräch in Form eines Symposions vorzubereiten. Unter Federführung von Professor Häfner wirkten darüber hinaus Professor Dr. Hans Heimann, Abteilung Allgemeine Psychiatrie mit Poliklinik, Zentrum für Psychiatrie und Neurologie der Universität Tübingen, und Professor Dr. Eberhard Lungershausen, Abteilung Psychiatrie II im Bezirkskrankenhaus Günzburg, Zentrum Psychiatrie, Psychotherapie und Psychosomatik der Universität Ulm, an der wissenschaftlichen Planung des Symposions mit. Dieses Symposion fand am 16. und 17. November 1981 unter dem Thema "Forschung für die seelische Gesundheit - Versuch einer Bestandsaufnahme der gegenwärtigen Situation der Forschung auf dem Gesamtgebiet der Psychiatrie in der Bundesrepublik Deutschland" im Internationalen Institut für wissenschaftliche Zusammenarbeit Schloß Reisensburg, Günzburg/Donau, statt.

An dieser Stelle danken wir besonders Professor Häfner für die umsichtige und sorgfältige inhaltliche Planung und Nachbereitung des Symposions. Unser Dank gilt ebenso Professor Heimann und Professor Lungershausen für ihre Unterstützung bei der Vorbereitung der Veranstaltung. Den Referenten des Symposions und den Diskussionsteilnehmern danken wir für ihre Beiträge, ohne die die breit angelegte Bestandsaufnahme nicht hätte zustande kommen können. Nicht zuletzt danken wir Dr. med. Wulf Rössler, Psychiatrische Klinik am Zentralinstitut für Seelische Gesundheit, Mannheim, für seine intensive Mitarbeit bei der Vorbereitung des vorliegenden Bandes.

Der besondere Dank aller Beteiligten gebührt der Breuninger Stiftung GmbH, Stuttgart, für die Finanzierung des Symposions und für den Druckkostenzuschuß, der die Veröffentlichung der Tagungsergebnisse ermöglichte.

Wir hoffen, daß der vorliegende Band zur Verwirklichung des hochgesteckten Zieles des Symposions verhilft, das darin bestand, zu einer Klarlegung der Stärken und Schwächen der Psychiatrieforschung und ihrer Ursachen beizutragen, um damit den Wissenschaftlern, den staatlichen und privaten Förderungseinrichtungen sowie allen wissenschaftspolitischen Institutionen Empfehlungen, Hinweise und Anregungen für ihre Arbeit zu geben.

Dr. HORST NIEMEYER

Generalsekretät des Stifterverbandes
für die Deutsche Wissenschaft

Inhalt

3. Klinische Forschung

4. Psychophysiologie und Psychosomatik

5. Psychotherapieforschung

6. Forschungsprobleme in Spezialgebieten

Mitarbeiterverzeichnis

Die Anschriften sind jeweils am Beitragsbeginn angegeben

Einleitung

Forschung für die seelische Gesundheit in der Bundesrepublik Voraussetzungen einer Bestandsaufnahme

H. Häfner[1]

1 Der Anlaß einer Bestandsaufnahme

"Der Fortschritt einer medizinischen Disziplin hängt von dem Ausmaß und der Fruchtbarkeit der Forschung ab, die sie betreibt. Wissenschaftliche Ergebnisse der Gegenwart sind die Voraussetzungen für wirksame Behandlungsverfahren und Möglichkeiten der Vorbeugung in der Zukunft". (Bericht über die Lage der Psychiatrie in der Bundesrepublik Deutschland, 1975).

Mit diesen Sätzen wird das Forschungskapitel im Bericht über die Lage der Psychiatrie in der Bundesrepublik Deutschland eingeleitet.

Wenn wir dieser eindeutigen Aussage dennoch mit der sokratischen Frage begegnen, wofür Forschung in der Psychiatrie überhaupt nötig sei, geschieht es, um einige rationale Argumente kritischer Strömungen aufzunehmen, die aus sehr verschiedenen Richtungen auf die Psychiatrie zukommen.

Als die soeben neu berufenen Mitglieder der Sachverständigenkommission 'Psychiatrie' der Bundesrepublik Deutschland, unter Anleitung einer Planungsfirma, vom 26. bis 28.9.1971 in Klausur gegangen waren, um die künftige Arbeit zu planen, wurde ein aufschlußreiches Spiel praktiziert: An einer großen Tafel waren die Arbeitsthemen der Sachverständigenkommission als Grundlage der

---

[1]Zentralinstitut für Seelische Gesundheit, J5, 6800 Mannheim

Bildung künftiger Arbeitsgruppen aufgelistet. Jedes der 21 Mitglieder hatte drei farbige Aufkleber erhalten, um seine Wahl zu treffen. Aus dieser Konkurrenz gingen sieben Arbeitsgruppen hervor. Das Thema "Forschung" in der Psychiatrie war nicht aufgenommen worden. Es hatte nur 2 der insgesamt 63 zu vergebenden Punkte erhalten.

So blieb dem Vorstand der Kommission kein anderer Weg, als sich später mit Unterstützung zweier Sachverständiger dieses Themas selbst anzunehmen.

2 Die Bedeutung von Forschung in der Praxis der Psychiatrie und Psychotherapie

Weshalb haben viele Psychiater so wenig Interesse an Forschung?

Es gibt darauf ein paar mögliche Antworten:

2.1 Subjektive Einschätzung und objektives Erfordernis für den Praktiker

1. Psychische Krankheit ist im Erleben des Betroffenen mehr oder weniger unentwirrbar verwoben mit persönlichem Schicksal. Der Arzt steht deshalb in der Pflicht, nicht nur der Krankheit, sondern auch dem Kranken und der Einmaligkeit seiner Existenz gerecht zu werden. Daß er dies wirklich tut, ist Voraussetzung einer humanen Psychiatrie.

Die Beschäftigung mit der Person des Kranken und ihrer einmaligen Biographie bringt jedoch die Versuchung mit sich, Gesetzmäßigkeiten des Krankheitsgeschehens und die biologischen, psychologischen und sozialen Regelhaftigkeiten menschlichen Verhaltens zu vernachlässigen. Als Psychiater und mehr noch als Psychotherapeut kann man sich weitgehend der Einmaligkeit der Person und der Arzt-Patient-Beziehung widmen und dabei das Wissen über Krankheiten und das Interesse an Forschung und ihren Ergebnissen vergessen. Manchen Kranken, vor allem jenen, die kein schweres Leiden zu erdulden haben, ist man damit zunächst ein attraktiverer Partner als der Gegentyp, der nur an objektivierten Krankheitsabläufen interessierte Arzt, weil man sie als Person ernst nimmt und auf ihre intimen Fragen eingeht.

A. Finzen[2] hat sich in einem Artikel engagiert mit der unter dem Slogan "Neue Einfachheit" verbreiteten These auseinandergesetzt: Jede Art von Methode, Technik oder lehrbarem Behandlungsverfahren in der Psychiatrie sei nur Verweigerung der eigentlich benötigten mitmenschlichen Hilfe, nur technokratischer Rückfall in Etikettierung, Reparaturbetrieb und Verwaltung einer von der Gemeinschaft ausgegrenzten Randgruppe. Was der Psychiatrie dann als Aufgabe verbliebe, wäre die Liebe zu den vermeintlich oder wirklich Ausgestoßenen, der Versuch ihrer Integration in die Gemeinschaft. Dieses Bemühen setzte erstens voraus, daß es keine psychischen Krankheiten, keine eigengesetzlich determinierten Störungen gäbe; zum zweiten müßten Psychiater und ihre Helfer bessere Menschen sein, die über eine wirksamere Liebesfähigkeit verfügten als die Angehörigen der Kranken und all die anderen, die für die angebliche Ausgrenzung verantwortlich waren. Vor der schier unbegrenzten Macht der eigenen Liebe und vom eigenen Vermögen, andere Menschen aus seelischen Leiden befreien zu können, wenn man sich nur wirklich engagierte, sind viele, vor allem jüngere und unerfahrene Menschen überzeugt. Man sollte vielleicht den Kern dieser optimistischen Haltung nie verlieren, wenn man Helfen bei Krankheit und Leiden als Beruf gewählt hat. Aber er muß eingebunden werden in das kritische Wissen um das Mögliche und um die Instrumente, womit man tatsächlich Aussicht hat, wirsame Hilfe zu leisten. Die Größenphantasien vom eigenen Liebesvermögen müssen mit dem systematischen Erwerb von Wissen und Fachkompetenz Schritt für Schritt korrigiert werden, ein schmerzlicher Prozeß, den viele "Therapeuten", Laien und Fachleute, nicht ertragen können.

---

[2]Finzen, A.: Die neue Einfachheit oder die Entprofessionalisierung der Psychiatrie. Sozialpsychiatrische Information 11, 63/64 (1981) 5-20.

Die Möglichkeit, Heilkunde an psychisch Kranken zwar professionell aber fast ohne Kenntnisse über soziale, psychologische und biologische Gesetzmäßigkeiten vorwiegend auf der Basis von normativen Handlungsexplikationen psychotherapeutischer Schulen anwenden zu können, fördert eine unheilvolle Unterbewertung von Forschung in der Psychotherapie. Diejenigen Therapeuten nämlich, die sich dieser Illusion überlassen, glauben, auf die äußerst mühsame Beschäftigung mit dem sich ständig erneuernden Wissen verzichten zu können.

Die besonders in tiefenpsychologischen Schulen verbreitete Überschätzung der Subjektivität fördert zudem die Vernachlässigung der objektiven Gegebenheiten und auch die unzureichende Gewichtung von Forschungsergebnissen bereits in der Ausbildung. Spätestens mit dem Verlassen der "kontrollierenden" Ausbildungsgemeinschaft, die Trägerin eines Systems normativer Handlungsanweisungen ist, begünstigt sie die Entwicklung einer unkritischen, dem permanenten rationalen Lernprozeß nicht sehr zugänglichen Selbstgewißheit.

Die vörderste Aufgabe der Forschung wurzelt also in der Psychiatrie nicht erst in dem Erfordernis, Handeln durch Wissen zu begründen und effektiver zu gestalten, sondern in der Notwendigkeit, die Versuchung zu unkritischer Selbstgewißheit und zu illusionärem Heilbringertum einzubinden in die kritisch-rationale Einstellung des Wissenschaftlers, der seinen Sinn auf die Beobachtung objektiver Lebens- oder Krankheitsvorgänge und ihrer Gesetzmäßigkeiten richtet. Diese Einbindung therapeutischen Handelns in rational-kritisches, wissenschaftliches Denken sollte jedem Psychiater und Psychotherapeuten lebenslang nahegebracht werden.

2.2 Forschung zum Ausgleich des Mangels an natürlichen Evaluierungsinstrumenten

Das Bemühen um Erkenntniszuwachs allgemein und ein wissenschaftlich-rationaler Denkstil scheinen also in der Psychiatrie beinahe dringlicher zu sein als in anderen medizinischen Fächern. Für diese Annahme gibt es noch ein weiteres Argument: den Mangel an natürlichen Evaluationsmöglichkeiten des diagnostischen und therapeutischen Handelns.

Während beispielsweise in der Inneren Medizin Endoskopie und vergleichbare diagnostische Verfahren, chirurgische Intervention und – bei letalem Ausgang – der Obduktionsbefund das klinische Handeln unter Fehlerkontrolle stellen, fehlt ein vergleichbares Instrumentarium sowohl in der biologischen Psychiatrie, als auch in der Psychotherapie weitgehend. Auch dieser Sachverhalt begünstigt die subjektive Unabhängigkeit mancher Therapeuten von den objektiven Folgen ihres Handelns. Forschung, vor allem im Sinne evaluativer Untersuchungen, muß in der Psychiatrie also auch den Mangel an natürlichen Evaluationsmöglichkeiten ausgleichen und zu einer wirksamen, praxisnahen Erfolgs- und Mißerfolgskontrolle beitragen.

Von diesen dringenden Erfordernissen sind wir, obgleich in den letzten 15 Jahren vor allem mit der Entwicklung objektivierender Methoden des Diagnostizierens und der Zustandserhebung beachtliche Fortschritte erzielt wurden, noch weit entfernt. Wir müssen aber dazu kommen, daß nicht nur in der Körpermedizin, sondern auch in der Psychiatrie das Fundament gültiger Aussagen, an dem sich die Richtigkeit unserer Maßnahmen messen läßt, breiter wird.

3 Versuch einer Bestandsaufnahme psychiatrischer Forschung in der Bundesrepublik

Die Verfasser des bereits zitierten Sachverständigenberichts über die Lage der Psychiatrie haben in ihren Ausführungen zum Thema Forschung abschließend gefordert, eine inhaltliche Bestandsaufnahme der psychiatrisch-psychotherapeutischen Forschung in der Bundesrepublik Deutschland in Angriff zu nehmen. Sie haben vermieden, diese schwierige Aufgabe selbst zu lösen: Seit der Veröffentlichung ihres Berichts sind, sieht man von den einschlägigen und auf bestimmte Forschungsfragen zugeschnittenen Analysen im "Grauen Bericht" der Deutschen Forschungsgemeinschaft ab, Versuche dazu nicht unternommen worden. Es schien allmählich unabweisbar, diesen Auftrag aufzunehmen, auch auf die Gefahr hin, daß er nur unvollständig und kaum voll befriedigend lösbar ist.

Um dieses Vorhaben verwirklichen zu können, war es nötig, das gesamte Gebiet in überblickbare Teilgebiete aufzugliedern und Autoren dafür zu gewinnen, die bereit waren, sich der schwierigen Aufgabe einer Darstellung und Bewertung zu unterziehen. Das ist wider Erwarten gelungen.

Um aber die Aufgaben psychiatrischer Forschung nicht nur von Wissenschaftlern ansprechen zu lassen, wurde der Versuch unternommen, drei kompetente "Generalisten" zu bitten, ihre Fragen an die Wissenschaft und ihre Vorstellungen von praxis-relevanten Aufgaben für die psychiatrische Forschung aus ihrem Erfahrungs- und Verantwortungsbereich zu vermitteln[3].

Leider war es nicht möglich, alle wichtigen Teilgebiete der Forschung für die seelische Gesundheit aufzunehmen. Wichtige Teilgebiete wie psychiatrische Soziologie und Psychogeriatrie mußten unberücksichtigt bleiben. Nachdem jedoch ein Anfang in der Aufarbeitung und Forschung in der Psychiatrie, ihrer Leistungen, ihrer Mängel und der Gründe dafür gemacht ist, wird das Fehlende in der nachfolgenden Diskussion aufzuholen sein.

3.1 Der Beschreibungsrahmen und einige Vorüberlegungen dazu

Um eine gewisse Hilfestellung zu geben und einen Trend zu einheitlichen Beurteilungsmaßstäben einzuführen, wurde den Autoren

---

[3]Professor C. Kulenkampff, Landesrat, ist für Gesundheitswesen im Landschaftsverband Rheinland, dem größten Träger psychiatrischer Krankenhäuser in der Bundesrepublik, verantwortlich.

Dr. H. Martini war von 1961 bis 1981 Bürgermeister und Referent für Gesundheits- und Sozialwesen der Stadt Mannheim.

Dr. S. Biefang hat am Internationalen Institut für wissenschaftliche Zusammenarbeit e.V., Schloß Reisensburg, unter Professor T.M. Fliedner im Auftrag des Bundesministeriums für Forschung und Technologie an einer Planungsstudie mitgewirkt. Die Aufgabe war, Forschungsziele und Prioritäten für den psychiatrischen Teil des Forschungsprogramms der Bundesregierung (Programm der Bundesregierung zur Förderung von Forschung und Entwicklung im Dienste der Gesundheit (FuE-Programm) 1978-1981) zu ermitteln.

ein Beschreibungsrahmen anhand gegeben, der zum besseren Verständnis der Texte im Anhang beigefügt ist.

Hinter dem Beschreibungsrahmen stehen einige Überlegungen, die teilweise explizit in die Fragen eingegangen sind. Drei davon sollen beispielgebend Erwähnung finden, weil sie die Vortragsthemen übergreifen:

1. die erste ist historischer Natur:
Die Bestandsaufnahme psychiatrischer Forschung in der Bundesrepublik Deutschland hat auch die Entwicklung im deutschen Sprachraum im Blick zu halten. Der *historische* Zusammenhang wird schon daran offenkundig, daß die drei Forscherpersönlichkeiten, die bis heute die Entwicklung der Psychiatrie am stärksten geprägt haben, Wilhelm Wundt, Emil Kraepelin und Sigmund Freud, dem deutschen Sprachgebiet entstammen. Wilhelm Wundt ist 1832 in Neckarau bei Mannheim, Sigmund Freud 1856 im mährischen Pribor und Emil Kraepelin 1865 im westpreußischen Neustrelitz geboren worden. Ihre Namen sind zugleich Hinweis auf eine außerordentlich fruchtbare Zeit psychologisch-psychiatrischer Forschung in deutschsprachigen Ländern. Dieser fruchtbaren Epoche folgte das Unheil des Nationalsozialismus und des Zweiten Weltkriegs, die die psychiatrische Forschung in Deutschland und Österreich fast völlig von der übrigen Welt abgeschnitten haben.

Folgenschwerer noch für die Forschung scheint die *Massenemigration deutscher Psychiater und Psychoanalytiker* gewesen zu sein. Sie haben in vielen Ländern Aufnahme gefunden und dort neue Forschergruppen und Schulen, großenteils mit beachtlicher Ausstrahlungskraft, entstehen lassen.

Wie ist, nach diesem unbeschreiblichen Aderlaß, nach dem Tiefstand der deutschen Psychiatrie, die Entwicklung seither verlaufen? Das interessiert, nicht zuletzt auch aus der Sicht unserer Schweizer Kollegen, die diesen Prozeß in enger Verbindung mit der deutschen Tradition und doch unabhängig von ihr mitgemacht haben.

2. Die zweite Überlegung ist wissenschaftsphilosophischer Natur und kreist um die Frage nach der Entwicklung solcher Theorien

oder Paradigmen im Fach, die Anstöße zum Aufbruch in neue Fragestellungen, Methoden und Ergebnisse gaben. Welche Bestandteile der psychoanalytischen Lehre sind beispielsweise in heutiger Sicht als prüfbare Modelle fruchtbar geworden?

Verfügt, um ein zweites Beispiel zu nennen, die psychosomatische Medizin derzeit über eine, die empirische Forschung wirklich befruchtende Theorie der Zusammenhänge zwischen Körperkrankheiten oder den ihnen zugehörigen pathophysiologischen Prozessen einerseits und psychologischen Phänomenen oder Prozessen andererseits?

3. Die letzte Überlegung schneidet das schwierigste Thema an: Psychiatrie ist eine *interdisziplinäre Wissenschaft*, die sich verschiedener Zugänge zu ihrem Gegenstand bedienen muß. Der Grund ist, daß uns menschliches Verhalten auf mehreren Organisationsstufen begegnet, denen als Verwalter der Zugangswege verschiedene Wissenschaften zugeordnet sind. Wir versuchen, diesen komplexen Sachverhalt in einem vereinfachenden Schema abzubilden.

Tabelle 1. Forschungsgegenstände der Psychiatrie nach Organisationsstufen und Zugangswegen geordnet

Organisationsstufen menschlichen Verhaltens		Zugangswege (Wissenschaftsbereiche) zu verschiedenen Ebenen menschlichen Verhaltens
sozial	(makrosozial)	Soziologie
	(mikrosozial)	Mikrosoziologie
individuell	(Bewußtseinsebene	Sozialpsychologie
	(u. verdecktes	Psychologie u.
	(Verhalten)	Psychopathologie
ganzheitl. organismische Ebene	(Organismus -	Medizin
	(Umwelt - Interaktion)	Verhaltensbiologie
partiell-systemische Ebene	(morphologisch)	Pathologie, Histologie etc.
	(neuronal)	Neurophysiologie
	(biochemisch-physikalisch)	Neurochemie etc.

Auf die weitere Aufgliederung nach Methoden usf. wurde der Übersichtlichkeit und thematischen Zielsetzung wegen verzichtet.

Jede dieser Ebenen bestimmt den Bezugsrahmen für die Beschreibung und Definition von Beobachtungen, für ihre Organisation und ihre theoretische Einordnung. Sie bestimmt zugleich die Methode des Zugangs und die dabei zur Anwendung kommenden Meßkriterien oder Maßstäbe.

Die Schwierigkeiten, vor denen die psychiatrische Forschung damit steht, sind enorm. Sie reichen von der Unmöglichkeit übergreifenden Wissens für den Einzelnen bis zu den Fragen der Zuordnung und des regelhaften Zusammenhangs von Beobachtungen aus verschiedenen Ebenen zueinander. Inadäquate Modelle oder Lösungen finden sich deshalb in großer Zahl: Ein Beispiel ist der soziologistische Ansatz der Interaktionstheorie von Scheff, der, alle anderen Betrachtungsebenen abblendend, psychische Krankheit nur auf der mikrosoziologischen Ebene aus der Etikettierung abweichenden Verhaltens und der Interaktion zwischen dem Etikettierten und der Gesellschaft zu interpretieren sucht. Weitere Beispiele sind im biologistischen Ansatz zu finden, etwa wenn aggressives Verhalten unter Vernachlässigung von motivationalen oder interaktionellen Aspekten nur aus der "xyy"-Chromosomen-Konstitution oder aus hohen Serotoninspiegeln im Liquor erklärt wird.

Unzulässige Verallgemeinerungen von Partialaspekten stellen die charakteristische Versuchung des Forschers und Wissenschaftlers zu unkritischer Selbstgewißheit gegenüber jener ganz anders gearteten des Praktikers dar, die eingangs zu analysieren versucht wurde. Ein Wissenschaftsgebiet, das so viele Betrachtungsebenen zu berücksichtigen hat, das vor manchmal unlösbar scheinenden Problemen von Kompelxität steht, ist der Gefahr unzulässiger Verkürzungen in ganz besonderer Weise ausgesetzt. Auch dies ließe sich an der Geschichte der Psychiatrie als Wissenschaft belegen.

Die Vielfalt der von den Autoren dieses Bandes vertretenen Standpunkte und Betrachtungsweisen mag dazu beitragen, den Blick auf übergreifende Aspekte und Problemlösungen offenzuhalten. Der Anwendungsbezug, der durch die Beteiligung von "Praktikern" aus

Politik, Verwaltung und Versorgung in Beiträge und Diskussionen Eingang fand, sollte eine heilsame Gegenposition zu Überspezialisierung und Weltfremdheit in dieser Wissenschaft bilden, die letztlich im Dienst am kranken Menschen steht.

Beschreibungsrahmen zur Darstellung der Lage der Forschung auf dem Gebiet der seelischen Gesundheit

1 Bestandsaufnahme der wichtigsten "anspruchvollen" Forschungsaktivitäten bzw. Forschungsrichtungen und der dabei verfolgten Fragestellungen in der Bundesrepublik auf dem zur Frage stehenden Teilgebiet

(Evtl. auch Darstellung der entsprechenden Situation in den übrigen deutschsprachigen Ländern)

1.1 Kurzer Hinweis auf die historische Entwicklung.
War Deutschland oder ein anderes deutschsprachiges Land zu früheren Zeiten auf Teilbereichen des angesprochenen Forschungsgebiets erfolgreich tätig?
Wenn es seither zu einem Rückgang der Forschungsaktivitäten oder der Qualität der Forschungsleistungen kam: Welche Gründe sind dafür anzuführen?

1.2 Welche Forschungsgebiete aus der angesprochenen Thematik sind hierzulande - oder überhaupt - ausgesprochen unterentwickelt oder garnicht existent, obwohl notwendig, zukunftsträchtig etc.?

2 Qualität der Forschung

2.1 Zu welchen der dargestellten Fragestellungen bzw. auf welchen Gebieten wird derzeit oder derzeit wieder "anspruchsvolle" Forschung geleistet?

"Anspruchsvoll" als Qualitätsurteil soll sich mindestens auf ein vom Autor eingeschätztes internationales Vergleichsniveau, besser jedoch auf Indikatoren, beziehen wie:

a) Aufbruch neuer Erkenntnis- oder Methodenfelder;

b) Einführung neuer Paradigmen, Theorien oder Theorieelemente;

c) Praktisch bedeutsame (für die Erhaltung oder Wiederherstellung der Gesundheit, für die Planung und Evaluation von Einrichtungen der Gesundheitsversorgung, für nützliche Technologien) Forschungsfortschritte, auch innerhalb alter Paradigmen;

d) Sind Forschungseinrichtungen oder -gruppen auf irgendeinem Bereich des angesprochenen Forschungsgebiets international führend?

Kommentar:
Bei dieser Beurteilung, vor allem bei allen internationalen Vergleichen, soll durchaus berücksichtigt werden, daß Forschung in zunehmendem Maße einer internationalen Arbeitsteilung unterliegt, und daß es keineswegs nationale Aufgabe sein kann, auf allen Gebieten der Forschung mit einem oder mehreren anderen Ländern gleichzuziehen. Diese Arbeitsteilung darf sich aber nicht auf eine Aufteilung des Forschungsstandards, sondern nur auf eine sinnvolle Aufgabenteilung mit gezieltem Einsatz der Mittel erstrecken.

3 Aufwand – Ertragsaspekte

3.1 Entspricht der Aufwand an grob geschätztem Forschungspotential auf dem angesprochenen Teilgebiet oder auf begrenzten Bereichen dieses Gebiets in der Bundesrepublik ungefähr dem zu erwartenden Ertrag nach der Qualität der Forschungsleistungen?

3.2 Besteht ein auffallendes Mißverhältnis zwischen Aufwand und Ertrag?
Wird beispielsweise ein großer Teil des Potentials auf bestimmten Gebieten in unergiebigen, etwa methodisch oder theoretisch unzulänglichen Forschungsaktivitäten gebunden?
Sind die Gründe hierfür sichtbar zu machen?

4 Gründe für Mängel oder für herausragende Leistungen

4.1 Sind Mängel in der Forschungsqualität auf unzureichende Ressourcen, auf Mängel der Ausbildung, Information, Organisation etc. zurückzuführen?

4.2 Wenn herausragende Forschungsleistungen zu konstatieren waren, worauf sind sie vermutlich zurückzuführen?

5 Schlußfolgerungen

Welche Fragestellungen oder Schwerpunkte halten Sie für besonders förderungswürdig, weil praxisrelevant, zukunftsträchtig und mit hinreichenden Mindestvoraussetzungen (kritische Masse) für die Einrichtung anspruchsvoller Forschungsaktivitäten ausgestattet?

1 Fragen der Praxis an die psychiatrische Forschung

Psychiatrische Forschungsprobleme aus der Sicht der Träger psychiatrischer Krankenhäuser

C. Kulenkampff[1]

Die Trägerschaft öffentlicher psychiatrischer Krankenhäuser zeichnet sich übers Ganze gesehen in unserem Lande durch überörtliche – zusammenfassende zentralistische Organisationsformen aus. Ob es sich nun um kommunal verfaßte Gebietskörperschaften oder bei den Länder ressortierende – also staatliche Administrationen handelt, jedesmal fällt den Trägern die Aufgabe zu, für ganze Länder oder Landesteile die Hauptmasse des Angebots stationärer psychiatrischer Krankenhausbetten bereitzuhalten. Besonderheiten, wie das aus dem Rahmen fallende System der bayerischen Bezirksverbände oder die Tatsache, daß besonders in Nordrhein-Westfalen sehr viele freie Träger und kommunal verortete psychiatrische Abteilungen an Allgemeinkrankenhäusern an der Gesamtversorgungsleistung teilhaben, können in dem hier zur Rede stehenden Zusammenhang zunächst vernachlässigt werden. Auch möchte ich die Frage, ob diese historisch gewachsenen zur Entlastung der Gemeinden, Städte und Kreise konzipierten Trägerkonstruktionen mit ihrem ursprünglichen Anspruch, flächendeckende Versorgung zu gewährleisten, wünschenswert sind oder nicht hier nicht behandeln. Es ist freilich kaum zu verkennen, daß die allgemeine, zweifellos richtige Tendenz zu dezentralen gemeindebezogenen Versorgungsstrukturen zu kommen, angesichts der überkommenen Zuständigkeitsverteilungen gewisse Probleme aufwirft. Nehmen wir also das, was sich entwickelt hat und jetzt vorhanden ist, als schlichtes Faktum, mit dem wir sicherlich auch noch längere Zeit zu leben haben werden. Dabei ist bezüglich des anstehenden Themas zweierlei zu beachten:

---

[1]Landschaftsverband Rheinland, Kennedyufer 2, 5000 Köln 21

Zum einen sind die großen öffentlichen Träger infolge ihrer traditionell auf ein spezifisches Fach bezogenen Sonderstellung ungeachtet der unstreitigen Fragen einer Weiterentwicklung des Versorgungssystems und an der Lösung von Einzelproblemen – wie etwa der Abdeckung von Bedarfsdefiziten vor Ort – in ihrem Gebiet wesentlich beteiligt. Zum anderen ergibt sich schon auf diesem Hintergrund für die Verwaltung der Träger die fortwährende sehr schwierige Aufgabe, zu Problemen einer bedarfsgerechten Versorgung psychisch Kranker und Behinderter sowohl ist-analytische als auch vor allem prognostische Aussagen machen zu müssen. Die Administration der Träger sieht sich diesen Anforderungen in wachsendem Umfang konfrontiert, weil vor allem durch die Folgewirkung des Enquête-Berichtes Umstrukturierungsprozesse innerhalb des Gesamtversorgungssystems fortdauernde Veränderungen und Instabilitäten mit sich bringen. Hinzu kommt, daß bekanntlich das Thema Psychiatrie in der Öffentlichkeit und im politischen Raum mit eher noch zunehmender Tendenz Bedeutung gewinnt. Die Verwaltungen können sich daher schon lange nicht mehr darauf beschränken, gleichsam einen gesicherten und unstreitigen Bestand von Einrichtungen und Aktivitäten in Ordnung zu halten, sondern es werden ihnen beständig Vorgaben und Entscheidungen abverlangt, die besonders gegenüber den politischen Vertretungen mit ganz erheblichen Konsequenzen verbunden sind. Diese Situation wird durch die Tatsache absolut entleerter Kassen wesentlich verschärft, weil die qualitätsverbessernden fachlichen Planungen noch strikter als zuvor mit der Abschätzung finanzieller Auswirkungen, mit der Lösung von Zuständigkeitsfragen auf allen Ebenen – keiner macht mehr etwas freiwillig – und mit der Entwicklung von Durchsetzungsstrategien verbunden sind.

Im Hinblick auf diese Lage kann ich als Vertreter eines großen öffentlichen Trägers und in die Verantwortung für das, was ich soeben summarisch dargelegt habe, eingebunden, zu der Frage, ob zur Erfüllung der Aufgaben Forschungsinstrumente zur Verfügung stehen oder überhaupt Forschungsinteresse besteht, folgendes sagen:

Nehme ich meine Abteilung in Köln als Beispiel – und hier kann ich mangels genauerer Information nicht für die vergleichbaren Administrationen in anderen Ländern sprechen – so besteht kein Zweifel, daß sich die alltägliche Arbeit des Planungsreferates besetzt mit 2 Soziologen, 1 Volkswirt und 1 Statistiker gleichsam im Vorfeld von Forschung bewegt. Als technisches Instrument steht eine Großrechenanlage mit relativ flexiblen Programmiermöglichkeiten zur Verfügung. Das Datenmaterial aus den eigenen 10 Kliniken und psychiatrischen Krankenhäusern in freier Trägerschaft, mit denen wir Verträge geschlossen haben, ist dementsprechend umfangreich. Im außerordentlichen Drang der Geschäfte lassen sich auf dieser Basis die zur Entscheidung anstehenden Planungsfragen in einem begrenzten Rahmen – auch unter Berücksichtigung langjähriger Erfahrungen – meist nur annäherungsweise beantworten. Jedoch nimmt es nicht wunder, daß man bei dieser Art von Tätigkeit immer wieder auf ungelöste grundsätzliche Probleme und Spezialaspekte stößt, die einfach nicht zu bewältigen sind, aber für die Entscheidungsfindung von erheblicher Bedeutung sein können.

Hierzu gehören vor allem: *Bedarfsprognosen* für Betten- und Platzkapazitäten, *Effizienzuntersuchungen* über bestimmte Einrichtungen, wie z.B. ambulante Dienste am Krankenhaus, isolierte psychiatrische Tageskliniken – die jetzt vermehrt entstehen – Übergangsheime, psychosoziale Dienste vom Typ Kontaktstelle unter Einschluß des Problems der *Bedarfsweckung*, Fragen der *Optimierung im Kostenbereich* sowohl was den stationären, den ambulanten als auch den komplementären und rehabilitativen Sektor angeht.

Schwierigkeiten bei der Bearbeitung dieser und ähnlicher Komplexe ergeben sich nicht allein infolge des hohen Aufwandes bei der Gewinnung notwendiger Daten, sondern insbesondere dadurch, daß Bedarf, Effizienz und Optimierung der Kosten in hohem Maße vom Verhalten der Beteiligten, von Kooperationsbereitschaft vor Ort, von therapeutischer Konzeptentwicklung, von Durchsetzungsmöglichkeiten, personellen Ressourcen und örtlichen Besonderheiten abhängig sind. Angesichts der diesbezüglichen Vielzahl von Parametern einerseits und der unstrittigen Relevanz der zur Rede stehenden Fragen andererseits, halte ich es für äußerst sinnvoll, wenn die Administration eines Trägers in die Lage versetzt werden könnte, einzelne Problempakete an eine geeignete universitäre Forschungseinrichtung abzugeben. Hierzu erschiene es zweckmäßig, Schwerpunkte unter dem generellen Titel "Versorgungsforschung" in Hochschulen einzurichten. Ferner wäre anzustreben, daß diese Schwerpunkte multiprofessionell zusammengesetzte *Forschungsunits* je nach Fragestellung in einzelnen psychiatrischen Landeskrankenhäusern für begrenzte Zeit unterhalten können. Die Modalitäten der Kooperation zwischen Schwerpunkten, Forschungsunits, Krankenhausleitung und Trägerverwaltungen bedarf hierbei gesonderter Überlegungen, denn die Forschungsgegenstände sind gewiß zu einem großen Teil in sehr sensiblen Bereichen lokalisiert. Die kritische Befragung der Folgewirkung von Konzepten z.B. oder politische Implikationen erfordern durchgängige Konsensusbildung – sollen vernünftige Ergebnisse herausspringen.

Ich neige zu einem Vorschlag in dieser Richtung, weil einzelne Forschungsprojekte über Drittmittelfinanzierung, zumal bei der DFG, außerhalb der Hochschulen bekanntlich nur schwer in Gang zu bringen sind. Außerdem lassen sich derartige wissenschaftliche Untersuchungen, wenn sie von den Kliniken ausgehen, aus der Sicht und den übergreifenden Interessen des Trägers kaum beeinflussen und koordinieren.

Es ist schließlich darauf hinzuweisen, daß eine geregelte Zusammenarbeit zwischen planenden Administrationen der Träger und Hochschulen auch für die letzteren förderlich sein kann. Freilich darf medizinsoziologische Versorgungsforschung auf dem Gebiet der Psychiatrie nicht um ihrer selbst willen betrieben, sondern von vornherein so organisiert werden, daß der unmittelbare Bezug zur praktischen und damit auch politischen Umsetzung stets gewährleistet bleibt. Nur dann werden die Träger, soweit ich sehe, ein Interesse am Aufbau derartiger Forschungsmöglichkeiten entwickeln.

Fragen der Praxis an die psychiatrische Forschung aus der Sicht der Kommunen

H. Martini[1]

1. Fragen an die psychiatrische Forschung werden häufig von denjenigen gestellt, die in den Großstädten die unmittelbare politische Verantwortung am Ort für die Infrastruktur des Sozial- und Gesundheitswesens tragen, also die Mitglieder der lokalen Parlamente und die politischen Gemeindebeamten. Über diesen Kreis hinaus warten auf keinem Gebiet der Medizin so viele verschiedene Professionen, wie es mit der Forschung weitergehen wird, ob es in absehbarer Zeit überhaupt merklich weitergehen wird, wann die psychiatrische Forschung mit deutlich neuen Erkenntnissen dazu beitragen wird, die Arbeit mit Kranken zu erleichtern, bei denen die Krankheitsursachen heute noch weitgehend im dunkeln liegen.

2. Wenn diejenigen, die in den Gemeinden verantwortlich sind, drei Wünsche an die psychiatrische Forschung frei hätten, mit dem Anspruch auf Erfüllung, gleichsam wie im Märchen, die Wünsche würden sich auf neue Erkenntnisse bei drei Krankheitsgruppen konzentrieren, je nach persönlich-beruflicher Erfahrung in unterschiedlicher Reihenfolge genannt: die Senile Demenz, die Schizophrenien und die Suchten, unter diesen besonders der Chronische Alkoholismus.

3. Man vergleiche diese Krankheiten mit anderen, die in der gesundheitspolitischen Diskussion als besonders bedeutsam und kostenträchtig genannt werden: den Herz-Kreislauferkrankungen, der Krebskrankheit, den Erkrankungen der Atmungsorgane und den Rheu-

---

[1]Lukas Cranach-Str. 24, 6800 Mannheim 25

matischen Erkrankungen. Diese Krankheitseinheiten haben die Schwerpunkte ihres Geschehens in der Privatheit des Kranken, die Lebenseinheit der Gemeinde ist von ihnen nicht zentral betroffen. Dagegen sind bei der Senilen Demenz und mehr noch bei den Schizophrenien und den Suchten die Kommunen selbst und ihre Gemeindebürger unmittelbar und zentral betroffen. Bei diesen Krankheiten trifft zu, was Immanuel Kant zur Definition der Verrücktheit geäußert hat: Es bestehe ein Mangel an Gemeinsinn, an sensus communis.

4. Die hier hervorgehobenen drei psychiatrischen Erkrankungen sind aus der Sicht der Gemeinden Grenzfälle besonderer Art. Denn noch immer sind diese Krankheiten nicht in allen konkreten Einzelfällen Krankheiten im Sinne des Versicherungsrechts. Vielmehr bewegen sie sich an der künstlichen Grenzlinie, die zwischen dem Gesundheitswesen und dem Sozialwesen gezogen ist; eine Grenzlinie, die in vielen Fällen die angemessene Versorgung behindert, die aber als Organisationsprinzip unverzichtbar ist. Grenzgänger dieser Art sind besonders solche Krankheiten, bei denen kausale Therapien nicht angeboten werden können, weil die Forschung die Ursachen noch nicht zweifelsfrei herausgefunden hat.

5. Die Senile Demenz ist einer der Hauptgründe, die dazu zwingen, mit hohen Kosten Altenpflegeheimbetten und Hauspflegedienste in den Gemeinden zu unterhalten. Dabei weiß man, daß diese Krankheit wahrscheinlich nicht zwingend mit dem Altern verbunden ist, sondern vermutlich nur aufgrund ihrer Ursache sich erst im Alter entwickelt. Für die Forschung bietet sich hier die Chance, die Lebensqualität im Alter zu verbessern und zugleich die hohen Kosten des kommunalen Sozialwesens in einem ganz besonders kostenintensiven Bereich zu mindern. Schnelle Erfolge sind bei dieser Krankheit nicht zu erwarten; vielleicht kommen Fortschritte auch eher aus der Grundlagenforschung als von der klinischen Forschung.

6. Zu den Schizophrenien. Wenn die Psychiatrie wieder in die Gemeinde zurückkehren soll, so meint dies in erster Linie: auch

die dauerhaft an Schizophrenie Erkrankten sollen in den Gemeinden leben können, und zwar unter humanen Bedingungen und nicht als Ausgestoßene, weder ausgestoßen von der psychiatrischen Großklinik noch von der kommunalen Gemeinschaft. Dies ist, ohne Illusion besehen, auf der schmalen Grundlage des jetzigen Wissens um dieses Krankheitsbild ein großes und mutiges Programm. Für den medizinischen Laien, auch wenn er mit der Organisation von Medizin und besonders Psychiatrie ständig zu tun hat, vielleicht auch gerade deswegen, ist die Schizophrenie noch immer ein ähnlich abgründiges und komplexes Problem wie die Krankheit Krebs. Offenkundig spricht wenig dafür, daß sich einer dieser beiden Problemkreise in naher Zukunft mit einem Durchbruch der Forschung lösen ließe. Deswegen muß aus den Gemeinden die Frage kommen, ob die Forschung überhaupt die Chance sieht, der Schizophrenie eines nicht zu fernen Tages so auf den Grund zu kommen, daß eine kausale Therapie und gar eine wirksame Vorbeugung möglich wird.

7. Während man bei der Schizophrenie und mehr noch bei der Senilen Demenz letztlich doch den Mut aufbringt, von der Forschung zu erwarten, sie möge die Ursachen dieser Krankheiten herausfinden, gerät man beim Chronischen Alkoholismus und den anderen Suchten in die Verlegenheit, nicht klar genug sagen zu können, was eigentlich von der Forschung gerechterweise erwartet werden darf. Deswegen die Gegenfrage: was erwartet die Forschung selbst?

8. Offensichtlich müssen die Gemeinden mit einer Psychiatrie leben, die über zentrale Krankheiten ihres Faches – stellt man auf Ursachen und kausale Therapien ab – noch zu wenig weiß und auch nicht in Aussicht stellen kann, daß ein Wandel bevorsteht. Daraus folgen die nicht weniger dringlichen Erwartungen, die die Gemeinden in der Gegenwart und in der überschaubaren Zukunft an die psychiatrische Forschung zu stellen haben. Die Stichworte sind Versorgungsforschung und Evaluationsforschung, also Untersuchungen der gemeindenahen Versorgung und deren Wirksamkeit. Es muß den Gemeinden gezeigt werden, wie auf der Grundlage des jeweiligen Wissens um die seelischen Erkrankungen den Kranken und Behinderten am besten geholfen werden kann; auch in den Fällen, in denen eine

Heilung oder eine erhebliche Linderung nicht möglich ist. Mit anderen Worten: Es sind Strategien des Übergangs erforderlich, die bis in jene Zeit reichen, in der vor allem über die großen psychiatrischen Erkrankungen mehr bekannt ist als heute.

9. Für solche Strategien der Versorgung ist davon auszugehen, daß in den Gemeinden der Mangel herrscht. Zuallererst gibt es, was gerne übersehen wird, einen Mangel an Talenten im Umgang mit seelisch Kranken. Wenn jeder den Umgang mit Psychotikern und schweren Alkoholikern verkraften würde, wären die Heilanstalten schnell aufgelöst. Unter den Talenten gibt es einen Mangel an Bereitschaft, das ganze Berufsleben oder große Teile desselben dem Umgang mit seelisch schwer Gestörten zu widmen. Nur wenige wollen sich dauerhaft engagieren und wenige halten es durch.

10. Zum zweiten gibt es in den Gemeinden einen offenbar immerwährenden Mangel an Geld, welche Ursachen er im einzelnen auch haben mag, sei er primär vorhanden oder sekundär eine Folge von systembedingter Verschwendung.

11. Die so bestehenden und meines Erachtens unabänderlichen Grenzen an personeller und finanzieller Ausstattung haben zur Folge, daß kommunale Politik – wie jede andere Politik auch – ein ständiger Prozeß der Auswahl unter Zielkonflikten ist. Dabei bleibt die gemeindenahe Psychiatrie leicht auf der Strecke.

12. Bei dieser Sachlage fällt der psychiatrischen Forschung die Aufgabe zu, forschend Kriterien der Auswahl zu ermitteln, um auf diese Weise zu versuchen, auf der gemeindlichen Ebene den Prozeß des Auswählens verstärkt auf die gemeindenahe Psychiatrie zu lenken. Mit Ergebnissen der Forschung muß sich belegen lassen, warum gerade jetzt die Versorgung der seelisch Kranken in der Gemeinde humaner und finanziell effizienter ist, als sie es bisher war. Im Konflikt der kommunalen Ziele ist mit harten Fakten zu begründen, weswegen die Chance, psychiatrische Versorgung am Ort zu leisten, aufgeholt hat im Vergleich zu den herkömmlichen Aufgaben der Gemeinden, besonders auch zum sachnahen Gebiet der stationären Versorgung der körperlich Kranken und Behinderten.

Was jedoch besonders wichtig ist und nicht übersehen werden darf: auch innerhalb des Fächers der Möglichkeiten psychiatrischer Versorgung am Ort werden von der Forschung Kriterien der Auswahl erwartet. Es muß sich darlegen und begründen lassen, was noch im Stadium von Experiment oder Modell ist und was dagegen schon als Regelversorgung gelten darf. Oder anders ausgedrückt: es muß sich unterscheiden lassen, was schon auf sicherem Grund getan werden kann, was sich wenigstens zu versuchen lohnt und was man besser läßt.

13. Die gemeindenahe Psychiatrie wird nur vorankommen, wenn es gelingt, Einrichtungen und Dienste vorzuschlagen, die in ihrer organisatorischen Form leicht nachvollziehbar, nach dem Maße ihres personellen Aufwands finanzierbar und in ihrer Wirksamkeit erprobt sind. Zu Vorschlägen, die diese Bedingungen erfüllen und die nicht konkret genug sein können, werden von der psychiatrischen Versorgungsforschung wichtige Beiträge erwartet. In einem Umfang wie kein anderes medizinisches Fachgebiet wird somit von der Psychiatrie auch Forschung zur organisatorischen Seite der Versorgung ihrer Patienten gefordert. Mit dem Programm der gemeindenahen Psychiatrie hat dieser Teil der psychiatrischen Forschung eine Bedeutung und Wichtigkeit erhalten, dem die schon laufenden Forschungsvorhaben und die bisher vorgelegten Ergebnisse noch nicht voll gerecht werden.

14. Freilich kann die Forschung, auch als Versorgungsforschung für die gemeindliche Ebene, nicht die Versäumnisse ausgleichen, die dadurch entstehen, daß die politischen Beschlüsse ausbleiben, die auf allen politischen Ebenen des Staates erforderlich sind, um die psychiatrische Versorgung in der Gemeinde kräftig zu entwickeln. Noch ist es so, daß bei der Versorgung der seelisch Kranken die Politik hinter den Ergebnissen der Forschung herhinkt. Die von der Psychiatrie als möglich vorgeschlagenen Versorgungskonzepte sind von der Politik noch lange nicht ausgefüllt. Die Politik tut sich schwer damit, wie die Jahre seit der Verabschiedung der Psychiatrie-Enquête gezeigt haben. Umso wichtiger ist es, daß die psychiatrische Forschung aufzeigt, ob die vorgeschlagenen gemeindenahen Versorgungskonzepte auch tatsächlich das

leisten, was sie zu leisten vorgeben, ob sie im Verhältnis zu ihrem personellen und finanziellen Aufwand genügend verläßlich und valide sind.

Forschungsdesiderate in der Psychiatrie nach der im Auftrag des BMFT durchgeführten Planungsstudie

S. Biefang[1]

1978 wurde das "Programm der Bundesregierung zur Förderung von Forschung und Entwicklung im Dienste der Gesundheit" eingeleitet, das von drei Ministerien, dem BMFT, dem BMJFG und dem BMA getragen wurde. Zu Beginn des Jahres 1978 beauftragte das BMFT auch das ISR (siehe Fußnote), bei der Vorbereitung der Förderung von Studien mitzuhelfen. Die Vorbereitungen sollten sich nicht nur auf Studien bei psychischen Krankheiten erstrecken, sondern schlossen auch Studien bei bösartigen Neubildungen, Herz-Kreislauf-Krankheiten und rheumatischen Krankheiten ein. Ziel der Studie sollte es jeweils sein, im Prinzip vorhandene therapeutische Ansätze zu evaluieren. Dabei wurden aus Gründen der Fallzahlen und der Generalisierbarkeit der Ergebnisse möglichst *multizentrische Therapiestudien* angestrebt. Eine Trennung zwischen der Evaluation von therapeutischen und rehabilitativen Maßnahmen, die in den anderen Krankheitsbereichen erfolgte, wurde bei psychischen Krankheiten aus naheliegenden Gründen nicht vollzogen.

Um möglichen Mißverständnissen vorzubeugen, möchte ich, bevor ich mit dem Bericht über das Planungskonzept des ISR beginne, erwähnen, daß die Evaluation von Behandlungskonzepten in den genannten 4 Krankheitsbereichen *nur ein Schwerpunkt* des Förderprogrammes der Bundesregierung ist. Vermerkt werden sollte auch, daß bei psychischen Krankheiten neben dem Programm "Forschung und Entwicklung im Dienste der Gesundheit" ein *"Modellprogramm Psychiatrie"*

[1]Internationales Institut für wissenschaftliche Zusammenarbeit e.V. (ISR), Schloß Reisensburg, Bürgerm. Joh.-Müller-Str.1, 8870 Günzburg

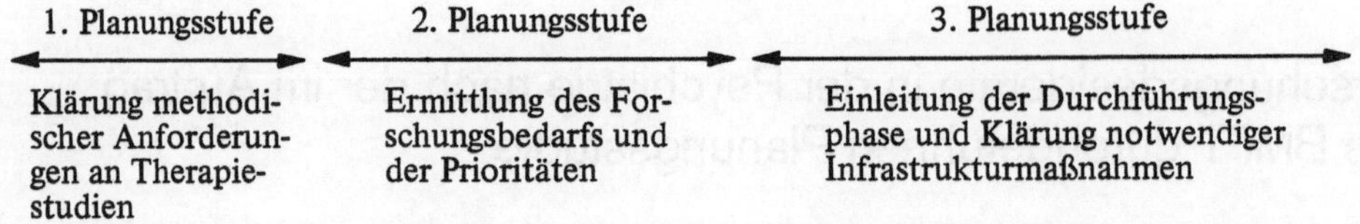

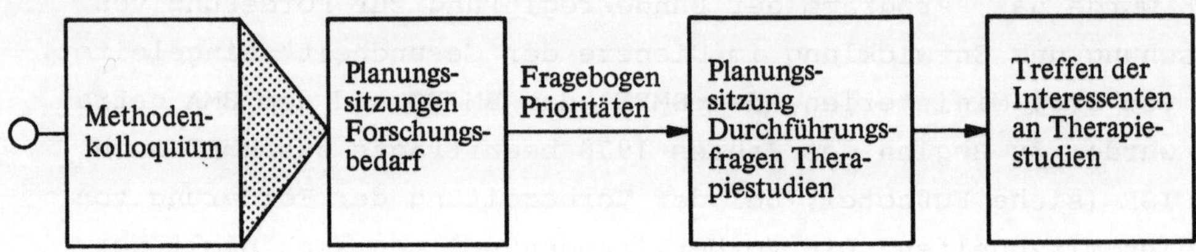

Abb. 1. Aufbau der Bedarfsanalyse

vom Bund gefördert wird, das allerdings kein Forschungsprogramm im engeren Sinne ist, sondern die Fortentwicklung der außerstationären Versorgung anstrebt.

Bei der Aufgabe, multizentrische Studien zur Evaluation von Behandlungskonzepten für die Förderung vorzubereiten, ging das ISR von der *generellen Überlegung* aus, daß eine breite Beteiligung an Studien und die *Unterstützung dieser Studien* durch die "scientific community" *nur dann gegeben* sein werden, *wenn die "scientific community"*, d.h. die Gemeinschaft der Fachleute eines Gebietes zuvor die *Möglichkeit hat*, auf die zu untersuchenden Fragestellungen und die Prioritäten der Förderung *Einfluß zu nehmen*. Das ISR setzte sich damit bewußt von einem Vorgehen ab, bei dem die Vorbereitung der Forschungsförderung einzelnen Experten überlassen wird (Heeg, 1982).

Unter den Gesichtspunkten möglichst *breiter Beteiligung von Experten* einerseits und möglichst starker *Durchsichtigkeit der Entscheidungen* andererseits, initiierte das ISR einen *dreistufigen Planungsprozeß* (Abb. 1), an dessen Ende die Zusammenführung von Interessenten an bestimmten Studien und die Ausarbeitung von Anträgen auf Förderung einer sogenannten Planungs- und Vorphase stand. Das BMFT, aus dessen Mitteln die Studien gefördert werden, hatte sich bereit erklärt, Vorarbeiten und Treffen, die zur Ausarbeitung eines detaillierten und begutachtungsfähigen Studienprotokolls erforderlich sind, im Rahmen einer solchen Planungs- oder Vorphase zu finanzieren. An diese Phase schließt sich dann nach positiver Begutachtung die eigentliche Hauptphase der Studie an, die in der Regel mehrere Jahre dauern dürfte.

Die *1. Planungsstufe* befaßte sich mit *methodischen Problemen von Evaluationsstudien*. Zu diesem Zweck wurde zunächst ein Methodenkolloquium durchgeführt (ISR, 1978), dessen Ergebnisse auch Eingang in ein Manual für die Planung und Durchführung von Therapiestudien fanden (Biefang et al. 1979). Mit methodischen Fragen der Evaluationsforschung befaßte sich weiter eine Arbeitsgruppe, die 1980 ihre Überlegungen veröffentlichte (Biefang 1980).

Die *2. Planungsstufe* diente der *Ermittlung des Forschungsbedarfs und der Forschungsprioritäten*. In einer Reihe von Planungssitzungen mit jeweils ca. 30 Fachleuten wurde der Bedarf an Untersuchungen und Maßnahmen bei psychischen Krankheiten auf dem Hintergrund des IST-Zustandes der Behandlung und Versorgung in folgenden 6 Problembereichen identifiziert:
- Neurosen und Persönlichkeitsstörungen
- Endogene Psychosen
- Alkoholkrankheit und andere Süchte
- Psychische Störungen bei Kindern und Jugendlichen; geistige Behinderungen bei Erwachsenen
- Psychisch kranke alte Menschen
- Psychisch kranke jugendliche und erwachsene Rechtsbrecher.

Die Auswahl dieser 6 Problembereiche ging auf den Konsens der Fachleute zurück, die diese Bereiche innerhalb der psychischen Krankheiten als besonders wichtige und gesundheitspolitisch bedeutsame Forschungsfelder ansahen. Bei der Ermittlung des Bedarfs an Untersuchungen und Maßnahmen in jedem Problembereich wurde flächendeckend vorgegangen dergestalt, daß neben der Situation bei der Therapie und Rehabilitation auch die Situation bei der Prävention, Früherkennung und Diagnostik betrachtet wurde; dies

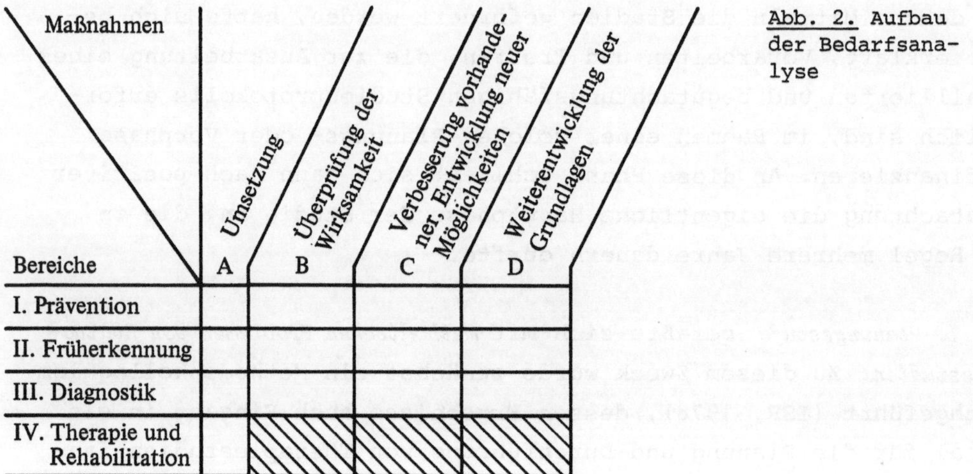

Abb. 2. Aufbau der Bedarfsanalyse

weniger aus Gründen der Vollständigkeit als vielmehr, um identifizierte Forschungslücken in den Gesamtkontext des Kenntnisstandes über den jeweiligen Problembereich zu stellen. Wie aus Abb. 2 hervorgeht, wurde bei der Ermittlung des Bedarfs an Untersuchungen und Maßnahmen ferner danach unterschieden, ob es sich um ein Problem der Umsetzung (A), der Überprüfung der Wirksamkeit (B), der Verbesserung vorhandener bzw. der Entwicklung neuer Möglichkeiten (C) oder um ein Problem der Weiterentwicklung der Grundlagen (D) handelt.

Die Ergebnisse der Planungssitzungen wurden in einen Erhebungsbogen eingearbeitet, der zwischen August und November 1979 an ca. 800 im Bereich der Psychiatrie tätige Personen, die aufgrund einer öffentlichen Bekanntmachung des BMJFG ihr Interesse an einer Studienbeteiligung bekundet hatten, versandt wurde (ISR 1979). Durch die Erhebung sollten die von kleinen Expertenkreisen vorgeschlagenen Forschungsansätze auf breiter Basis abgesichert und insbesondere prioritäre therapeutische und rehabilitative Forschungsprobleme herausgefiltert werden. Die Befragten hatten bei diesen Ansätzen u.a. zur wissenschaftlichen und praktischen Relevanz sowie zur methodischen und organisatorischen Durchführbarkeit Stellung zu nehmen. Das ISR erhielt 270 ausgefüllte und auswertbare Erhebungsbogen zurück. Es folgte dann die quantitative und qualitative Auswertung des Erhebungsrücklaufs, deren Ergebnis in einer Bedarfsanalyse festgehalten wurde (ISR 1980).

In der *3. Planungsstufe* wurden eine Reihe von *infrastrukturellen Problemen der Durchführung und Förderung von Studien mit den wissenschaftlichen Fachgesellschaften geklärt* und schließlich die *Interessenten an bestimmten, zur Förderung anstehenden Studien zusammengeführt.*

Zur Klärung notwendiger Infrastrukturmaßnahmen fand zunächst eine Tagung mit Vertretern wichtiger Fachgesellschaften und anderer Institutionen statt, um neben der Forschungsbedarfsanalyse und den sich aus der Erhebung ergebenden Forschungsprioritäten die Begutachtung von Studienprotokollen, Standardisierungsfragen bei der Diagnostik und Verlaufskontrolle, die methodische und statistische Betreuung von Studien und deren juristische und ethische Vertretbarkeit usw. zu erörtern (ISR 1981b). Die Bedarfsanalyse wurde dann den zuständigen Ministerien vorgelegt, die sie als Grundlage für die Förderung akzeptierten. Da es aus fördertechnischen und finanziellen Gründen nicht möglich erschien, alle mit hoher Priorität ausgewiesenen evaluativen therapeutischen und rehabilitativen Ansätze zugleich in Angriff zu nehmen, wurden in einer zeitlichen Prioritätensetzung von den am Programm beteiligten Ministerien zunächst die in Tabelle 1 (S. 28) zusammengestellten Forschungsansätze als vorrangig zu fördernde ausgewählt.

Während bei Neurosen und Persönlichkeitsstörungen sowie Endogenen Psychosen rein evaluative Forschungsansätze ausgewählt wurden, fanden im Problembereich Alkoholkrankheit und andere Süchte auch Forschungsansätze Berücksichtigung, bei denen es um die Weiterentwicklung von Meßinstrumenten für den Therapieerfolg geht. Dadurch sollte dem Umstand Rechnung getragen werden, daß im letztgenannten Problembereich Evaluationsforschung nur dann betrieben werden kann, wenn gleichzeitig die Instrumente für Outcome-Messungen verbessert werden.

Die Forschungsförderung in den Problembereichen:
- Psychische Störungen bei Kindern und Jugendlichen; geistige

Tabelle 1. Liste der vorrangig zu fördernden Forschungsansätze der Bedarfsanalyse

Neurosen und Persönlichkeitsstörungen	
Ansatz Nr. 3:	Überprüfung der Indikationen, der Dauer, der Wirksamkeit und der Effizienz unterschiedlicher Therapieverfahren (biologische, psychotherapeutische, soziotherapeutische u.a.) und deren Kombinationen auch unter Berücksichtigung der Auswirkungen auf das soziale Umfeld.
Endogene Psychosen	
Ansatz Nr. 1:	Überprüfung der Wirksamkeit verschiedener Thereapieverfahren unter Einbeziehung biochemischer, psycho-physiologischer, psychologischer sowie sozialer Parameter.
Alkoholkrankheit und andere Süchte	
Ansatz Nr. 4:	Entwicklung und Überprüfung geeigneter Strategien zur Verstärkung der Motivation für eine Therapie (Organisationsform, zeitlicher Ablauf).
Ansatz Nr. 7:	Überprüfung der Effizienz verschiedener Therapiestrategien unter Berücksichtigung von soziodemographischen Daten und Persönlichkeitsmerkmalen der Patienten und Entwicklung von Indikationskriterien.
Ansatz Nr. 9:	Überprüfung der Treffsicherheit und Praktikabilität und ggf. Weiterentwicklung von Meßinstrumenten zur Beurteilung des Therapieerfolges nach verschiedenen Dimensionen.
Ansatz Nr. 16:	Prüfung der Wirksamkeit des verstärkten Einsatzes von Laienhelfern und Exusern für die einzelnen Therapiephasen.

Behinderungen bei Erwachsenen
- Psychisch kranke alte Menschen
- Psychisch kranke jugendliche und erwachsene Rechtsbrecher

wurde von den Ministerien mit dem Hinweis zurückgestellt, daß zunächst die methodischen Bedingungen für Evaluationsstudien in diesen Bereichen abgeklärt werden sollten.

Von der Entscheidung der Ministerien wurden im Mai 1980 alle Interessenten an therapeutischen und rehabilitativen Studien mit der Bitte unterrichtet, mitzuteilen, ob sie sich an einer der zur Förderung anstehenden Studie beteiligen wollen. Im November und Dezember 1980 führte das ISR dann die Interessenten an Studien in größeren Arbeitskreisen zusammen. In Folgetreffen, die das ISR ebenfalls betreute, kristallisierten sich aus diesen

Tabelle 2a. Geplante Studien bei Neurosen und Persönlichkeitsstörungen zu Ansatz Nr. 3 der Bedarfsanalyse

Suizidprophylaxe	(1) Koordinationsstudie zur Effektivität von selbstmordverhütenden Therapiemaßnahmen (Vergleich von Institutionen)
	(2) Situationsanalyse des Einsatzes und der Effektivität selbstmordverhütender Therapiemaßnahmen (Maßnahmen beim niedergelassenen Arzt)
Psychosomatosen	(3) Kontrollierte Studie bei Herzinfarkt-Patienten zur Überprüfung der Effektivität und Effizienz somatischer mit psychotherapeutischer Behandlung gegenüber somatischer Behandlung
Depressivität	(4) Kognitive Verhaltenstherapie bei neurotischen und reaktiven Depressionen
	(5) Therapieverfahren mit emotionaler Konfrontation
Sexualstörungen	(6) Überprüfung der Effizienz von Therapieverfahren für Patienten mit funktionellen Sexualstörungen sowie Ableitung von Indikationskriterien zu verschiedenen Behandlungsformen
Psychodrama	(7) Entwicklung eines Meßinstrumentes für Diagnose, Verlaufsbeschreibung und Erfolgskontrolle therapeutischer Prozesse
Therapieprozeßforschung bei Verhaltenstherapie	(8) Standardisierte versus individualisierte Therapie – Indikation, Wirksamkeit und Wirkungsweise, kognitiv-verhaltenstherapeutischer Methoden zur Behandlung phobischer Ängste
Indikation und Erfolg verschiedener Therapieansätze	(9) Indikationsentscheidung und therapeutische Wirksamkeit in unterschiedlichen Psychotherapien

Arbeitskreisen 20 Gruppen heraus, die ihre Forschungsabsichten inzwischen z.T. bereits in Form von Anträgen auf Förderung einer Planungs- bzw. Vorphase dargelegt haben. Über diese Gruppe und die Studienthemen gibt Tabelle 2a-c (s. oben und S. 30 f) einen Überblick. Die Zusammenstellung zeigt, daß insgesamt 26 Projekte diskutiert werden, von denen 9 auf Neurosen und Persönlichkeitsstörungen, 10 auf Endogene Psychosen und 7 auf Alkoholkrankheiten und andere Süchte entfallen. Die meisten der 20 Gruppen haben von dem Angebot, sich methodisch und statistisch beraten lassen zu können, Gebrauch gemacht und arbeiten mit speziell für diesen Zweck vom BMFT geförderten Zentren zusammen.

Tabelle 2b. Geplante Studien bei Endogenen Psychosen zu Ansatz Nr. 1 der Bedarfsanalyse

Schizophrenie	(1) Die ambulante Behandlung rückfallgefährdeter schizophrener Patienten unter Einbeziehung der Angehörigen. Eine evaluative Interventionsstudie.
	(2) Zur Effektivität längerfristiger Psychotherapieverfahren (psychoanalytische und verhaltenstherapeutische Einzeltherapie) inclusive einer Zwei-Jahres-Katamnese bei Patienten aus dem schizophrenen Formenkreis.
	(3) Evaluation eines Konzeptes zur psychotherapeutischen Behandlung von Patienten mit Psychosen als Ausdruck schwerer Persönlichkeitsstörung
	(4) Optimierung der ambulanten neuroleptischen Behandlungsstrategien schizophrener Patienten unter Berücksichtigung von Prognosekriterien
	(5) Wirksamkeit eines alternativen Rehabilitationsprogrammes für langfristig hospitalisierte Patienten
	(6) Psychotherapeutische Zusatzbehandlung bei standardversorgten schizophrenen Patienten
	(7) Überprüfung der Wirksamkeit tagesklinischer im Vergleich zu ambulanter Behandlung bei schizophrenen Patienten unter Einbeziehung psychologischer und sozialer Parameter
Endogene Depression	(8) Multizentrische prospektive kontrollierte Therapiestudie zur Überprüfung der Wirksamkeit einer psychotherapeutischen Methode im Vergleich zu einer Antidepressiva-Behandlung bei endogenen Depressionen
	(9) Multizentrische prospektive Therapiestudie zur Überprüfung der Wirksamkeit von Steroidhormonen bei der Therapie endogener Depressionen und depressiver Syndrome in der Postmenopause und im Prämenstruum
	(10) Multizentrische prospektive kontrollierte Therapiestudie zum Vergleich ambulanter Langzeitbehandlung affektiver Psychosen

Wieviele Projekte tatsächlich zur Durchführung gelangen werden, steht noch in den Sternen. Ich hoffe natürlich, daß die Gutachter die Sterne günstig beeinflussen und schließe in diese Hoffnung die Antragsteller ein[2].

[2]Anmerkung des Herausgebers: Die international zusammengesetzte Gutachterkommission beim BMFT hat bei ihren ersten beiden Sitzungen Anträge wegen erheblicher Mängel im wissenschaftlichen Design oder wegen Undurchführbarkeit in der vorgelegten Form zur Ablehnung empfohlen; Anträge mit Auflagen zur Umarbeitung mit dem Rat zur Wiedervorlage zurückgestellt; Anträge ohne oder mit geringen Auflagen zur Förderung empfohlen.

Tabelle 2c. Geplante Studien bei Alkoholkrankheit und andere Süchte (die Ansatz-Nr. bezieht sich auf die Bedarfsanalyse)

Motivationsstrategien (Ansatz Nr. 4)	(1) Überprüfung der Wirksamkeit von Motivationsstrategien für Abhängige in psychiatrischen Kliniken
	(2) Untersuchungen über die Möglichkeiten zur Verbesserung der Motivation Abhängiger zur Therapie außerhalb des psychiatrischen Bereiches
Effektivität von Therapieverfahren (Ansatz Nr. 7)	(3) Überprüfung der Effektivität gemeindenaher Behandlungsangebote für Alkoholkranke und Entwicklung von Kriterien für eine verbesserte Therapiezuweisung
	(4) Überprüfung und Verbesserung von Strategien für die stationäre Entwöhnungsbehandlung von Drogenabhängigen
	(5) Entwicklung eines Standardinstrumentariums zur Evaluation von therapeutischen Interventionen und anderen Maßnahmen bei Alkoholentwöhnung
Meßinstrumente (Ansatz Nr. 9)	(6) Entwicklung von zwei Instrumentarien zur kriterienorientierten Erfassung des Therapieverlaufs und -erfolges bei Alkohol- und Medikamentenabhängigen
Laienhelfer und Exuser (Ansatz Nr. 16)	(7) Prüfung der Wirksamkeit des verstärkten Einsatzes von Laienhelfern und Exusern in der Therapie Abhängiger

Zu guter Letzt möchte ich noch die Forschungsbedarfsanalyse, die das ISR unter breiter Beteiligung der "scientific community" erstellte, zur weiteren Benutzung anpreisen. Der Bedarf an Untersuchungen und Maßnahmen, der hier flächendeckend von der Prävention bis zur Rehabilitation für wichtige Problembereiche psychischer Krankheiten ermittelt wurde, sollte bei den Überlegungen heute und morgen Berücksichtigung finden.

Literatur

BMFT (Hrsg) (1978) Programm der Bundesregierung zur Förderung von Forschung und Entwicklung im Dienste der Gesundheit 1978-1981, Bonn

Heeg S (1982) Forschungsplanung ohne Dirigismus. Münchener Medizinische Wochenschrift 124:845

ISR (Hrsg) (1978) Probleme und Randbedingungen von Therapiestudien am Beispiel psychischer Erkrankungen. Methodenkolloquium II Schloß Reisensburg (29.-30. Juni 1978)

Biefang S, Köpcke W, Schreiber MA (1979) Manual für die Planung und Durchführung von Therapiestudien. Springer, Berlin Heidelberg New York

Biefang S (Hrsg) (1980) Evaluationsforschung in der Psychiatrie: Fragestellungen und Methoden. Enke, Stuttgart

ISR (Hrsg) (1979) Erhebungen zum Bedarf an Untersuchungen und Maßnahmen bei psychischen Krankheiten. Schwerpunkt: Therapie- und Rehabilitationsforschung, August 1979

ISR (Hrsg) (1980) Forschung und Entwicklung zur Therapie und Rehabilitation psychischer Krankheiten. Bedarfsanalyse zum "Programm der Bundesregierung zur Förderung von Forschung und Entwicklung im Dienste der Gesundheit 1978-1981", Mai 1980

ISR (Hrsg) (1981a) Therapie- und Rehabilitationsstudien im Bereich psychischer Krankheiten: Schwerpunkte und Operationalisierung (Dokumentation, Band II, August 1981a)

ISR (Hrsg) (1981b) Therapie- und Rehabilitationsstudien im Bereich psychischer Krankheiten: Schwerpunkte und Operationalisierung (Dokumentation, Band I, Dezember 1981b)

Zusammenfassung der Diskussion des 1. Rahmenthemas Fragen der Praxis an die psychiatrische Forschung

Die Diskussionsbemerkungen zu den beiden Vorträgen über wünschenswerte wissenschaftliche Orientierungshilfen für den politischen Alltag der Versorgungsplanung (Kulenkampff und Martini) beschäftigten sich überwiegend mit den Problemen, die sich aus der Übersetzung von Forschungsergebnissen in anwendbare Grundsätze im Konkreten und mit dem Spannungsverhältnis Praxis – Politik – Forschung allgemein ergeben.

Von Diskussionsteilnehmern aus dem Bereich der Politik wurde eine sichere Datenbasis für kostenwirksame Entscheidungen gefordert. Angesichts der angespannten Finanzlage sei die Zeit des ungehemmten Experimentierens mit ungeprüften Versorgungskonzepten vorüber. Bei modellhaft betriebenen unkonventionellen Einrichtungen, etwa im extramuralen Bereich der Suchtkrankenhilfe, aber auch bei alternativen psychiatrischen Diensten seien die finanziellen Verluste in der Vergangenheit zu groß gewesen, von den manchmal bitteren Folgen für die betroffenen Menschen garnicht zu sprechen. Unter dem Druck der gegenwärtigen Situation müßten Prioritäten gesetzt werden, deren Vorgabe von der Verwaltung zu leisten sei. Für die in den politischen Gremien zu treffenden Grundsatzentscheidungen würden verläßliche Informationen benötigt, d.h. es müsse unterschieden werden können, welche zu fördernden Versorgungskonzepte in ihrer Effektivität als gesichert gelten und welche Modelleinrichtungen so nötig und wahrscheinlich so erfolgreich seien, daß sie auch unter sehr ungünstigen finanziellen Bedingungen unterstützt werden sollten. Für Modelleinrichtungen sei jedoch eine unabhängige wissenschaftliche Evaluation einschließlich einer Kosten-Nutzen-Analyse erforderlich. Alle darüber hinaus gehenden Modelle oder Experimente seien zur Zeit nicht mehr finanzierbar.

C. Kulenkampff, als Verantwortlicher für die psychiatrischen Einrichtungen des Landschaftsverbandes Rheinland mit fast 10 000 Betten in psychiatrischen Krankenhäusern, vertrat die Ansicht, die Verwaltungen seien durch das Ausmaß ihrer Aufgaben und ihrer Verantwortung überfordert. Träger psychiatrischer Krankenhäuser und Verwaltungen ständen heute unter einem fortdauernden Handlungs- und Entscheidungszwang, dem sie auf dem Boden mehr oder weniger gesicherter Erkenntnisse gerecht werden müßten. Allein gelassen von der Wissenschaft, die eigentlich über das methodische Instrumentarium verfüge, aber keine hinreichenden Ergebnisse liefere, würde die Verwaltung für getroffene und nicht getroffene Entscheidungen in der Öffentlichkeit zur Verantwortung gezogen. Ein schrittweises Erarbeiten von Lösungen sei kaum jemals möglich, da vorgebliche Sachzwänge vorschnelle und zuweilen irrationale Entscheidungen provozieren. Die Verluste oder Enttäuschungen der Kranken, die Hilfe erhofften und nicht fänden, sollten in diesem Zusammenhang nicht übersehen werden.

Von Diskussionsteilnehmern der wissenschaftlichen Seite wurden Zweifel geäußert, ob sich unter den gegebenen Umständen rasch in konkrete Entscheidungen umsetzbare Forschungsergebnisse aus psychiatrischen Kliniken und Forschungsinstitutionen heraus realisieren ließen. Dies bedeute allerdings nicht, daß die psychiatrische Forschung nicht doch der politischen oder administrativen Planung längerfristig wichtige Grundlagen anhand geben könne. Auf die Bedeutung der Versorgungsforschung und einige wichtige Beiträge dazu aus Forschungsinstituten der Bundesrepublik wurde ausdrücklich hingewiesen. Man habe dabei zwischen der versorgungsbegleitenden Datenerhebung und der Versorgungsforschung im engeren Sinne zu unterscheiden. Die erstgenannte statistische Begleiterhebung interner Versorgungsdaten – etwa eine nach demographischen Merkmalen, Diagnosen, Aufenthaltsdauer etc., aufgegliederte Krankenhausstatistik – schaffe mit breit angelegten Informationen über Veränderungen der Versorgungsleistungen und der versorgten Gruppen wichtige Voraussetzungen für Planungen der Trägerverwaltungen. Die zusätzlich notwendigen einrichtungsüberschreitenden und bis zu Feldstudien ausgreifenden Projekte der Versorgungsforschung im engeren Sinne seien jedoch nicht mehr innerhalb universitärer Einrichtungen zu leisten. Dafür seien Forschungsschwerpunkte an geeigneten Forschungseinrichtungen notwendig. Evaluative Forschung mit detaillierteren Fragestellungen und begrenztem Projektumfang sei dagegen Aufgabe der Hochschule. Die Forschung auf diesem Gebiet würde aber erschwert durch die in jüngster Zeit bekannt gewordenen extensiven Auslegungen der Datenschutzgesetze durch Datenschutzbeauftragte.

Die in der Diskussionsrunde erörterten Lösungsansätze lassen sich wie folgt umreißen:

Von Verwaltungsseite (Dr. Martini) wurde vorgeschlagen, die psychiatrische Forschung solle den entscheidungstragenden Instanzen zumindest soweit verläßliche Informationen anhand geben, daß neue Typen psychiatrischer Versorgung wenigstens in drei Kategorien eingeordnet werden könnten. 1. jene, die als gesichert gelten könnten; 2. jene, die mit großer Wahrscheinlichkeit erfolgreich und deshalb als Modell zu erproben seien; und schließlich 3. jene, die in ihrem Erfolg ungesichert seien und die es zu vermeiden gelte. Da es sich jedoch häufig um komplexe Fragestellungen teilweise mit juristischen Aspekten handele, sei eine enge Zusammenarbeit von Wissenschaftlern und Verwaltung häufig unabdingbar.

Um zu einer funktionierenden Kooperation zwischen den Trägerverwaltungen und den Hochschulen über evaluative Fragestellungen zu kommen, könnten aus den Universitäten heraus zeitlich begrenzte Forschungsunits, d.h. kleine Gruppen von Wissenschaftlern an psychiatrischen Landeskrankenhäusern gebildet werden. Sie könnten nicht nur Aufgaben der evaluativen Forschung, sondern auch andere Forschungsziele verfolgen, für die an psychiatrischen Landeskrankenhäusern eine günstige, mitunter einmalige Erfahrungsgrundlage vorhanden ist: z.B. klinische und Therapieforschung, insbesondere Einflußfaktoren und Folgewirkungen chronischer Krankheitsverläufe und psychischer Behinderungen. Die klinisch-psychologische Abteilung der Universität Konstanz (R. Cohen) am Landeskrankenhaus

Reichenau und die wissenschaftlichen Aktivitäten des Landeskrankenhauses Weinsberg in Zusammenarbeit mit dem Institut für Medizininformatik der Universität Heidelberg wurden als zwei mögliche Organisationsmodelle genannt. Die Anbindung an eine Universität oder ein interdisziplinäres Forschungsinstitut wurde jedoch als unerläßlich erachtet, weil Innovationskraft und Qualität der Forschung von der erfahrenen Anregung und der Zusammenarbeit mit wissenschaflichen Partnern lebten. Um Untersuchungen, die an repräsentativen Gruppen durchgeführt werden müssen, zu erleichtern, sollten in Zukunft auch niedergelassene Ärzte mehr in die wissenschaftliche Arbeit einbezogen werden.

Einige Diskussionsteilnehmer wollten ihre Bedenken gegen die anwendungsorientierte Verplanung psychiatrischer Forschung nicht aufgeben. Die Erfahrungen der letzten Jahre hätten gezeigt, daß ausufernde Planung auch erhebliche Hindernisse für die Forschung mit sich bringen könne. In diesem Zusammenhang wurde darauf verwiesen, daß eine finanziell aufwendige, in drei Phasen durchgeführte Planungsstudie zu den gleichen Ergebnissen geführt habe, die der Kommunalpolitiker (Dr. Martini) aus der Erfahrung als gegenwärtig wichtigste Ziele der Forschung für die Seelische Gesundheit formuliert habe.

2 Evaluative und Versorgungsforschung

Forschungen im Bereich der Versorgung psychisch Kranker

H. Katschnig[1]

1 Einleitung

Von Vertretern aus dem politischen und administrativen Bereich wird immer wieder der Ruf nach besseren Entscheidungsgrundlagen laut, eine Unzufriedenheit also mit den verfügbaren Informationen darüber, wie ein gutes, d.h. zugleich menschliches, wirksames und kostengünstiges psychiatrisches Versorgungssystem aussehen soll.

Sollen die psychiatrischen Krankenhäuser abgeschafft werden? Soll es statt dessen psychiatrische Abteilungen an Allgemeinkrankenhäusern geben? Wie groß sollen derartige Abteilungen sein? Sollen psychisch Kranke verschiedenen Alters und verschiedener diagnostischer Zuordnung in gemeinsamen stationären Einheiten versorgt werden oder in getrennten, und wie ist eine Trennung durchzuführen? Wieviel Wohnheimplätze für chronisch psychisch Kranke benötigen wir? Wieviel Tagesklinik- und Nachtklinikplätze sollen geschaffen werden? Sollen Ambulanzen und psychosoziale Dienste eingerichtet werden? Oder ist das System des niedergelassenen Nervenarztes für die ambulante Betreuung psychisch Kranker suffizient? Wie sieht die optimale Finanzierungsstruktur der psychiatrischen Versorgung aus?

---

[1]Psychiatrische Universitätsklinik und Ludwig Boltzmann-Institut für Sozialpsychiatrie, Währingergürtel 74-76, A-1090 Wien

Wie wünschenswert es auch wäre, für die Beantwortung dieser und ähnlicher in Diskussion stehender Fragen rationale Entscheidungsgrundlagen zur Verfügung zu haben, so spärlich sind solche Unterlagen vorhanden; nicht nur in Deutschland, sondern auch in den in der Versorgungsforschung sicher weiter entwickelten angloamerikanischen Ländern. Auch dort können sich politische und planerische Entscheidungen noch lange nicht auf eine eindeutige, empirisch abgesicherte Basis stützen und es ist prinzipiell zu bezweifeln, ob dies je in ausreichendem Ausmaß möglich sein wird. Vielleicht gehört es einfach zum Berufsrisiko des Politikers, Entscheidungen auf Grund von unvollständigen Informationen treffen zu müssen.

Ein Teil der Vorträge dieser Tagung beschäftigt sich mit Fragen der Wirksamkeit spezifischer therapeutischer Techniken. Wenn wir aber nicht nur feststellen wollen, ob eine therapeutische Technik an sich wirksam ist, sondern ob dieses therapeutische Angebot der Bevölkerung auch wirklich zugänglich gemacht wird und ob es im Rahmen der konkreten institutionellen Wirklichkeit tatsächlich zu therapeutischen Erfolgen führt, dann muß man sich mit dem zunächst eher undankbar erscheinenden Gebiet der "Versorgungsforschung" einlassen. Im Gegensatz zur Evaluierung einzelner therapeutischer Techniken geht es der Versorgungsforschung also um die "Wirksamkeit" von ganzen Institutionen oder von Systemen von Institutionen, in denen diese therapeutischen Techniken angewendet werden. Daß mit diesem Schritt von der einzelnen therapeutischen Technik auf die Ebene der komplexen Organisationen, in denen diese Techniken "an den Mann" gebracht werden, ein Verlust an Präzision der Aussagen einhergeht, liegt auf der Hand, sind doch auf dieser komplexen institutionellen Ebene schon sehr viele Faktoren durch das Forschungsdesign nicht mehr kontrollierbar.

Der Wert der Versorgungsforschung – wenn man hier schon ein einheitliches Forschungsfeld sieht – kann deshalb nicht nur in der Produktion von Forschungsergebnissen liegen, deren Generalisierbarkeit ja immer wieder in Zweifel gezogen werden kann. Mir scheint die spezifische Funktion der Versorgungsforschung vielmehr darin zu liegen, daß man durch ständiges empirisches Feedback gezwungen wird, *kontrolliert nachzudenken und kontrolliert zu handeln.* Gerade auf dem Gebiet der psychiatrischen Versorgung gibt es zu viele Propheten, die ihrer Phantasie freien Lauf lassen und zu wenige Skeptiker, die ihre Vorstellungen durch die Empirie korrigieren lassen.

Das Beispiel Triests ist uns allen noch allzugut bekannt: Einerseits wurde die Abschaffung des psychiatrischen Krankenhauses verkündet und offenkundig auch praktiziert, und Triest wurde zum Fanal für diese Bewegung. Ungläubige Opposition nördlich der Alpen, verkrampfte Diskussionen, Feindschaften waren die Folge. Zahlen waren aus Triest zunächst nicht zu erhalten. Erst durch eine mit viel Mühe von dem britischen Sozialpsychiater Douglas Bennett (1980) im Auftrag der Weltgesundheitsorganisation erstellte und von F. Basaglia (†) unterstützte deskriptive Statistik über die Veränderungen des Versorgungssystems in Triest wurde offenkundig, daß Triest nach der Reform einen psychiatrischen Bettenschlüssel hatte, der noch geringfügig über jenem in der Bundesrepublik Deutschland lag. Ich möchte damit nicht sagen, daß in Triest etwas Schlechtes passiert sei und noch viel weniger behaupten, daß in der BRD alles zum Besten stehe. Daß in Triest ein Teil der psychiatrischen Patienten jetzt "Gäste" und nicht mehr "Patienten" genannt werden und offenbar ein privateres Leben als früher führen können, ist aber ein anderer Aspekt als der gesamtpsychiatrie-politische, der oft mit Zahlen argumentiert. Ein durch einige Zahlen "kontrolliertes Nachdenken" über die Vorgänge in Triest hätte wahrscheinlich frühzeitig Diskussionen entkrampft und dazu geführt, daß die Gegner das, was in Triest vielleicht doch gut ist, leichter akzeptiert hätten und die Freunde nicht in die Irre geführt worden wären.

Auf der anderen Seite muß aber festgehalten werden, daß gerade von denen, die nicht viel von der empirischen Überprüfung ihrer Ansichten halten, Statistiken über Versorgungssachverhalte dann, wenn sie in die eigenen Ideen passen, zur Begründung des eigenen Anspruches herangezogen werden, ohne daß man sich – wissentlich oder nicht wissentlich – der Mühe unterzieht, die begrenzte Aussagekraft von derartigen Daten zu berücksichtigen. Ein berühmtes Beispiel ist die verbreitete Ansicht, Schizophrenie sei eine Unterschichterkrankung. Die Untersuchung, die dafür immer wieder als Beleg herangezogen wird, ist eine an sich qualitativ hochstehende und von ihrem Arbeitsaufwand her beachtliche Studie aus dem Gebiet der Versorgungsforschung, nämlich die Studie von Hollingshead und Redlich (1958) über die psychiatrische Versorgung der nordamerikanischen Stadt New Haven. Daß ein Schichtzusammenhang zwischen Schizophrenie und Unterschicht in erster Linie für die behandelte "Prävalenz" gefunden wurde, die mit Fragen der Entstehung der Schizophrenie nur mehr sehr indirekt etwas zu tun hat und viel mehr von der Dauer der Erkrankung und von Eigenheiten des Versorgungssystems abhängt, wird von denen, die mit den Ergebnissen dieser Untersuchung die Unterschichtthese der Schizophrenie belegen wollen, geflissentlich übersehen.

Diese Janusköpfigkeit der Versorgungsforschung müssen wir immer bedenken: Sie kann einerseits nützliche Korrektur und Kontrolle für ein allzu leicht "wild" werdendes Denken und Handeln sein, andererseits lädt sie den oberflächlich Interpretierenden zum Mißverständnis oder gar Mißbrauch ihrer Ergebnisse ein, die dann zur Bestätigung eines "wilden" Denkens dienen.

2 Versorgungsforschung in der BRD

Ich möchte drei voneinander nicht scharf abgegrenzte Gebiete der Versorgungsforschung unterscheiden, für die man jeweils die Frage stellen kann, welche Beiträge dazu in Deutschland bisher geleistet wurden. Zunächst sind hier

- methodische Beiträge als Basis für eine qualitativ hochstehende Versorgungsforschung zu nennen, dann
- deskriptive Studien und schließlich
- evaluative Untersuchungen im engeren Sinn.

Da sich neben meinem Beitrag eine Reihe anderer Vorträge dieser Tagung auch mit Fragen der Versorgungsforschung befaßt, kann und muß ich mich einschränken. Ich werde mich deshalb nach kurzer Erwähnung der methodischen Beiträge zur Versorgungsforschung auf den Bereich der deskriptiven Untersuchungen konzentrieren und abschließend einige Bemerkungen zur weiteren Entwicklung der Versorgungsforschung in der BRD machen.

Mit einiger Verzögerung gegenüber dem englischsprachigen Ausland und gegenüber Skandinavien hat sich inzwischen auch in der BRD ein *Methodenbewußtsein* in der psychiatrischen Forschung ganz allgemein entwickelt, das nicht nur für die Evaluation spezifischer therapeutischer Techniken wichtig ist, sondern auch für die Versorgungsforschung. Fragen der Validität und Reliabilität der erhobenen Daten, sowohl was die abhängige Variable "psychische Gestörtheit" als auch potentiell unabhängige Variable, die also auf diese "psychische Gestörtheit" einen Einfluß ausüben, betrifft, sind zunehmend Gegenstand methodischer Überlegungen oder von Forschungsprojekten.

Einerseits wurden bewährte, im Ausland entwickelte Erhebungsinstrumente übersetzt und an deutschsprachige Verhältnisse adaptiert (z.B. die "Present State Examination" von Wing und Mitarbeitern, 1974, die von Cranach ins Deutsche übersetzt hat, 1978; oder das klinische Interview von Cooper und Goldberg) – vgl. den Beitrag von H.J. Möller auf Seite 98 ff. Zusammen mit der Einführung der Internationalen Klassifikation der Krankheiten (Degkwitz et al. 1980) wurde in der BRD, speziell was die Versorgungsforschung betrifft, ein großer Schritt in Richtung Vergleichbarkeit von Ergebnissen nach vorne getan. Die Teilnahme von Forschern aus der Bundesrepublik Deutschland an internationalen Aktivitäten in Richtung einer Standardisierung der Erfassung und Klassfikation des psychopathologischen Befundes hat in den letzten Jahren ebenfalls einiges dazu beigetragen, daß der Anschluß an die internationale Entwicklung erreicht worden ist. So sind etwa deutsche Psychiater (z.B. Helmchen) wesentlich an der Erstellung der 10. Revision der Internationalen Klassifikation der Krankheiten beteiligt, in der es aller Voraussicht nach zum Durchbruch eines "multiaxialen Diagnosenschemas" kommen wird. Zum andern ist etwa das Zentralinstitut für Seelische Gesundheit in Mannheim an der Entwicklung und ersten Anwendung eines Erhebungsinstrumentes für "soziale Behinderung" im Rahmen eines Verbundprojektes der Weltgesundheitsorganisation beteiligt. In der BRD wurden auch wichtige Erhebungsinstrumente, die jetzt internationale Anwendung finden, primär entwickelt (z.B. das AMDP-System 1979).

Wenn wir zu den konkreten in der BRD bestehenden Forschungsaktivitäten auf dem Gebiet der *deskriptiven Versorgungsforschung* kommen[2], dann muß zunächst einleitend festgestellt werden, daß es nicht Aufgabe dieses kurzen Vortrages sein kann, Ergebnisse der psychiatrischen Versorgungsforschung in der BRD zu referieren, noch alle existierenden Aktivitäten auf diesem Gebiet aufzulisten. Faßt man den Begriff der Versorgungsforschung nur weit genug und schließt sämtliche verfügbaren Zahlen über Ausstattung, Finanzierung und Arbeitsweise psychiatrischer Dienste und Einrichtungen ein, wie sie etwa in Jahresberichten von Institutionen, Gebietskörperschaften oder Verbänden aufscheinen[3], dann würde man mit dem Aufzählen nicht fertig werden.

Es steht fest, daß auf dem Gebiet der einfachen "Beschreibung" des existierenden Systems der psychiatrischen Versorgung in der BRD ein großer Mangel besteht. Dieser Mangel drückt sich exemplarisch in der Tatsache aus, daß die Enquêtekommission eine eigene Erhebung durchführen mußte, um zumindest einige wenige Zahlen über den aktuellen Stand der psychiatrischen Versorgung in der BRD zu erhalten und nicht völlig im luftleeren Raum argumentieren zu müssen. Daß dann unter den Prioritäten im Schlußbericht der

---

[2]Einen guten Überblick über die methodischen Beiträge der deutschsprachigen Psychiatrie zur Versorgungsforschung wird in dem kürzlich von Biefang (1980) herausgegebenen Band "Evaluationsforschung in der Psychiatrie: Fragestellungen und Methoden" gegeben — ein deutlicher Hinweis darauf, daß wir uns auf diesem Gebiet auch in der BRD in Zukunft einiges erwarten können.

[3]Eine umfangreiche Zusammenstellung derartigen in der BRD gesammelten Materials findet sich in der Schriftenreihe des Bundesministeriums für Jugend, Familie und Gesundheit (Materialiensammlung zur Enquête über die Lage der Psychiatrie in der BRD, Bände 9, 10, 16 und 17).

Enquête die Forschung selbst nicht aufscheint, erscheint mir ausgesprochen unlogisch und unverständlich – vgl. Häfner (1975): "... Forschungsförderung ist deshalb eine Aufgabe von höchster Priorität".

In Skandinavien, in Großbritannien und in den USA sind langjährige Zeitreihen über die psychiatrische Versorgung, zum Teil bis weit in das 19. Jahrhundert zurückreichend, vorhanden und werden weiterhin regelmäßig publiziert. Es lohnt, bei diesen Routinestatistiken einen Augenblick zu verweilen, weil sich hier gleichzeitig Nutzen und Grenzen der deskriptiven Versorgungsforschung demonstrieren lassen. Aus diesen Statistiken wird beispielsweise deutlich, daß ziemlich genau mit der Einführung der Neuroleptika Mitte der 50er Jahre die Anzahl der in stationärer Behandlung stehenden psychiatrischen Patienten nach jahrzehntelangem Anstieg wieder zu sinken begann. Die einfache Deutung dieser Abnahme als Folge der Einführung der Neuroleptika verbietet sich aber, wenn man eine für die psychiatrischen Krankenhäuser des Landschaftsverbandes Rheinland im Enquêtebericht publizierte Zeitreihe betrachtet (S. 113): Obwohl die Neuroleptika sicherlich auch bald an den Rheinischen Landeskrankenhäusern eingeführt worden waren, reagierte die Statistik nicht. Die Krankenbestände nahmen durch die ganzen 50er und 60er Jahre hindurch zu und erst seit 1970 ist eine Abnahme zu verzeichnen.

Diese Diskrepanz im zeitlichen Verlauf des Krankenbestandes in den psychiatrischen Krankenhäusern in Großbritannien und in den USA einerseits, in den Rheinischen Landeskrankenhäusern andererseits aufzuklären, wäre eine lohnenswerte Aufgabe, die jedoch im Rückblick schwer zu lösen sein wird. Man kann nur spekulieren: In Großbritannien und in den USA könnte mit der Einführung der Neuroleptika gleichzeitig eine Änderung der Einstellung des Personals und der Bevölkerung verbunden gewesen sein, was zur rascheren Entlassung psychisch Kranker aus den psychiatrischen Anstalten genauso notwendig ist, wie die Unterdrückung akuter psychotischer Symptome durch die Neuroleptika. Vielleicht sind derartige Kurvenverläufe aber auch vom primären Ausgangsniveau des psychiatrischen Bettenbestandes abhängig, das in Großbritannien und in den USA in den 50er Jahren deutlich über dem des Landschaftsverbandes Rheinland lag. Oder ist es einfach eine "Mode", die in den USA und in Großbritannien eben früher eingesetzt hat als in der BRD, psychisch Kranke so rasch wie möglich wieder vor die Tür der Krankenhäuser zu setzen? Es kann aber auch sein, daß es sich nur um eine Scheinabnahme handelt, da psychisch Kranke in vielleicht kleinere, aber sonst qualitativ nicht sehr unterschiedene "Wohnheime" verlegt werden und dann eben nicht mehr in der "Krankenhausstatistik" aufscheinen.

Es dürfte einsichtig sein, daß ein "Monitoring-System", das möglichst rasch ein statistisches Feedback darüber liefert, was im Bereich der stationären psychiatrischen Versorgung passiert, zumindest ein Anfang einer rationalen Planung der psychiatrischen Versorgung wäre.

Allein aus der Tatsache, daß von der Enquêtekommission eine eigene Erhebung durchgeführt werden mußte, rechtfertigt sich die Feststellung, daß die Sammlung und Publikation von Routinestatistiken zur psychiatrischen Versorgung in der BRD relativ unterentwickelt ist, was zum Teil mit der föderalistischen Struktur der BRD zusammenhängen mag. Die Analyse von offenbar vorhandenen Daten über die Rheinischen Landeskrankenhäuser im Enquêtebericht zeigt andererseits aber auch, daß Daten für den stationären Bereich zwar gesammelt, aber nicht routinemäßig analysiert werden.

Von einer institutionenübergreifenden Routinedokumentation im teilstationären, ambulanten und komplementären Bereich ist hingegen weit und breit nichts zu bemerken, sieht man von dem regional begrenzten Forschungsinstrument des Kumulativen Fallregisters (vgl. S. 46) und von den Daten der gesetzlichen und privaten Krankenkassen ab, welch letztere einer wissenschaftlichen Analyse kaum zur Verfügung stehen.

In den vergangenen zehn Jahren hat sich aber in der BRD ein Bereich der "Versorgungsforschung" etabliert, der auf einer mehr lokalen Ebene Neuerungen im Bereich psychiatrischer Dienste und Einrichtungen beschreibt. In den "Werkstattschriften zur Sozialpsychiatrie", deren treibender Motor Asmus Finzen war und ist, und in der im Georg Thieme Verlag seit 1974 herausgegebenen Zeitschrift "Psychiatrische Praxis" haben derartige deskriptive Studien Publikationsorgane gefunden.

Der Enthusiasmus aber, der sich etwa bei der Gründung der Zeitschrift "Psychiatrische Praxis" in den ersten Jahren in einer großen Zahl von Arbeiten niedergeschlagen hat, die man zum Gebiet der deskriptiven Versorgungsforschung rechnen könnte (so gab es etwa gleich im ersten Erscheinungsjahr ein ganzes Heft über Tageskliniken, ein ganzes Heft über Nachtkliniken), ist im Laufe der Zeit einem gewissen Desinteresse gewichen. Im Jahrgang 1981 sind nur mehr vereinzelte Arbeiten unter das Thema "deskriptive Versorgungsforschung" einzuordnen. Mit der auflagenstärksten psychiatrisch-neurologischen Fachzeitschrift im deutschen Sprachraum, dem "Nervenarzt", sieht es noch wesentlich schlechter aus. In den letzten 10 Jahren sind hier immer nur vereinzelt und ganz selten Arbeiten zur psychiatrischen Versorgung oder gar zur Versorgungsforschung publiziert worden. Die umfassendste dieser deskriptiven Studien liegt über die psychiatrische Versorgung des Sektors der Medizinischen Hochschule Hannover vor (Bauer 1977). Die "Aktion psychisch Kranke" bemüht sich in ihren regelmäßigen Tagungen, die in auflagenstarken Berichten erscheinen, auch empirische Erhebungen zur Versorgung psychisch Kranker zu Wort kommen zu lassen. Eindrucksvolle Beispiele sind die Bände "Psychiatrie in der BRD – fünf Jahre nach der Enquête" (Häfner und Picard 1980) und der 1981 erschienene Band über "Ambulante Dienste für psychisch Kranke" (Bauer und Rose 1981).

Es muß festgehalten werden, daß der Wert derartiger "deskriptiver Berichte" über neue Institutionen natürlich sehr beschränkt ist und wahrscheinlich mehr auf dem Gebiete der Beispielsetzung und Initiierung von neuen Entwicklungen liegt, als auf dem tatsächlich oben angesprochenen Aspekt der "Kontrolle". Die häufig vorkommenden Begriffe "Erfahrungen mit..." oder "Planungsunterlagen für..." weisen auf den eher tentativen Charakter dieser empirischen Daten hin. Nicht selten ist auch die Präsentation dieser Daten (endlose unkommentierte Tabellen) wenig zweckentsprechend.

Das unbestrittene Zentrum der psychiatrischen Versorgungsforschung in der BRD ist das Zentralinstitut für Seelische Gesundheit in Mannheim mit dem dort angesiedelten Sonderforschungsbereich 116 (Psychiatrische Epidemiologie) der Deutschen Forschungsgemeinschaft. Nicht nur daß dort (und in der Außenstelle des SFB an der Psychiatrischen Klinik der Universität München) auch evaluative Versorgungsforschung im engeren Sinn betrieben wird (z.B. an Schizophrenen durch Klug und an der Heiden einerseits, durch von Cranach andererseits und im Bereich der Gerontopsychiatrie durch B. Cooper), wurde vom Zentralinstitut für Seelische Gesundheit für die Stadt Mannheim ein "Kumulatives psychiatrisches Fallregister" eingerichtet, das am höchsten entwickelte Forschungsinstrument der psychiatrischen Versorgungsforschung. Der Nutzen eines derartigen Fallregisters ist international unbestritten (vgl. z.B. Wing und Hailey 1972) und wurde erst kürzlich von Klug und Häfner (1980) auch für Mannheim demonstriert. Auch ein Großteil der methodischen Beiträge zur Versorgungsforschung ist aus diesem Institut hervorgegangen. Mannheim nimmt außerdem als Vertreterin Deutschlands an dem Projekt "Mental Health Services in Pilot Study Areas" der Weltgesundheitsorganisation teil, in dem die psychiatrische Versorgung in umschriebenen Gebieten zahlreicher europäischer Länder beschrieben und analysiert wird. Meines Wissens sind wissenschaftliche Arbeiten auf dem Gebiet der Versorgungsforschung aus der BRD, die in englischsprachigen oder anderen ausländischen Zeitschriften erschienen sind, in erster Linie aus dem Zentralinstitut für Seelische Gesundheit in Mannheim hervorgegangen. Für diese Untersuchungen läßt sich insgesamt feststellen, daß sie qualitativ durchaus mit anderen ausländischen Untersuchungen vergleichbar sind. Aus einer Reihe internationaler Tagungen in Mannheim sind auch repräsentative Sammelbände zur Versorgungsforschung hervorgegangen (Wing und Häfner 1973; Häfner 1979). Auch die Herausgeberschaft der einschlägigen internationalen Zeitschrift "Social Psychiatry" ist durch B. Cooper am Zentralinstitut für Seelische Gesundheit in Mannheim vertreten. Gleichwohl waren Beiträge aus der BRD in dieser Zeitschrift in den Jahren 1976 - 1980 eher spärlich: Von 126 Artikeln waren 11 aus der BRD (5 allein aus Mannheim), allerdings waren bestenfalls 6 Beiträge der Versorgungsforschung zuzurechnen.

3 Weitere Entwicklung

Zusammenfassend läßt sich feststellen, daß es in der Bundesrepublik Deutschland auf dem Gebiet der deskriptiven Versorgungsforschung zwar vereinzelt hervorragende und einem internationalen Vergleich standhaltende Untersuchungen gibt, daß diesem Forschungsgebiet aber noch die Breitflächigkeit abgeht, die ihm erst die entsprechende Bedeutung geben würde. Die Planung der psychiatrischen Versorgung darf nicht einfach von Modeströmungen abhängen. Wenn in einer verantwortlichen Haltung danach getrachtet wird, die Situation psychisch Kranker tatsächlich zu verbessern, muß die Versorgungsforschung in all ihren Spielarten – von den Routinestatistiken bis zu komplexen evaluativen Studien im engeren Sinn – ein größeres Gewicht bekommen. Daß dieses Ziel nicht einfach durch Einbringen von mehr finanziellen Mitteln erreicht werden kann, daß vielmehr eine Reihe struktureller Maßnahmen notwendig sind, möchte ich im folgenden thesenhaft erläutern:

1. Ich erachte es als unbedingt notwendig, daß sich mehr Psychiater hauptamtlich mit Versorgungsforschung befassen. Dies aus zwei Gründen: Einerseits würde die Versorgungsforschung dadurch praxisbezogener bleiben, andererseits werden die Resultate auch für die Psychiatrie akzeptabler, was für die Umsetzung von in isolierten Forschungsprojekten gewonnenen Ergebnissen in das gesamte Versorgungssystem eine wichtige Randbedingung ist. Je eher Außenstehende oder gar Firmen diese Forschung durchführen, wie im Fall des Bundesmodellprogramms für die psychiatrische Versorgung, desto problematischer erscheint mir Versorgungsforschung, allein schon deshalb, weil leicht übersehen werden kann, daß bei den in ein Versorgungsforschungsprojekt eingehenden psychiatrischen und psychosozialen Daten nicht einfach mit der gleichen "Härte" wie etwa in Wirtschaftsbetrieben gerechnet werden kann.

2. Der Versorgungsforschung müßte generell innerhalb der Medizin und Psychiatrie von den verantwortlichen professionellen Gremien ein höherer Status beigemessen werden, als sie ihn derzeit hat. Der Forderung nach einer verstärkten Teilnahme von Psychiatern selbst an der Versorgungsforschung steht die Tatsache gegenüber,

daß sich in der BRD Psychiater nur sehr vereinzelt mit diesem Gebiet befassen. Vielfach sind es Psychologen und Soziologen, die hier aktiv werden, denen aber dann auch eine gewisse Durchhaltefähigkeit abgeht, wenn sie etwa einmal nach vielen Mühen die Ergebnisse einer Dissertation publikatorisch untergebracht haben. Auch bei Psychiatern, die sich mit diesem Gebiet einlassen, ist ein gewisses "Erschöpfungsphänomen" zu beobachten, das vermutlich nicht nur von der Komplexität und emotionalen Besetzung des Forschungsgegenstandes abhängt, sondern auch von dem mangelnden Status, den Versorgungsforschung innerhalb der Psychiatrie und Medizin generell hat.

3. Es müßten spezifische Mechanismen der Forschungsförderung angewendet werden, die den langfristigen Zusammenhalt von multiprofessionellen Teams erleichtern. Hier, wie in vielen anderen Gebieten der modernen Forschung, ist aus sachlichen und forschungspsychologischen Gründen Teamarbeit in hohem Maße wünschenswert. Die hohe Mobilität, die heute bei Wissenschaftlern zu finden ist, erschwert aber das Zusammenbleiben von Forschergruppen, was gerade für die sich in der Regel über mehrere Jahre hinziehenden Projekte unbedingt notwendig wäre.

4. Ein gangbarer Weg der Statusförderung der Versorgungsforschung erscheint mir darin zu liegen, in der BRD noch einzelne weitere Zentren der Versorgungsforschung entstehen zu lassen, die sich, ähnlich wie die entsprechende Arbeitsgruppe am Zentralinstitut für Seelische Gesundheit in Mannheim, vorrangig Fragen der Versorgungsforschung widmen. Im Rahmen solcher Arbeitsgruppen könnten, angebunden an potente Forschungseinrichtungen, etwa an Universitäten, einerseits attraktive langfristig abgesicherte wissenschaftliche Stellen angeboten werden. Dadurch würde die Bildung und der Zusammenhalt von multidisziplinären Forschergruppen erleichtert. Andererseits würde ein gewisser Wettbewerb zwischen den verschiedenen Zentren in der BRD nützlich sein.

5. In diesem Zusammenhang noch ein Wort zu der in der BRD angelaufenen "Modellförderung" des Bundes. Da ein ausreichendes Potential von methodisch geschulten und erfahrenen Versorgungsforschern

noch fehlt, erscheint es mir problematisch, allzu rasch und zu breitflächig Versorgungsforschung anzuordnen. Man kann zwar einerseits der Ansicht sein, daß sich die Spreu vom Weizen hier von selbst trennen wird und daß sich möglicherweise nach einer gewissen Zeit der eine oder andere Modellversuch zu einem der oben genannten neuen langfristigen Brennpunkte der Versorgungsforschung entwickelt. Ich möchte aber auf der anderen Seite auf die Gefahr hinweisen, daß die Ergebnisse einer qualitativ nicht ausgereiften Versorgungsforschung allzu voreilig zur Begründung einer bestimmten Politik herangezogen werden können, die sich dann nach einiger Zeit von selbst erledigt. Insgesamt möchte ich jedoch festhalten, daß bei der noch weithin feststellbaren Rückständigkeit der Versorgungsforschung in der BRD zu Tätigkeiten auf diesem Gebiet ermutigt werden sollte und daß man gerade am Anfang die Anforderungen nicht allzu hoch schrauben sollte, wenn man dieses Gebiet überhaupt in Gang bringen möchte. Eine methodische Schulung in einem fortgeschrittenen Forschungszentrum wäre jedoch von großem Vorteil.

6. Die größte Gefahr für die in der BRD noch unterentwickelte Versorgungsforschung geht aber von einem neuen Gesetz aus, genauer gesagt von den Datenschutzgesetzen, die in den letzten Jahren in der BRD erlassen wurden. Der für die Versorgungsforschung relevanteste Aspekt dieser Datenschutzgesetze ist das Verbot oder zumindest die wesentliche Erschwerung des Zusammenführens von personenbezogenen Daten aus verschiedenen Quellen[4]. Da gerade Versorgungsforschung zum Großteil auch "Verlaufsforschung" ist, stellen die neuen Datenschutzgesetze eine ernste Gefährdung für dieses gesundheitspolitisch so wichtige Forschungsgebiet dar. Es kann unseren Politikern nicht erspart bleiben zu entscheiden, ob sie eine auf wissenschaftlichen Prinzipien aufgebaute psychiatrische Versorgung der Bevölkerung wollen oder nicht. Wenn sie eine

---

[4]vgl. Ausführungen zum Kumulativen Psychiatr. Fallregister am Zentralinstitut für Seelische Gesundheit, Mannheim, und zur Freiburger Dokumentation der Landeskrankenhäuser Baden-Württembergs in: Dr. Ruth Leuze, Zweiter Tätigkeitsbericht des Landesbeauftragten für den Datenschutz in Baden-Württemberg vom 31.12.81.

derartig wissenschaftlich kontrollierte und abgestützte Versorgung wollen, dann müssen sie auch die entsprechende Forschung ermöglichen. Das Recht des Individuums auf persönlichen Datenschutz ist einerseits unbestritten, andererseits muß aber bedacht werden, daß gerade dieses Individuum Schaden leiden kann, wenn die wissenschaftliche Medizin und Psychiatrie ihre Kenntnisse durch Forschung nicht ständig erweitert. Dies muß auch denjenigen Mitgliedern der Enquêtekommission deutlich gesagt werden, die verhindert haben, daß die psychiatrische Forschung in die Prioritätenliste des Schlußberichtes eingeht.

7. Unabhängig von den durch die neuen Datenschutzgesetze bereiteten Schwierigkeiten ist aber festzustellen, daß medizinische Routinedokumentationssysteme in psychiatrischen Einrichtungen noch kaum in Verwendung stehen und daß hier die Möglichkeiten, die von der modernen Betriebswirtschaft und der elektronischen Datenverarbeitung geboten werden, noch nicht genügend ausgenützt werden. Derartige Routinedokumentationssysteme in medizinischen Einrichtungen sind als Basis für Versorgungsuntersuchungen unerläßlich. Erst mittels solcher Routinedokumentationssysteme wäre es möglich, zunächst innerhalb einer Institution, dann aber auch über zahlreiche Institutionen hinweg im optimalen Fall (wie etwa in den USA oder in Großbritannien) landesweit rasche und relevante Analysen von Veränderungen im Versorgungsmuster durchzuführen. Da solche Routinedokumentationssysteme ohne Kooperation der Ärzte nicht funktionieren, ist hier mittelfristig auch eine gewisse Aufklärungsarbeit und Werbung um Mitarbeit bei den Ärzten zu leisten.

8. Schließlich wäre es wichtig, wenn eine zunehmend von Psychiatern betriebene Versorgungsforschung sich auch mit den Kosten und der Kostenstruktur verschiedener psychiatrischer Versorgungssysteme befassen würde, wenn sie auch bei Politikern glaubwürdig werden möchte. Bis jetzt fehlt dieses Kostenbewußtsein in der Versorgungsforschung noch weitgehend.

4 Schlußbemerkung

Diese Einschätzung eines Teiles der Versorgungsforschung in der BRD muß im Zusammenhang mit anderen Beiträgen zu dieser Tagung gelesen werden (Wittmann, Dilling, Schmidt u.a.). Sie mußte kursorisch sein und konnte viele Aktivitäten auf diesem Gebiet nicht nennen. Es ist erfreulich, daß in der BRD trotz der vielen emotional getönten Auseinandersetzungen um die Psychiatrie ein "kontrolliertes Nachdenken" in Form der Versorgungsforschung zunehmend Einfluß gewinnt. Der Gefahr, daß sich diese Forschung verselbständigt und eine "l'art pour l'art" wird, kann nur dadurch entgegengewirkt werden, daß sich Psychiater selbst mehr mit diesem Gebiet einlassen. Forschen und Nachdenken allein können nämlich notwendige Veränderungen auch verhindern.

Literatur

AMDP (1979) Das AMDP-System. Manual zur Dokumentation psychiatrischer Befunde. Springer, Berlin Heidelberg New York

Bauer M (1977) Sektorisierte Psychiatrie im Rahmen einer Universitätsklinik. Ferdinand Enke, Stuttgart

Bauer M, Rose HK (Hrsg) (1981) Ambulante Dienste für psychisch Kranke. Tagungsbericht. Rheinland-Verlag GmbH, Köln

Bennett DH (1980) Neue Formen der psychiatrischen Betreuung in Triest. WHO Euro-Report Nr 25/1980: Changing patterns in Mental Health Care

Biefang S (Hrsg) (1980) Evaluationsforschung in der Psychiatrie: Fragestellung und Methoden. Ferdinand Enke, Stuttgart

Cranach M v. (1978) Present State Examination. Deutsche Fassung. Beltz, Weinheim

Degkwitz R, Helmchen H, Kockott G, Mombour W (Hrsg) (1980) Diagnoseschlüssel und Glossar psychiatrischer Krankheiten. Springer, Berlin Heidelberg New York

Deutscher Bundestag (1975) Bericht über die Lage der Psychiatrie in der Bundesrepublik Deutschland — Zur psychiatrischen und psychotherapeutisch-psychosomatischen Versorgung der Bevölkerung. Bonn

Häfner H (1975) Sondervotum. In: Bericht über die Lage der Psychiatrie in der BRD. Deutscher Bundestag, Drs 7/4200. Bonn, S 417

Häfner H (ed) (1979) Estimating Needs for Mental Health Care. A Contribution of Epidemiology. Springer, Berlin Heidelberg New York

Häfner H, Picard W (Hrsg) (1980) Psychiatrie in der Bundesrepublik Deutschland fünf Jahre nach der Enquête. Rheinland-Verlag GmbH, Köln

Hollingshead AB, Redlich FC (1958) Social Class and Mental Illness. Wiley, New York

Klug J, Häfner H (1980) Der Aufbau einer gemeindenahen Versorgung in Mannheim — erste Ergebnisse einer wissenschaftlichen Begleitung. In: Häfner H, Picard W (Hrsg) Psychiatrie in der Bundesrepublik Deutschland fünf Jahre nach der Enquête. Rheinland-Verlag GmbH, Köln

Wing JK, Hailey AM (1972) Evaluation of a Community Psychiatric Service. Oxford University Press, Oxford

Wing JK, Häfner H (1973) Roots of Evaluation. The Epidemiological Basis for Planning Psychiatric Services. Oxford University Press, London New York Toronto

Wing JK, Cooper JE, Sartorius N (1974) The Measurement and Classification of Psychiatric Symptoms. Cambridge University Press, London

Evaluative Forschung in der Psychiatrie*

W. W. Wittmann[1]

"Die Evaluationsforschung in der Psychiatrie hat sich in der BRD vorrangig mit der Bewertung der pharmakologischen Therapie befaßt. Eine systematische Evaluation psycho- und soziotherapeutischer Verfahren steht in weiten Teilen noch aus" (Biefang 1980, S. 1).

Zwingen uns nicht aber die ständig steigenden Kosten im Gesundheitswesen und damit auch in der Psychiatrie dazu, nach der Effektivität von Rehabilitations-, Sozial- und Gesundheitsprogrammen zu fragen? Richten wir den Blick auf die USA, so können wir feststellen, daß die gesamte geschilderte Problematik schon weit früher in den Blickpunkt des öffentlichen Interesses und damit in die politische Diskussion gelangte, als es in Europa und speziell in der BRD der Fall war.

Es dürfte an dieser Stelle müßig sein zu fragen, ob dieses offensichtliche Hinterherhinken bei Problemlösungsversuchen politischer und wissenschaftlicher Art eine direkte kausale Folge des enormen Verlustes an hervorragenden, mit dem Forschungsgegenstand "seelische Gesundheit" befaßten Medizinern und Sozialwissenschaftlern in den dreißiger Jahren ist. Der Autor würde eine solche Frage eher bejahen, aber sie nützt uns heutzutage wenig. Andererseits haben wir es uns längst abgewöhnt, jede aus den USA kommende Innovation freudig zu begrüßen und kritiklos anzuwenden.

---

[1]Psychologisches Institut der Albert-Ludwigs-Universität, Peterhof, 7800 Freiburg i.Br.

*geschrieben während einer Gasttätigkeit an der FU Berlin

Anders gefragt, was verbirgt sich hinter den neuen Zauberworten wie Evaluation, evaluative Forschung, Evaluationsforschung, Programmevaluation? Wir können sagen, daß es sich dabei im weitesten Sinne um Forschung zur Lösung gesellschaftlicher Probleme und Konflikte handelt. Politiker und angewandte Wissenschaftler entwerfen zur Lösung Programme und Maßnahmen, die z.B. die Prävention psychischer Erkrankungen, Versorgung bei akuter Erkrankung, die Wiedereingliederung psychisch Erkrankter ermöglichen sollen. Dies ist ein weites und schwieriges Aufgabenfeld, das selbst wiederum ein hohes Ausmaß an Konfliktpotential enthält.

Wissenschaftler neigen dazu, aufgrund ihrer Ausbildung die Probleme lange und ausführlich zu analysieren und möchten, frei von Zeit- und Kostendruck, den bestmöglichsten Lösungsweg finden.

Politiker sind häufig mit dem Tempo und den aufgezeigten Lösungswegen unzufrieden. Sie machen häufig die Erfahrung, daß wissenschaftliche Ergebnisse keine einfachen, in politische Entscheidung direkt transformierbare Ergebnisse bringen. Sie sehen ihre Aufgabe darin, gesamtgesellschaftliche Konflikte zu lösen oder bestimmten Gruppeninteressen zu dienen. Evaluative Forschung versucht, beiden Gruppen gerecht zu werden und Lösungsvorschläge zu entwickeln.

Suchmann (1967) unterscheidet

a) Bewertung (evaluation)

b) Bewertungs- bzw. Begleitforschung (evaluative research)

Evaluation meint dabei den Prozeß der Beurteilung des Wertes eines Produkts, Prozesses oder eines Programmes, wobei nicht notwendigerweise systematische Verfahren oder datengestützte Beweise als Grundlage einer Beurteilung erforderlich sind. Eine solche Bewertung fand und findet natürlich auch heute noch in vielen Bereichen bezüglich verschiedenster Maßnahmen statt. Die Informationsbesuche unserer Minister, Politiker und Verbandsvertreter in unseren psychiatrischen Modelleinrichtungen sind typische Beispiele dafür.

Evaluationsforschung auf der anderen Seite ist die Verwendung wissenschaftlicher Forschungsmethoden und -techniken für den Zweck der Durchführung einer Bewertung. Hierbei sollten alle Möglichkeiten ausgeschöpft werden, die die Möglichkeit des Beweises anstelle der reinen Behauptung bezüglich des Wertes und Nutzens eines psychiatrischen Programms erhöhen. Insgesamt gesehen setzt sich in der Literatur der Begriff "Programmevaluation" immer stärker durch.

Programmevaluation kann als eine Serie von Tätigkeiten gesehen werden, die rigorose wissenschaftliche Forschung (strenge Experimente) in manchen Situationen (wenn ethisch vertretbar) erfordern, in anderen Situationen jedoch nicht erfordern würden. Die psychologische Forschung und Methodenlehre hat hierfür ein breites Spektrum von Verfahren entwickelt, das diesem Kontinuum Rechnung trägt.

Posavac u. Carey (1980) haben ein Lehrbuch zur Programmevaluation vorgelegt. Dieses Buch ist nach folgendem Flußdiagramm (s. S. 56) aufgebaut, das wir, leicht modifiziert, für die Programmevaluation im Gesundheitssektor wiedergeben.

Das Flußdiagramm (Abb. 1, S. 56) enthält, bezogen auf verschiedene Arten von Fragestellungen, die entsprechenden Evaluationsmethoden. Das Ablaufschema zeigt ein breites Spektrum von wissenschaftlichen Methoden, die von den "harten" Methoden der reinen experimentellen Versuchspläne mit den für sie typischen Kennzeichen der Zufallszuweisung der Patienten zu Therapieverfahren und Kontrollgruppen, denen die Behandlung nicht gegeben wird, bis zu den "weichen" nicht experimentellen Methoden der Beobachtung, Interpretation, Deutung und ex-post facto Analysen reichen.

Entscheidend für die Auswahl einer Forschungsmethode aus diesen Spalten sind

- Kosten
- zur Verfügung stehende Zeit
- ethische Probleme und
- die Art der Fragestellung

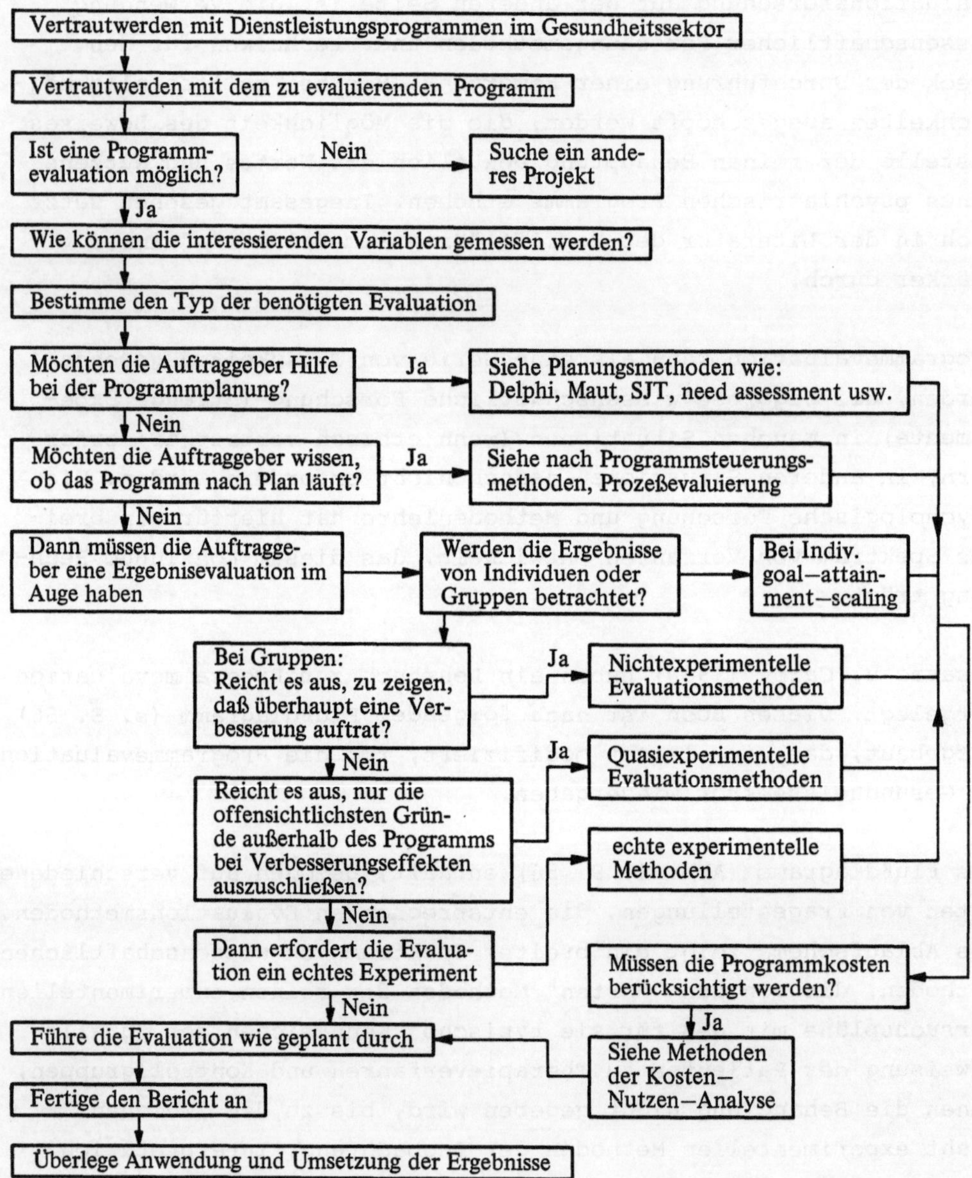

Abb. 1. Flußdiagramm zur Auswahl und zur Entscheidung über verschiedene Evaluationsmethoden in Anlehnung an Posavac u. Carey (1980, S. 16)

Die "harten" Methoden liefern den höchsten wissenschaftlichen Erkenntnisgewinn und werden vor allem von Grundlagenwissenschaftlern bevorzugt, da sie Informationen über die kausalen Wirkungsmechanismen einer Behandlungsform liefern. Leider benötigen diese Methoden meist einen höheren Zeit- und Kostenaufwand als "weiche" Methoden, und häufig meint man, eine bestimmte neue Behandlungsform oder ein Behandlungsprogramm einer bestimmten Gruppe von Patienten nicht vorenthalten zu können. Ob dies berechtigt oder unberechtigt ist, wird oft nicht reflektiert (s. dazu Wittmann 1981, S. 172). Auch "weiche" Methoden liefern einen wissenschaftlichen Erkenntnisgewinn, jedoch ist es dort nicht möglich, die eigentlichen kausalen Wirkungsfakten zu isolieren. Dennoch ist es möglich, mit ihnen Veränderungen, d.h. Verbesserungen oder Verschlechterungen, festzustellen. Die Spekulationen über die Wirkfaktoren können aber je nach Stellung der Forschungsmethode auf dem Kontinuum zwischen "weich" und "hart" nur als mehr oder weniger plausibel bezeichnet werden. Der Vorteil dieser Methoden liegt im meist geringeren Zeitaufwand, niedrigeren Kosten und, abgesehen von Problemen des Datenschutzes, geringeren ethischen Problemen. Wissenschaftler vergessen oft, daß Politiker häufig vorrangig daran interessiert sind, daß überhaupt etwas passiert, was den Eindruck einer Verbesserung zeigt. Die Geschichte der Medizin bestätigt ihn in dieser Hinsicht, da ja dort häufig Behandlungsformen, lange bevor die kausalen Wirkmechanismen bekannt sind, erfolgreich angewendet wurden.

Das Flußdiagramm gibt auch Hinweise dafür, daß Evaluationsforschung in umfassender Weise immer interdisziplinäre Forschung sein sollte. So müssen wir bei den Kosten-Nutzen-Analysen Anleihen bei betriebswirtschaftlichem Wissen und bei ethischen Fragen bei juristischem Wissen machen. Praktiker und Methodiker müssen zusammenarbeiten, um Evaluationsforschung zu einem erfolgreichen Unternehmen zu gestalten.

1 Gründe und Hindernisse für mangelnde Anwendung evaluativer Forschung in der BRD

Es gibt eine ganze Reihe von Gründen, weshalb evaluative Forschung in der BRD noch nicht in dem Maße Fuß gefaßt hat, wie es uns angesichts des potentiellen Ertrags dieser Richtung notwendig erscheint. Bühringer (1981, S. 1) führt dazu aus, daß in der rein medizinischen Gesundheitsversorgung der Verbesserungsprozeß von der Industrie und Ärzteschaft selbst gesteuert wird. Bei pharmazeutischen Erzeugnissen und bei medizinischen Geräten herrscht ein Konkurrenzdruck. Neuentwicklungen und deren Überprüfung auf Effektivität und Umsetzung sind zur Sicherung von Marktanteilen für die Unternehmen lebensnotwendig.

Für die psychosozialen Programme und Maßnahmen ist die Situation anders. Dort gibt es keine "Industrie", die zur Sicherung von Marktanteilen gezwungen ist, ständig an praktischen Verbesserungen der Programme zu feilen. Es fehlen gewissermaßen ein freier Markt und das entsprechende Finanzierungssystem, Verbesserungen sind nur über öffentliche oder private Zuschüsse möglich.

In den USA veranlaßte die Problematik der Effektivität und der Verbesserung von Sozialprogrammen den amerikanischen Kongreß dazu, die Evaluation von staatlich geförderten Programmen per Gesetz verpflichtend zu machen. Meist müssen ein bis fünf Prozent des Programmetats speziell für die Programmevaluation verwendet werden. Bei Nichteinhaltung der Evaluationsauflagen ist die Weiterförderung solcher Projekte und Maßnahmen gefährdet. Auch private Förderorganisationen haben sich dieser Regelung angeschlossen.

Durch diese Regelung wurde ein Markt geschaffen, um den sich Universitäten, freie Wissenschaftler und private Evaluationsfirmen bewerben konnten. Guttentag (1976, zit. nach Posavac u. Carey 1980) schätzt, daß 1976 600 Millionen Dollar für die Evaluation von sozialen Dienstleistungen ausgegeben wurden.

Beim Einsatz solcher Marktmechanismen bleibt es natürlich nicht aus, daß einige "schwarze Schafe" sich an diesem finanziellen Topf bereichern wollen, ohne qualitativ gute Evaluationsforschung als Gegenleistung dafür anzubieten. Inzwischen gibt es aber Durchführungsrichtlinien für Evaluationen, erarbeitet von den Fördereinrichtungen und einer starken wissenschaftlichen Gesellschaft, der Evaluation Research Society, die ständig bemüht sind, die Qualität der Forschung zu verbessern. Auch die American Psychological Association (APA) hat einen speziellen Zweig zur Evaluationsforschung und Arbeitsgruppen, die Standards für verschiedene Evaluationsfelder erarbeiten.

Bei uns gibt es zwar häufig die Vorschrift, Modelle durch unabhängige wissenschaftliche Begleitung zu überprüfen, aber lange nicht im oben skizzierten Ausmaße.

Gut funktionierende Märkte setzen kompetente Bewerber voraus. Obwohl an unseren Universitäten ein großes Potential an kompetenten Wissenschaftlern zur Verfügung steht, gibt es noch keine vergleichbaren wissenschaftlichen Evaluationsorganisationen. Ein weiterer Hinderungsgrund liegt in der Situation der "numerus clausus" geplagten Fächer Medizin und Psychologie. Aktivitäten von Wissenschaftlern im Drittmittelbereich werden von den Verwaltungen der Universitäten mit großem Mißtrauen verfolgt, da man Angst hat, diese Aktivitäten könnten zu Lasten der Lehrkapazität gehen.

Ein zusätzliches Hindernis liegt im Fehlen von Lehrstühlen und Abteilungen zur Evaluationsforschung, wie sie es inzwischen in den USA an vielen Universitäten gibt. Als direkte Folge dieser Einrichtungen entstehen dort interdisziplinär angelegte Ausbildungsgänge für Postgraduierte, in denen Psychologen, Soziologen, Mediziner, Biostatistiker, Volks- und Betriebswirte sich zum Evaluationsforscher weiterbilden können.

Wissenschaftler benötigen Sprachrohre, mit denen sie sich ausdrücken und Anerkennung verschaffen können. Die Fülle von Zeitschriften in den USA wie Evaluation and Change, Evaluation and the Health Professions, Evaluation and Programm Planning, Evaluation Review, Health Policy Quarterly: Evaluation and Utilization usw., von jährlichen Periodika wie Evaluation Review Annual, stehen bei uns nur zaghafte Versuche einiger Verlage entgegen, Raum für die Darstellung von Evaluationsforschung zu schaffen.

Ohne solche Rahmenbedingungen kann keine adäquate Evaluationsforschung gedeihen.

Wissenschaftler, die sich dennoch damit beschäftigen, laufen bei uns noch Gefahr, zwischen sämtlichen Stühlen zerrieben zu werden, oder ziehen sich resigniert in klassische Bereiche ihrer Forschungsdisziplinen zurück.

Die Evaluationsforschung in den USA hat sich inzwischen, nach einigen Problemen der Umsetzbarkeit und der Qualitätskontrolle, als außerordentlich fruchtbar herausgestellt. So wurde z.B. die Technik des "goal attainment scalings" (GAS) entwickelt, die inzwischen eine breite Popularität erfahren hat. GAS (Kiresuk u. Sherman 1968) ist auf die Skalierung spezifischer Patienten und Behandlungsziele zugeschnitten und wurde ursprünglich als Programmevaluationstechnik zur Überprüfung und Verbesserung therapeutischen Handelns entwickelt. Der Einsatz von GAS hat bisher zu besseren Therapieerfolgen, Verbesserung der Kompetenz der Therapeuten und zu differentiellen Indikationsaussagen für Einzel- oder Gruppentherapie geführt (s. Kiresuk u. Lund 1975).

Ein weiterer Meilenstein der Evaluationsforschung ist die Entwicklung der Strategie der Metaanalyse. Glass (1977) schlug hierfür eine objektive Methode der Integration von Forschungsbefunden vor. Schlesinger, Mumford u. Glass (1980) untersuchten z.B. 475 in der Literatur berichtete Psychotherapie-Experimente. Die Gesamtergebnisse zeigten, daß Psychotherapie insgesamt gesehen durchaus effektiv ist. So ist die durchschnittliche Person nach psychotherapeutischer Behandlung auf einem Globalmaß "seelische Gesundheit" gesünder als 80% der Personen einer Kontrollgruppe ohne Psychotherapie (s. Abb. 2, S. 61).

Der Sammelband von Vandenbos (1980) berichtet positive Effekte von Psychotherapie bezüglich der Reduktion falscher Nutzung medizinischer Einrichtungen, d.h. der Kosteneffektivität von Psy-

Abb. 2. Darstellung der allgemeinen Wirkung von Psychotherapie bezüglich 1766 Kriterienwerten aus 475 kontrollierten Studien

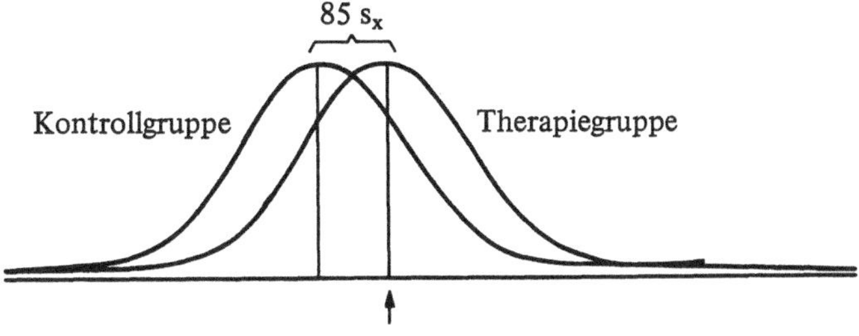

chotherapie. Weiterhin enthält er ökonomische Betrachtungen von Psychotherapiemärkten und entsprechenden politischen Entscheidungen bezüglich der Investition von Finanzmitteln in den Bereich "seelische Gesundheit".

Obwohl solche umfassenden Evaluationsbemühungen in der BRD noch weitgehend fehlen, kann man auch bei uns in jüngster Zeit eine verstärkte Beachtung der Evaluationsforschung feststellen. So enthält die von Baumann et al. (1978-1981) herausgegebene Reihe kontinuierlich Arbeiten zur Wirksamkeit verschiedenster Therapieformen. Der Sammelband von Biefang (1980) spannt den Rahmen von Fragestellungen und Methoden der Evaluationsforschung in der Psychiatrie auf. Der Sonderforschungsbereich Hamburg-Eppendorf hat eine Vergleichsstudie von Therapieformen vorgelegt (Meyer 1981). Bühringer (1981) schildert die Ergebnisse einer Modellförderung des Bundesministeriums für Jugend, Familie und Gesundheit zur Planung, Steuerung und Bewertung von Therapieeinrichtungen für junge Drogen- und Alkoholabhängige, wobei der Stand internationaler Evaluationsforschung mitberücksichtigt wird. Die PROGNOS AG ist mit der Begleitforschung des Psychiatrie-Modellprogramms des Bundes beauftragt. Eine Arbeitsgruppe des ZI Mannheim führt die wissenschaftliche Begleitung des entsprechenden Programms des Landes Baden-Württemberg durch.

Trotz all dieser positiven Ansätze ist jedoch festzustellen, daß der Anschluß an die internationale Evaluationsforschung, von Ausnahmen abgesehen, bezüglich Umfang und Qualität noch nicht gelungen ist.

2 Empfehlungen zur Förderung der Evaluationsforschung

Was sollte getan werden? – Evaluationsforschung ist ein Gebiet, das vielfältige verschiedenartige Kompetenzen erfordert, um erfolgreich gestaltet zu werden. An erster Stelle zu nennen ist die umfangreiche Kenntnis vielfältiger Forschungsmethoden der Versuchsplanung und Datenanalyse. Weiterhin sind als Voraussetzung umfangreiche Kenntnisse der verschiedenen Assessment- bzw. Diagnoseverfahren notwendig. Der besondere Stellenwert der Bewertung erfordert gute Kenntnisse von Zielbestimmungen, den Grundlagen von Urteilsbildungsprozessen und deren Messung. Ohne solche Verfahren ist eine faire Bewertung unmöglich. Zusätzlich sollten zur Bewertung Kenntnisse der Kosten-Nutzen-bzw. Kosteneffektivitätsanalysen vorhanden sein.

Andererseits müssen zu diesen eher theoretischen und methodischen Voraussetzungen ein gutes Maß von Vertrautheit und Kenntnissen der praktischen Rahmenbedingungen der Versorgungsprogramme hinzukommen (s. Abb. 1). Bedauerlicherweise finden wir heutzutage in keinem Studiengang ein umfassendes Training in allen notwendigen Kompetenzbereichen. So haben wir traditionsgemäß in der Ausbildung zum Diplom-Psychologen eine starke Gewichtung von methodischen Grundlagen, statistischer Datenanalyse, Diagnostik und Probleme von Urteilsbildungsprozessen, wohingegen häufig der Zugang zur praktischen Versorgung kaum vorhanden ist. In der medizinischen Ausbildung werden gerade diese praktischen Belange in vielfältigen Anwendungsbereichen betont, für umfassende methodisch-statistische Ausbildung bleibt aufgrund der Struktur des klinischen Medizinstudiums wenig Platz.

Eine Lösung kann unserer Ansicht nach nur in einer stärkeren interdisziplinären Zusammenarbeit von Medizinern und methodisch ausgebildeten Psychologen oder Sozialwissenschaftlern bestehen. Hierfür bietet sich sicherlich auch an, die Lehrstühle für Medizinische Psychologie, Medizinische Soziologie oder Medizinische Statistik und Dokumentation stärker als bisher unter der Perspektive der Evaluationsforschung zu besetzen.

Obwohl Evaluationsforschung für jede Einrichtung medizinischer oder sozialer Versorgung gesetzlich verpflichtend sein sollte, kann man nicht über Nacht eine entsprechend große Zahl von kompetenten Evaluationsforschern aus dem Boden stampfen. Günstige Voraussetzungen für die Ausbildung sind überall dort gegeben, wo universitäre Einrichtungen wie Psychologische Institute und medizinisch-psychiatrische Einrichtungen in enger räumlicher Nachbarschaft zusammen arbeiten können. Nicht von ungefähr finden wir die besten Ansätze zur Evaluationsforschung in der BRD an solchen Orten, an denen diese Voraussetzungen gegeben sind und zusätzlich die interdisziplinäre Zusammenarbeit durch Sonderforschungsbereiche oder Forschungs-Institute gefördert werden wie Hamburg, Mannheim oder München.

Evaluationsforschung ist jedoch ein Gebiet von solch eminent praktischer Bedeutung, daß längerfristig jede universitäre Einrichtung dieses Anwendungsgebiet in Forschung und Lehre pflegen sollte.

Literatur

Attkisson CC, Broskowski A (1978) Evaluation and the emerging human service concept. In: Attkisson CC et al. (eds) Evaluation of human services programs. Academic Press, New York, pp 3-25

Baumann U, Berbalk H, Seidenstücker G (Hrsg) (1978-1981) Klinische Psychologie Freuds in Forschung und Praxis, Vol. 1-4. Huber, Bern

Bengel J, Wittmann WW (1982) Bedeutung und Möglichkeiten von Sekundäranalysen in der psychologischen Forschung. Psychologische Rundschau 33 (im Druck)

Biefang S (Hrsg) (1980) Evaluationsforschung in der Psychiatrie: Fragestellungen und Methoden. Enke, Stuttgart

Bühringer G (1981) Planung, Steuerung und Bewertung von Therapieeinrichtungen für junge Drogen- und Alkoholabhängige. Röttger, München

Cook TD, Campbell DT (1979) Quasi-Experimentation. Design and analysis issues for field settings. Rand McNally, Chicago

Coursey RD (ed) (1977) Program evaluation for mental health: Methods, strategies, participants. Grunde and Stratton, New York

Deutscher Bundestag (Hrsg) (1975) Bericht über die Lage der Psychiatrie. Heger, Bonn

Garwick G, Lampman S (1972) Typical problems bringing patients to a community mental health center. Community Mental Health Journal 8:271-280

Glass GV (1977) Integrating findings: The meta-analysis of research. Reviews of Research in Education 5:351-379

Hammond KR (1978) Toward increasing competence of thought in public policy formation. In: Hammond R (ed) Judgment and Decision in public policy formation. Westview Press, Boulder, Co

Kiresuk TJ, Lunds S (1975) Process and outcome measurement using goal attainment scaling. In: Zusman J, Wurster CW (eds) Program evaluation: alcohol, drug abuse and mental health services. Lexington Books, Lexington, Mass, pp 213-228

Kiresuk TJ, Sherman R (1968) Goal attainment scaling: A general method of evaluating comprehensive community mental health programs. Community Mental Health Journal 4:443-453

Meyer AE (ed) (1981) The Hamburg short-psychotherapy comparison experiment. Psychotherapy and psychosomatics, vol 35, no 2-3. Karger, Basel

Posavac EJ, Carey RC (1980) Program evaluation: methods and case studies. Prentice-Hall, Englewood Cliffs, NJ

Vandenbos GR (ed) (1980) Psychotherapy. Practice research, policy. Sage, Beverly Hills, Calif

Schlesinger HJ, Mumford E, Glass GV (1980) Mental health services and medical utilization. In: Vandenbos GR (ed) Psychotherapy. Practice, research, policy. Sage, Beverly Hills, Calif

Suchman EA (1967) Evaluative research. Russell Sage Foundation, New York

Wittmann WW (1981) Zur Zielbestimmung bei therapeutischen Maßnahmen. In: Baumann U (Hrsg) Indikation zur Psychotherapie. Urban u. Schwarzenberg, München

Zusammenfassung der Diskussion des 2. Rahmenthemas Evaluative und Versorgungsforschung

Die Diskussion wurde mit dem Hinweis auf die teilweise zu kritisch erscheinende Darstellung der deutschen Forschungsleistungen auf den Gebieten der Epidemiologie und der Versorgungsforschung im internationalen Vergleich eingeleitet. Es wurde gefordert, mehr Selbstbewußtsein zu zeigen, was den Beitrag deutscher Forschungszentren auf diesem Gebiet angehe. Auch wenn bisher über die Ursachen vieler psychiatrischer Erkrankungen nur wenig bekannt sei, könnten durchaus gültige Aussagen über den Verlauf bestimmter seelischer Erkrankungen und über Faktoren, die ihn günstig oder ungünstig beeinflussen, aus diesen Forschungsergebnissen gemacht werden. Für die Behandlung ergäben sich daraus bereits wichtige Konsequenzen. Es habe jedoch den Anschein, daß an wissenschaftlich fundierte, psychiatrische Einrichtungen und Behandlungsprogramme strengere Effizienzkriterien angelegt würden als an vergleichbare Einrichtungen anderer medizinischer Fächer. Der Grund sei in der Skepsis und zuweilen in der Verwirrung zu suchen, die sich in der Öffentlichkeit und bei Entscheidungsträgern hinsichtlich der Wirksamkeit und der Nachteile verschiedener Formen psychiatrischer Therapie und Versorgung der Bevölkerung ausgebreitet habe. Zu einer skeptischen Einstellung der Meinungsbildner und der Öffentlichkeit gegenüber der psychiatrischen Forschung und Praxis habe vor allem eine wenig differenzierende und zuweilen sensationsfreudige Darstellung von Problemen des Faches in den Massenkommunikationsmitteln beigetragen.

Dies wurde jedoch von anwesenden Fachjournalisten bestritten. Zweifellos würde in bestimmten Publikationsorganen ein überwiegend negatives Bild der Medizin und insbesondere der Psychiatrie gezeichnet. Dies charakterisiere jedoch nicht die deutsche Presselandschaft. Darüber hinaus würde der Einfluß der Medien auf Entscheidungen der Politiker erheblich überschätzt. Vielmehr sei es Aufgabe der wissenschaftlichen Fachgesellschaften selbst, die erbrachten Leistungen in angemessener, d.h. auch in für Politiker handhabbarer Weise darzustellen.

Von anderen Teilnehmern wurde in diesem Zusammenhang angemerkt, daß umfangreichere Effektivitätsstudien durchaus geeignet seien, das Vertrauen in psychiatrische Einrichtungen zu stärken. Es wurde aber auch deutlich gemacht, daß nicht alle Aspekte der Betreuung quantitativ zu erfassen seien. Der Zwang zum Nachweis der meßbaren und zählbaren Effektivität dürfe nicht zur Vernachlässigung qualitativer und subjektiver Aspekte verleiten. Es gebe auch Betreuungsangebote, die subjektiv als hilfreich empfunden würden und keine meßbaren Erfolgsindikatoren lieferten. Man dürfe sie nicht leichtfertig als unwirksam abtun. Diese Problematik deute sich auch im Unterschied der Terminologie zwischen Versorgungsforschung und Betreuungsforschung an. Die letztere versuche auch Indikatoren subjektiver und fürsorgerischer Aspekte zu entwickeln und dann einzubeziehen. Sie stecke in der Bundesrepublik, aber auch anderwärts, noch ziemlich in den Kinderschuhen. In jedem Falle sei es Aufgabe der Evaluationsforschung, sich von Einseitigkeiten, die durch begrenzt gültige Modelle – etwa den medizinischen Krankheitsbegriff – bedingt seien, zu lösen und ihren Gegenstand auf allen wesentlichen Betrachtungsebenen adäquat zu erfassen. Dies bedeute, daß die wesentlichen Faktoren multidisziplinär und in einem angemessenen Bezugsrahmen erfaßt und unter Zuhilfenahme moderner Datenverarbeitungsmöglichkeiten ausgewertet werden müßten. Zweifel wurden aber geäußert, ob die praktisch tätigen Psychiater angesichts der Komplexität der zu erfassenden Daten mit der Routinedokumentation nicht überlastet wären. Von den mit der evaluativ-psychiatrischen Forschung beschäftigten Wissenschaftlern wurde dies durchaus anerkannt. Man müsse sich dann für ökonomische Blocksysteme entscheiden, die den jeweils unerläßlichen Satz von Merkmalen abfragen und nach dem Baukastenprinzip für extensivere Fragestellungen oder Spezialdokumentationen ergänzt würden. Von reduktionistischen Tendenzen gegenüber den Routinedokumentationssystemen wurde jedoch gewarnt, da dies ein Rückschritt zu gröbsten Rastern und rein deskriptiven Statistiken bedeute, die es gerade zu überwinden gelte.

Die zukünftige Evaluationsforschung habe sich außerdem vorrangig mit den Fragen der Qualität des Versorgungsangebotes zu beschäftigen. Fragen der differentiellen Indikation und der individuellen, patientenbezogenen Zielsetzung würden damit mehr in den Mittelpunkt des Interesses rücken. Gerade dafür sei auch ein neuartiges Methodenrepertoire in Entwicklung begriffen, das dazu dienen könne, tradierte Kompetenzbereiche – auch zwischen Medizinern und Psychologen – zu überdenken und gegebenenfalls neu zu strukturieren. In diesem Sinne könne angewandte Evaluationsforschung auch Ausbildungsforschung betreiben, zumal die Selektionsprozesse in der Ausbildung zu Forschungs- und Praxisberufen im Bereich der seelischen Gesundheit weitgehend im Dunkeln lägen.

Als besonderes Problem der gegenwärtigen evaluativen Forschung, das auf allen Gebieten der psychologischen Medizin existiere, wurde in diesem Zusammenhang die unzureichende Zusammenarbeit von Ärzten und Psychologen angesprochen. Sie wurzele in der institutionellen Trennung der universitären Aus- und Weiterbildung von Ärzten und Psychologen, die dazu führe, daß Mediziner kaum psychologische Forschungsmethoden, Psychologen kaum biologisch-medizinische Verfahren und den Umgang mit kranken Menschen während des Studiums vermittelt bekämen. In der evaluativen Forschung werde die Programm- und Interventionsevaluation auf dem nicht-medikamentösen Sektor vorwiegend durch Psychologen durchgeführt, während die systembezogene, einrichtungsbezogene Evaluation vorwiegend von Medizinern erbracht werde. Für die zukünftige Evaluationsforschung sei eine engere Kooperation von Medizin und Psychologie unerläßlich, um zu einer fruchtbaren Integration des bei Psychologen vorhandenen Methodenwissens und des bei Medizinern vorhandenen praktischen Wissens zu finden, denn beide Berufe verfolgten das gemeinsame Ziel, die Hilfsangebote für psychisch Kranke zu verbessern.

3 Klinische Forschung

Psychiatrische Klassifikation, Krankheits- und Verlaufsforschung

H. Helmchen[1]

1 Einführung

Fragt man nach dem inneren Zusammenhang der drei im Titel vorgegebenen Begriffe, dann lautet eine der hergebrachten Antworten, daß psychiatrische Klassifikation den jeweiligen Stand der psychiatrischen Krankheitslehre, also der Kenntnis über die Gesetzmäßigkeiten des Zusammenhanges von Erscheinungsformen (Semiologie, Symptomatologie, Syndromatologie) und Entstehungsmechanismen sowie Bedingungskonstellationen (Syndromgenese, Pathogenese, Ätiologie) psychischer Krankheiten widerspiegelt, und daß der Krankheitsverlauf als ein Indikator krankheitsbestimmender Faktoren ein wichtiges Element psychiatrischer Klassifikation sein kann.

Diese Auffassung hat sich in den letzten zwei Dekaden geändert. Mit dem Wechsel des vorherrschenden Krankheitsmodells von einem unikausalen zu einem multikonditionalen Konzept trat der scholastisch-dogmatische Charakter psychiatrischer Klassifikationssysteme zurück, während ihre instrumentelle Bedeutung zunahm: Ein psychiatrisches Klassifikationsschema ist heute weniger als Kodifizierung gültiger Erkenntnis über psychische Krankheiten gefragt, sondern wird zunehmend mehr an seiner Brauchbarkeit als Hilfsmittel für Prognose, Therapie-Indikation (prädiktive Validität) und Krankheits-Forschung (Konstrukt-Validität) gemessen. Der instrumentelle Charakter wird deutlich zum einen in der Explikation und Standardisierung des diagnostischen, d.h. klassifi-

[1]Psychiatrische Klinik der Freien Universität, Eschenalle 3, 1000 Berlin 19

katorischen Prozesses, zum anderen in Bemühungen um eine Weiterentwicklung der bisherigen unikategorialen typologischen Diagnoseschemata zu sogenannten multiaxialen Klassifikationen psychischer Krankheiten und Störungen (99).

2 Psychiatrische Klassifikation

Hierunter wird sowohl die Zuordnung des Einzelfalles zu einer Klasse des Klassifikationssystems als auch das letztere selbst verstanden.

2.1 Der klassifikatorische Prozeß

Voraussage des zukünftigen Verlaufes (Prognose) und die auf seine Verbesserung (Abschwächung und/oder Verkürzung von Symptomatik, Verhinderung von Verschlechterung, Vorbeugung von Rückfällen) zielende Therapie sind für den Patienten wichtigste Konsequenzen ärztlichen Wissens. Voraussetzung ist, daß der Arzt das individuelle Krankheitsbild zureichend erfaßt und durch zutreffende Einordnung in die nosologische Klassifikation eine Beziehung des individuellen Krankheitsbildes zu einem Konzept überindividueller Regelhaftigkeit herstellt (diagnostischer Prozeß). Daraus entwickelt er eine nosologische Hypothese über das Woher und Wohin der Krankheit seines individuellen Patienten, zu deren Überprüfung der weitere Verlauf, sei er "spontan" oder "therapiert", dient.

Diagnostik in diesem Sinne ist somit nur, allerdings auch notwendiges, Hilfsmittel für Prognose und Therapie. Es erscheint heute unumgänglich, in der Öffentlichkeit und damit auch bei potentiellen Patienten mehr Verständnis dafür zu wecken, daß weitgehende diagnostische Erfassung des einzelnen Kranken und breite Erforschung der Erscheinungen von und der Bedingungen für psychisches Krankwerden, Kranksein und Krankbleiben zwingende Voraussetzung optimaler Behandlung sind.

Der diagnostische Prozeß führt also von der *Beobachtung* verschiedener Phänomene am einzelnen Kranken über deren *Beschreibung* zu ihrer nosologischen *Bewertung*. Sein Ergebnis, die Diagnose, erschließt zum einen regelwissenschaftliche Erkenntnis für die Prognostik und Therapie des einzelnen Kranken, zum anderen ist sie als populationsbezogenes Homogenitätskriterium (deskriptive Validität) eine notwendige Voraussetzung patientenbezogener empirischer Forschung. Sie wird indessen noch erheblich durch die Subjektabhängigkeit des diagnostischen Prozesses beeinträchtigt, im ersten Schritt der Beobachtung, von Patient und Arzt, im zweiten und dritten Schritt nur von letzterem. Deshalb wurden, um ihn objektiver und verläßlicher zu machen, die einzelnen Schritte des diagnostischen Prozesses durch explizite Regelungen des Vorgehens standardisiert (und dadurch Informations-Varianz und Kriteriums-Varianz vermindert), z.B. die Beobachtung (Informationsgewinnung) mittels der psychiatrischen Exploration als festgelegter Folge ausformulierter Fragen (in der PSE und SADS), die Beschreibung nach Symptomlisten bzw. Schätzskalen mit expliziten und zumindest teilweise operationalisierten Definitionen der Einzelphänomene (in AMDP, PSE, CPRS, IMPS, BPRS usw.), die Bewertung (Informationsverarbeitung) nach festgelegten Zuordnungsvorschriften (Algorithmen), entweder unmittelbar (mittels Einschluß- und Ausschlußkriterien bei den RDC), mechanisch (mittels Sichtlochkartei in der DiaSiKa) oder computergestützt (mittels der EDV-Rechenprogramme CATEGO, DIAGNO, DIAL usw.). Die Reliabilität dieser Methoden konnte überdies durch gemeinsames Training der Untersucher erheblich verbessert werden (3, 6, 23, 70, 79, 92, 96, 97, 98, 104, 105, 109).

Zu dieser Analyse des diagnostischen Prozesses haben in den letzten zwanzig Jahren deutsche Untersucher durch theoretische und empirische Untersuchungen ebenso beigetragen wie auch zur Objektivierung von Einzelschritten durch Entwicklung von Instrumenten und Verfahren einschließlich angemessener Trainingsmethoden (3, 10, 15, 17, 20, 29, 30, 35, 40, 43, 46, 50, 57, 58, 63, 64, 71, 72, 73, 74, 75, 76, 80, 82, 85, 86, 89, 94, 106, 107). Ein Forum für diese Entwicklung war die 1965 (von den fünf deutschen Psychiatrischen Universitätskliniken Berlin, Erlangen, Homburg, Mainz und Münster gemeinsam mit den fünf Schweizer Psychiatrischen Universitätskliniken sowie der Wiener Psychiatrischen Universitätsklinik) gegründete "Arbeitsgemeinschaft für Methodik und Dokumentation in der Psychiatrie (AMDP)" (3). Auf der Basis der deutschsprachigen klassischen deskriptiven Psychopathologie entwickelte sie ein Dokumentationssystem, das durch Übersetzung in wesentliche Weltsprachen sowie durch Bildung gleicher Arbeitsgemeinschaften in anderen Ländern bzw. Sprachgebieten (französich, englisch, spanisch usw.) in den letzten Jahren international wirksam wurde (13). Das AMDP-System gehört neben der englischen PSE, der skandinavischen CPRS und den amerikanischen IMPS, BPRS und SADS zu den wenigen umfassenden psychiatrischen bzw. zumindest psychopathologischen Dokumentationssystemen (32). Inhaltlich und hinsichtlich psychopathologischer Differenziertheit steht es der PSE am nächsten (Hauptunterschied ist die Standardisierung der Exploration bei letzterer).

Bei der bisher umfangreichsten Interrater-Reliabilitätsstudie für den psychopathologischen und somatischen AMDP-Befundbeleg mit 102 Untersuchern in 6 Kliniken (Psychiatrische Universitätskliniken in Basel, Berlin, Düsseldorf, München, Zürich und des Max-Planck-Instituts für Psychiatrie in München) und mit Unterstützung durch die EDV-Kapazität der WHO wurden neue Übereinstimmungsmaße entwickelt (18). Faktoren- und Cluster-analytisch wurden in Zürich, München und Berlin psychopathologische Syndrome aus AMDP-Daten extrahiert, die sowohl untereinander als auch mit den bekannten klinischen Syndromen gut übereinstimmten (7, 71, 81, 87)[2]. Wenn mit dieser Objektivierung psychopathologischer

---

[2]Die AMDP führt regelmäßig überregionale Trainingsseminare mit Hilfe audiovisueller Aufzeichnungen durch, deren Methodik lokal repliziert wird (8, 19, 24). Die Jahrestagungen der AMDP bieten ein Forum für den methodologisch interessierten Nachwuchs. — Etwas Analoges wurde 1977 in Berlin mit dem "Internationalen Arbeitskreis für Audio-Vision in Psychiatrie und Psychotherapie (IAAPP)" in Gang gesetzt, auf dessen deutschsprachigen Jahrestagungen von durchschnittlich 50 bis 100 Teilnehmern die Nutzung audio-visueller Technik und Methoden auch für psychiatrische Forschungsprojekte diskutiert wird (52, 87). Ein neues Methodenfeld wird hier erkennbar, z.B. in der zeitblinden Verlaufsanalyse seriell erhobener und bandgespeicherter Aufnahmen (85, 86) oder in der quantitativen Analyse nonverbaler Verhaltensparameter (53, 85, 103). — Diese Arbeitsgemeinschaften bieten die Möglichkeit zur Bildung "kritischer Massen", die durch wechselseitige Anregung und Motivation jenen Boden mitbereiten, ohne den Forschung nicht gedeihen kann.

Syndrom-Diagnostik und der Quantifizierbarkeit von Syndromen als einer Voraussetzung zur Prüfung psychiatrischer Hypothesen auch der internationale Stand erreicht ist, so gibt es doch Rückstände, zum einen in der Umsetzung vorhandener Instrumente und Verfahren in die Breite, zum anderen vor allem im EDV-abhängigen Auswertungsbereich durch Mangel an "man-power" und problemadäquater "soft-ware". Zudem droht in jüngster Zeit ein Stillstand dieser Forschung durch rigide Anwendung von Datenschutzgesetzen, die dem Problemstand nicht gerecht werden.

Unabhängig von der AMDP, aber nicht ohne wechselseitigen Kontakt, wurde die wissenschaftliche Entwicklung der psychiatrischen Diagnostik in Deutschland vor allem auch durch empirische Untersuchungen aus dem von Häfner initiierten SFB-116 "Psychiatrische Epidemiologie" (39) und aus der Arbeitsgruppe von v.Zerssen am Max-Planck-Institut für Psychiatrie in München vorangebracht, also an Orten, deren institutionelle Struktur und Ausstattung offenbar (ebenfalls) der Bildung einer "kritischen Masse" förderlich ist. Erwähnt seien die Mannheimer Untersuchungen von Klug et al. zu Stabilität und Übergangswahrscheinlichkeit psychiatrischer Diagnosen und die Münchner Arbeiten von v.Zerssen et al. zur Entwicklung und Anwendung klassifikatorischer Algorithmen (64, 109).

Nicht nur für die Objektivierung psychopathologischer Fremdbeurteilung, sondern vor allem auch mit Selbstbeurteilungsskalen wie der Eigenschaftswörterliste (EWL) von Janke und Debus und besonders den klinischen Selbstbeurteilungsskalen (Beschwerdenliste, Paranoid-Depressivitäts-Skala, Befindlichkeitsskala) von v.Zerssen und Mitarbeitern wurden Instrumente internationalen Standards entwickelt (59, 110). Zur Objektivierung von Persönlichkeitsdimensionen haben sich das Freiburger Persönlichkeitsinventar (FPI) und der Giessen-Test (GT) durchgesetzt (9, 33). Angefügt sei, daß auch eine auf Fremdbeurteilung aufgebaute Dokumentation neurotischer und psychosomatischer Befunde mit dem psychischen und sozialkommunikativen Befund (PSKB) von Rudolf, dem Kern des Berliner Dokumentationssystems für Psychotherapie, gelungen ist (29, 88).

Zentrale Tendenz der erwähnten Untersuchungen zum diagnostischen Prozeß ist der Übergang von der qualitativen zur quantitativen Phase der wissenschaftlichen Entwicklung. Damit haben deutsche Forschungsergebnisse durchaus Anschluß an den internationalen Stand. Allerdings läßt ihre internationale Rezeption zu wünschen übrig. Gründe dafür mögen u.a. in der Sprachbarriere sowie in unzureichender Breite und Kontinuität dieser Forschung liegen.

In einer Zusammenstellung von DIMDI zum Stichwort "Psychiatrische Klassifikation und Diagnostik" über die letzten 4 Jahre (1.1.1978 - 31.12.1981) fanden sich unter insgesamt 126 Publikationen nur 5 deutsche. Diese Zusammenstellung ist allerdings sicher unvollständig, denn Arbeiten aus den deutschen Zeitschriften "Arch.Psychiat.Nervenkr." und "Nervenarzt" wie z.B. die im Literaturverzeichnis unter Nr. 73 oder 82 aufgeführten sind in ihr nicht enthalten.

2.2 Das klassifikatorische System

1968 wurde in der Bundesrepublik der Psychiatrische Diagnosenschlüssel der internationalen Klassifikation der Krankheiten (ICD, 8.Rev.) eingeführt, vorwiegend um den Kontakt zur internationalen Entwicklung wiederzugewinnen und die internationale Vergleichbarkeit von Forschungsergebnissen zu verbessern (25). Nachdem die Deutsche Gesellschaft für Psychiatrie und Nervenheilkunde (DGPN) und die Bundesarbeitsgemeinschaft der Träger Psychiatrischer Krankenhäuser (BAG) seine Einführung 1973 empfohlen hatten, ist es das offizielle und vorherrschende psychiatrische Klassifikationssystem in unserem Lande (31).

Es basiert auf dem von Kraepelin durchgesetzten triadischen System. Darin wurden der Krankheitsverlauf und -ausgang, vor allem vom mittleren Kraepelin um die Jahrhundertwende, als wesentliches klassifikatorisches Kriterium herausgehoben (65). In einer Zeit, in der empirische Forschung der Medizin, z.B. bei der ätiologischen Diagnostik (und später der darauf basierenden Behandlung) der Infektionskrankheiten, große Erfolge brachte, gewann das Modell der durch gleiche Ursache, gleiches Erscheinungsbild, gleichen Verlauf und gleichen Ausgang definierten Krankheitseinheit vorherrschende Bedeutung. Nach dem Kriterium von (chronisch-irreversiblem) Verlauf und (dementiellem) Ausgang faßte Kraepelin die von Hecker, Kahlbaum und ihm selbst beschriebenen frühdementiellen Krankheitsbilder zur Dementia praecox zusammen und grenzte sie von Krankheiten mit intermittierend-reversiblem Verlauf und Ausgang in Remission ab; damit schuf er die auch heute noch weltweit gültige Dichotomie der endogenen Psychosen (42, 62, 65). Dieses unikausale Modell der Krankheitseinheit war nun aber weder mit der Bonhoeffer'schen Lehre von den (exogenen) Reaktionstypen, noch mit der Hoche'schen Auffassung von den Symptomenkomplexen zu vereinbaren, und der späte Kraepelin selbst relativierte 1920 das Modell durch seinen Hinweis auf die Bedeutung "vorgebildeter Einrichtungen" des Organismus für Erscheinungsbild und Verlauf der Krankheit (16, 55, 67). Zur gleichen Zeit betonte Kretschmer in der "mehr-dimensionalen Diagnostik" die Notwendigkeit, verschiedene Determinanten des individuellen Krankheitsbildes zu erfassen, während gleichzeitig Birnbaum – in gewissem Rekurs auf ein unikausales Modell – deren Gewichtung mittels der Unterscheidung in pathogenetische und pathoplastische Faktoren versuchte (11, 68). Kurt Schneider hat den instrumentalen Charakter der mehr-dimensionalen Diagnostik im Sinne einer Strukturanalyse zwar akzeptiert, aber die Möglichkeit einer mehr-dimensionalen Diagnose logisch verworfen (93).

Diese letztgenannten Ansätze der deutschen Psychiatrie gewannen für das diagnostische Verständnis des einzelnen Kranken erhebliche praktische Bedeutung, hatten aber weniger Einfluß auf die Forschung. Diese folgte weiterhin stark dem ätiologisch orientierten unikausalen Konzept. Zudem standen zu jener Zeit die Methoden (Dokumentation und EDV) zum wissenschaftlichen Umgang mit den bei mehr-dimensionaler Diagnostik anfallenden Datenmengen noch nicht zur Verfügung, obwohl vor allem Kraepelin sie bereits vor über 60 Jahren als notwendig erkannt hatte (66). Schließlich führte das mehr-dimensionale Bedürfnis der klinischen Praxis bisher keineswegs zu einem mehr-dimensionalen Klassifikationsschema, das allgemein praktikabel gewesen wäre. Nicht nur der in Deutschland von 1930 - 1968 vorherrschende sogenannte Würzburger Diagnosenschlüssel war streng ein-dimensional, sondern auch noch die nachfolgende ICD-Klassifikation. Ein-dimensional heißt dabei allerdings, daß jeder Patient jeweils nur einer Klasse zugeordnet werden sollte. Die Klassen selbst hingegen stellen als klinisch-intuitive Typenbildungen meist implizite und regellose Mischungen verschiedener Klassifikationskriterien wie Symptomatologie, Verlauf, Ätiologie usw. dar. Die Klassifikationskriterien wiederum haben einen sehr unterschiedlichen empirischen Gehalt, vergleicht man etwa die deskriptive Syndromatologie mit interpretativen Hypothesen zur Ätiologie (45).

So sehr diese typologische Klassenbildung dem klinischen Bedürfnis nach Praktikabilität auch entgegenkommt, so wenig genügt sie doch den Forderungen der Forschung etwa nach objektiver und eindeutiger Bildung von homogenen Klassen. Deshalb nimmt das Interesse an einer multiaxialen Klassifikation zu (48). Sie ist der Versuch, die Datenfülle der individuellen, narrativen Krankengeschichte nach bestimmten Regeln soweit zu reduzieren, daß der Bezug der einzelnen Elemente der Diagnose zu allgemeinen Regeln noch erkennbar bzw. noch überprüfbar bleibt und die impliziten Hypostasierungen einer unikategorialen Diagnose vermieden werden. In der multiaxialen Klassifikation wird also der deskriptiv-instrumentelle Charakter im Sinne ordnender und interpretations-"freier" Datensammlung betont, die nosologische Zielsetzung aber eher verfehlt. Wissenschaftlich ist das erstere erwünscht, weil durch das Aufbrechen der tradierten nosologischen Krankheitstypen deren Determinanten einer empirischen, quantitativen und objektiven Überprüfung zugänglich gemacht werden sollen. Auch didaktisch ist das sehr brauchbar, um den Untersucher bei jedem einzelnen Kranken zu einer systematischen und expliziten Strukturanalyse anzuhalten. Erkenntnisgewinn im Sinne einer regelwissenschaftlich begründeten Aussage etwa über Prognose oder therapeutische Reagibilität ist damit aber noch nicht gegeben. Dies ermöglicht erst die nosologische Diagnose, die die Beziehung zwischen dem individuellen Krankheitsmuster und überindividueller Regelhaftigkeit herstellt, so daß aus letzterer auf ätiologisch, prognostisch und therapeutisch relevante Aussagen zu ersterem geschlossen werden kann. Die Entwicklung einer nicht mehr intuitiv-typologisch begründeten, sondern in ihren einzelnen Bestimmungselementen ebenso wie in deren Zusammenhang bzw. jeweiliger

Konfiguration wissenschaftlich gesicherten nosologischen Diagnose aus einer multiaxialen Klassifikation steht noch aus. Sie ist noch zu leisten und deshalb Zukunftsaufgabe. Auch die neue US-offizielle Klassifikation, das DSM-III, löst diese Aufgabe noch nicht. DSM-III hat zwar einen multiaxialen Ansatz; obligat ist hingegen nur die erste Achse, die ihrerseits wiederum nicht viel anderes als eine Liste der traditionellen nosologischen Diagnosen darstellt (49).

Zusammengefaßt ist festzuhalten, daß mit der weitgehenden Annahme des psychiatrischen Diagnoseschlüssels der ICD-8, bzw. nach einer Empfehlung von DGPN[3] und BAG[4] ab 1.1.1981 der ICD-9, in der Bundesrepublik das international am weitesten verbreitete psychiatrische Diagnoseschema angewendet wird (26). Dieses Klassifikationssystem selbst geht auf wesentliche Leistungen deutscher Psychiater zu Anfang dieses Jahrhunderts zurück. Nicht viel später ebenfalls in unserem Lande entwickelte Vorläufer einer multiaxialen Klassifikation wurden zwar in der klinischen Praxis aufgegriffen, fanden aber kein Interesse der psychiatrischen Forschung (allenfalls in der von Bochnik et al. entwickelten Basisdokumentation (14)). Dieser für die zukünftige Entwicklung der psychiatrischen Diagnostik und überhaupt der patientenbezogenen psychiatrischen Forschung wichtige Ansatz wurde hingegen in den letzten 10 Jahren vor allem in Skandinavien und in den Vereinigten Staaten wissenschaftlich weiter bearbeitet. In Deutschland indessen wurde er nur in der Kinderpsychiatrie erfolgreich aufgegriffen, indem das in England von Rutter et al. entwickelte tri- bzw. pent-axiale kinderpsychiatrische Diagnosenschema von einigen deutschen kinderpsychiatrischen Kliniken (Berlin, Mannheim und Marburg) übernommen und zum Ausgangspunkt eigener weiterführender wissenschaftlicher Untersuchungen zur kinderpsychiatrischen Diagnostik gemacht wurde (84).

---

[3] Deutsche Gesellschaft für Psychiatrie und Nervenheilkunde

[4] Bundesarbeitsgemeinschaft der Träger Psychiatrischer Krankenhäuser

3 Krankheits- und Verlaufsforschung

Auf diesen zentralen Bereich psychiatrischer Forschung kann nur mit einem Diagramm (Abb. 1) verwiesen werden, das in seiner groben Schlichtheit Diskussion sowohl zur Form synoptischer Darstellung des wissenschaftlichen Erkenntnisstandes als auch über die angedeuteten Inhalte provozieren soll. Das Schema unterteilt den zeitlichen Verlauf psychischer Krankheit (symbolisiert durch die horizontale Kurve) in einen prämorbiden Abschnitt, die Phase der Krankheitsmanifestation und den sich anschließenden Abschnitt des Krankheitsverlaufes im engeren Sinne, der zwischen Progredienz, Residualzustand und Vollremission schwanken kann. Dieses Ablaufmuster

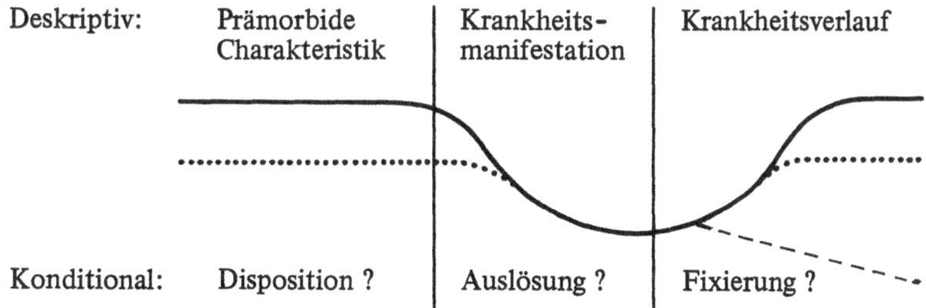

Abb. 1. Zeitliche Gliederung des Ablaufs psychischer Krankheit. ----- prämorbide bzw. Verlaufs- Auffälligkeiten

kann auf der deskriptiven Ebene ebenso wie auf der konditionalen bzw. ätiopathogenetischen Ebene untersucht werden. Wesentliche Gebiete gegenwärtiger klinisch-psychiatrischer Forschung können an den Schnittpunkten der Ablaufabschnitte verdeutlicht werden (Abb. 2, S. 78).

Nicht ganz zufällig sind dabei die beiden ersten Forschungsbereiche (1 und 2) durch englische Ausdrücke charakterisiert, da hier erhebliche Defizite der deutschen gegenüber der internationalen, in der Regel englisch publizierten Forschung auszumachen sind. Zwar gibt es auch hier bedeutende deutsche Forschungsleistungen wie z.B. im Bereich 1 die Überprüfung der Beschreibungen der prämorbiden Persönlichkeit von Kranken mit affektiven Psychosen,

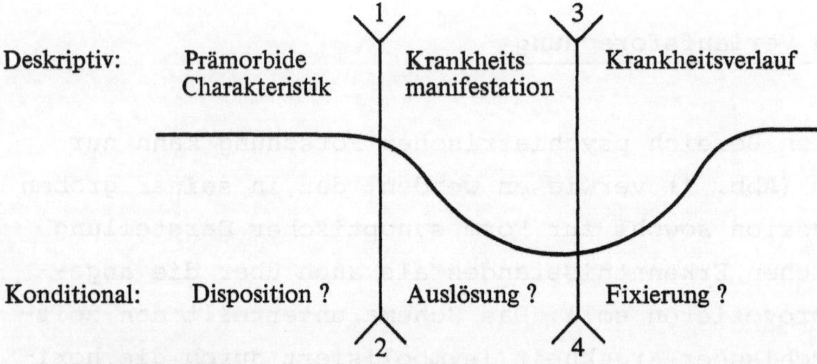

Abb. 2. Wesentliche Gebiete gegenwärtiger klinisch-psychiatrischer Forschung

etwa des Tellenbach'schen Typus melancholicus, mit quantifizierender Methodik durch v.Zerssen und Mitarbeiter (108) oder die nähere Analyse des Janzarik'schen "vorauslaufenden Defektes" (60) als uncharakteristischer Basisstörungen bei schizophren Kranken durch Süllwold sowie Huber et al. und Hartwich (41, 56, 100). Insgesamt scheint die deutsche Forschung bei der Trennung verlaufsstabiler (trait) von zustandsabhängigen (state) Parametern aber weder konzeptuell noch vor allem empirisch und instrumentell das Niveau der internationalen Forschungsaktivität zu erreichen.

Ähnliches läßt sich wohl auch auf der ätiopathogenetischen Ebene im Beispielsbereich 2 sagen. Natürlich sollen hier die Leistungen vorwiegend deutschsprachiger Psychoanalytiker (z.B. von Abraham bis Schultz-Hencke (1, 2, 95)) bei der Entwicklung eines ätiologisch relevanten Persönlichkeitsmodells nicht vernachlässigt werden. Indessen ist in wesentlichen Bereichen der internationale Anschluß verloren gegangen. Um dies zu verdeutlichen, sei auf ein Modell multikonditionaler Entstehung von Disposition zu psychischer Erkrankung (Abb. 3, S. 79) verwiesen. So ist etwa die genetisch-psychiatrische Forschung als Folge ihres katastrophalen Mißbrauchs während der Zeit des Nationalsozialismus in Deutschland nach dem Krieg weitgehend tabuisiert gewesen. Bis auf die Zwillingsstudie an Neurotikern von Schepank und die Fortführung

Abb. 3. Modell multikonditionaler Entstehung von Disposition zu psychischer Erkrankung

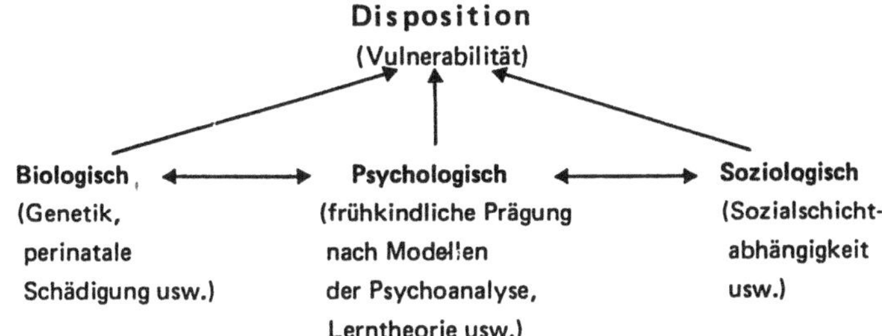

der Familienuntersuchungen bei Schizophrenen durch Leonhard und Mitarbeiter ist in den letzten 35 Jahren in Deutschland keine größere empirische Untersuchung zur genetischen Disposition bei psychisch Kranken durchgeführt worden; die genetischen Untersuchungen aus dem deutschen Sprachgebiet, die im letzten Jahrzehnt international die stärkste Resonanz fanden, sind die zur Genetik der affektiven bzw. schizo-affektiven Psychosen von Angst und von Scharfetter aus Zürich. Zu der allerdings auch von der internationalen Forschung noch nicht beantworteten Frage, was denn eigentlich vererbt wird bzw. in welchen biologischen oder psychologischen Merkmalen der genetische Einfluß zum Ausdruck kommt, gibt es insgesamt nur vereinzelte deutsche Ansätze, z.B. erste Versuche zur biologischen Charakterisierung von Vulnerabilität (Beckmann, Propping et al., Coper et al., Demisch (22, 28, 34, 83)).

Oder es basieren – um nur noch ein anderes Beispiel zu nennen – die Übersichtsarbeiten von Häfner zur peristatisch bedingten Disposition für schizophrene bzw. überhaupt psychische Erkrankungen überwiegend auf ausländischen Forschungsergebnissen (38). Zur zentralen Frage dieses Beispielsbereiches 2 nach der pathogenetisch relevanten Wechselwirkung zwischen einer warum und wie auch immer disponierten Persönlichkeit und peristatischen Einflüssen ("Lebensereignissen") wurden zwar reichlich Hypothesen generiert, aber kaum empirische Überprüfungen mit angemessener Methodik durchgeführt; eine empirisch orientierte psychiatrische Streßforschung existiert hierzulande nur in Ansätzen (s.a. Beitrag Fahrenberg zur Psychophysiologie). Überdies erscheint hier nicht nur die Untersuchung ausschließlich pathogenetischer Faktoren, sondern auch eine Aufmerksamkeitsverlagerung auf protektive Faktoren notwendig.

In den Beispielsbereichen 3 und 4 ist die Forschung in Deutschland breiter und in engerem Kontakt mit der internationalen Forschung. Voraussagen von Spontanverlauf und therapeutischer Reagibilität sind Voraussetzungen für die Indikation von Therapie überhaupt sowie besonders von differentiellen Indikationen; dies gewinnt bei zunehmender Vielfalt des therapeutischen Angebots und steigenden Behandlungskosten an Bedeutung. So haben die international beachteten Untersuchungen z.T. lebenslanger Verläufe schizophren Kranker durch Huber und Mitarbeiter sowie Janzarik in guter Übereinstimmung mit den Schweizer Untersuchungen von Bleuler sowie Ciompi und Müller belegt, daß eine kleinere Gruppe dieser Kranken wegen spontan guter Richtungsprognose offenbar keiner Langzeit-Medikation bedarf, bei anderen Kranken hingegen auch eine lege artis durchgeführte Therapie keine Besserung bewirkt(12, 21, 56, 61). Die prätherapeutische Erkennung dieser unterschiedlichen Verlaufs- und Therapieprognosen muß verbessert werden, um unnötige ebenso wie wirkungslose Therapie vermeiden zu können (47). Dies ist praktisch wichtig wegen möglicher Nebenwirkungen einer Langzeit-Medikation.

Bemerkenswert ist, daß die bisher ungeklärte Ätiopathogenese und Therapie der schwerwiegendsten Nebenwirkung neuroleptischer Langzeit-Medikation, der Späthyperkinese, in Deutschland kaum weiter untersucht wird, obwohl diese Nebenwirkung ganz wesentlich durch deutsche Autoren in den sechziger Jahren allgemein bekannt wurde (27, 38, 44, 54). An diesem Beispiel mag eine Behinderung patientenbezogener psychiatrischer Forschung verdeutlicht werden: In Institutionen mit adäquaten Forschungsmöglichkeiten, etwa Universitätskliniken, tauchen diese Patienten zu selten auf; da, wo sie häufiger sind, in Langzeit-Abteilungen oder Heimen, gibt es kaum Forschungsmöglichkeiten. Das Beispiel belegt überdies die Bedeutung einer ebenfalls noch unzureichenden Prädiktion von Nebenwirkungen als einer Voraussetzung von (tertiärer) Prävention.

Analoge Prognose-Probleme mit größter praktischer Bedeutung stellen sich auch für Behandlung und Rezidiv-Prophylaxe von Depressionen sowie ihrer Chronifizierung bzw. Therapieresistenz (s. etwa Untersuchungen zur Lithium-Prophylaxe affektiver Psychosen, z.B. Greil et al., Müller-Oerlinghausen et al. (36, 78)). Forschungsansätze zur Prädiktion von Spontanverlauf, therapeutischer Wirksamkeit und Nebenwirkungen, von Therapieresistenz und Chronifizierung finden sich in mehreren Forschergruppen, z.B. in Berlin, Düsseldorf, Hamburg, Heidelberg, Mannheim, München. Eindeutige Antworten stehen hier indessen national wie international noch aus (s.a. Beitrag Beckmann zur biologischen Psychiatrie und Pharmakotherapie). Dies gilt in noch stärkerem Maße auch für die Psychotherapie (s.a. Beiträge Baumann, Kächele und Thomae). Aus der Sicht der Psychiatrie besteht besonderes Interesse daran, die Wirksamkeit von außerhalb der Psychiatrie an teilweise nichtpsychiatrischer Klientel entwickelten Interventionsverfahren auch bei psychisch Kranken empirisch zu prüfen. Überdies verschiebt sich das Interesse von der Frage des Wirksamkeitsnachweises zu Problemen der Differential-Indikation verschiedener psychotherapeutischer Verfahren sowie ihrer Kombination mit somatischen und sozialrehabilitativen Verfahren (51).

4 Zusammenfassung

4.1 Stand der Forschung

Als Gesamteindruck läßt sich kritisch zusammenfassen:

1. Inhaltlich: Im Bereich der psychiatrischen Klassifikation hat die ehemals führende deutsche Forschung durchaus Voraussetzungen, den Anschluß an die internationale Entwicklung zu halten, während die wesentlichen aktuellen Ergebnisse psychiatrischer Krankheitsforschung, aber auch der Bedingungsanalyse von Verläufen psychischer Krankheiten überwiegend aus dem Ausland stammen.

2. Methodologisch: Die theoretische Forschung dringt zu wenig zu konkreten Hypothesen als Handlungsanweisungen für empirische Forschung vor, letztere wiederum überschreitet zu selten das Niveau von Datensammlungen ohne konzeptuelle Einbindung. Dementsprechend findet sich häufiger der Typus der Gelegenheitsforschung als jener einer systematischen, hypothesenprüfenden Forschung. Im Verhältnis

innovativer zu replikativer Forschung scheint nicht nur letztere zu überwiegen, sondern auch eher zufällig denn zielgerichtet zu sein.

3. Strukturell: Gründe für Defizite liegen vor allem in der derzeitigen Stuktur psychiatrischer Forschung, die hierzulande zu selten ein produktives Verhältnis zwischen Forschung und Praxis der Krankenversorgung, zwischen Universitätsklinik und psychiatrischem Krankenhaus, zwischen Klinik und ambulantem Bereich ermöglicht. Erhebliche Determinanten dieser Strukturmängel sind unzureichende personelle Ausstattung sowohl hinsichtlich der Zahl, vor allem aber auch der Qualifikation und Motivation des psychiatrischen Nachwuchses.

4.2 Allgemeine Schlußfolgerungen

1. Psychiatrische Forschung muß patientenbezogen sein, d.h. ihre Fragestellungen *vom* Patienten herleiten, die Untersuchungen *am* Patienten durchführen und die Ergebnisse *für* den Patienten relevant machen. Dabei ist auf ein angemessenes Verhältnis von ideographischer zu nomothetischer bzw. von Hypothesen-generierender zu Hypothesen-prüfender Forschung zu achten. Der empirische Gehalt psychiatrischer Forschung mit der Konsequenz regelwissenschaftlicher Aussagen muß gestärkt werden, um an die auf diese Weise erreichten Erfolge internationaler Spitzenforschung anschließen zu können.

Auch ist darauf zu achten, daß der klinische Forscher dafür sensibel bleibt, daß die Ziele nicht durch die Verfahren verfehlt werden, daß das ethisch Unverzichtbare mit dem wissenschaftlich Notwendigen, das anthropologisch Unabdingbare und das methodologisch Erforderliche in einem angemessenen Verhältnis zueinander bleiben.

2. Erforderlich ist eine bessere Information der Öffentlichkeit. Sie muß sachlich, kontinuierlich, vorausschauend und breit angelegt sein. Die Öffentlichkeit muß als potentieller Patient, als Geldgeber, als Gesetzgebung und Verwaltung beeinflussende Größe

(z.B. beim Datenschutz in Legislative und Exekutive, bei der Aufklärung in der Judikatur) informiert werden. Die Öffentlichkeit muß über die Notwendigkeit, die Ziele, die Voraussetzungen und die Konsequenzen psychiatrischer Forschung informiert werden. Die Öffentlichkeit muß durch Information zur Unterstützung oder Teilnahme an psychiatrischer Forschung motiviert werden.

3. Der intra- wie interindividuelle Datenreichtum patientenbezogener psychiatrischer Forschung erfordert den Ausbau der Datenverarbeitung. Der hohe Komplexitätsgrad individuell optimierter Prädiktion des Krankheitsverlaufes als Grundlage eines individuell optimierten Behandlungsprofils erfordert eine ausreichende Datenverarbeitung, um aus der "organismischen Statistik" zur expliziten Statistik zu gelangen. Nur so kann die Intuition des erfahrenen Klinikers zur nachvollziehbaren Lehr- und Lernbarkeit ärztlichen Handelns, die ärztliche Kunst um die psychiatrische Wissenschaft erweitert werden. Zu einer ausreichenden Datenverarbeitung gehören nicht nur eine entsprechende technische und organisatorische Kapazität, sondern auch eine genügende Zahl entsprechend motivierten und qualifizierten Personals sowie nicht zuletzt problemadäquate legislative und administrative Rahmenbedingungen.

4. Die strukturellen Voraussetzungen für die Bildung "kritischer Massen" sollten zumindest punktuell verbessert werden, wenn man den im Vergleich zum internationalen Forschungsstand erkennbaren Mangel an Breite und Kontinuität qualitativ hochwertiger, d.h. mit problemadäquater Methodik arbeitender empirisch-psychiatrischer Forschung in unserem Lande vermindern will.

Literatur

1. Abraham K (1916) Untersuchungen über die früheste prägenitale Entwicklungsstufe der Libido. Internat Z f ärztliche Psychoanalyse IV, Heft 2, 72-97
2. Abraham K (1924) Versuch einer Entwicklungsgeschichte der Libido auf Grund der Psychoanalyse seelischer Störungen. I. Die manisch-depressiven Zustände und die prägenitalen Organisationsstufen der Libido. Neue Arbeiten zur ärztlichen Psychoanalyse, Heft II, 1-96
3. AMDP (1981) Das AMDP-System. Manual zur Dokumentation psychiatrischer Befunde. 4. korr. und erw. Aufl. Springer, Berlin Heidelberg New York, S 1-103

4. Angst J (1966) Zur Ätiologie und Nosologie endogener depressiver Psychosen. Springer, Berlin Heidelberg New York
5. Angst J, Perris C (1968) Zur Nosologie endogener Depressionen. Arch Psychiat Ztschr f d ges Neurol 210:373-386
6. Asberg M, Montgomery SA, Perris C, Schalling D, Sedvall G (1978) A comprehensive psychopathological rating scale. Acta psychiat scand Suppl 271:5-27
7. Baumann U (1974) Diagnostische Differenzierungsfähigkeit von Psychopathologie-Skalen. Arch Psychiat Nervenkr 219:89-103
8. Baumann U, Fähndrich E (1981) Recent development concerning the AMDP system. AMDP Congress 1980. Pharmacopsychiat 14:74-76
9. Beckmann D, Richter HE (1975) Giessen-Test (GT). Ein Test für Individual- und Gruppendiagnostik. Handbuch, 2. unveränderte Aufl. Huber, Bern Stuttgart Wien, S 1-135
10. Behrends K, Flegel H, Helmchen H, Hippius H, Hoffken KD, Schacht L, Schulte PW (1971) Quantifizierung psychotischer Syndrome unter transkulturellen Aspekten. Soz psychiatr 6:66-72
11. Birnbaum K (1919) Der Aufbau der Psychose. Ein klinischer Versuch. Allg Z Psychiatr 75:544-502
12. Bleuler M (1972) Die schizophrenen Geistesstörungen im Lichte langjähriger Kranken- und Familiengeschichten. Thieme, Stuttgart
13. Bobon DP (ed) (1981) Le systême AMDP, 2e éd. Mardaga, Bruxelles, p 151
14. Bochnik HJ, Donike H, Wanke K (1975) Dokumentation in Psychiatrie und Neurologie. In: Koller S, Wagner G (Hrsg) Handbuch der medizinischen Dokumentation und Datenverarbeitung. F.K.Schattauer, Stuttgart New York, S. 536-552
15. Bochnik HJ, Helmchen H, Hippius H, Knüppel H, Kulenkampff C, Lauter H, Meyer JE, Müller HW, Wieser S, Winkler WTh (1970) Zur Brauchbarkeit der psychiatrischen Diagnosen der WHO-Klassifikation. Nervenarzt 41:42-44
16. Bonhoeffer K (1917) Die exogenen Reaktionstypen. Arch Psychiatr 58:58-70
17. Busch H (1977) "Kontrolle von Störfaktoren". Zur Kontrolle untersucherabhängiger Störfaktoren bei der klinischen Prüfung. Pharmakopsychiat 10: 152-162
18. Busch H, Cranach M v, Gulbinat W, Renfordt E, Tegeler J (1980) Reliability of the AMDP-System. Acta psychiat scand 62:382-392
19. Busch H, Fähndrich E, Freudenthal K, Renfordt E (1975) Zur Anwendung und Weiterentwicklung des AMP-Systems. Bericht über ein Symposium und ein Trainingsseminar. Pharmakopsychiat 7:170-175
20. Castell R, Busch H, Hoffmann J, Mittelsten-Scheid D, Mombour W, Waldmann WW (1976) Übereinstimmung zwischen konventioneller und Computer-Diagnostik bei ambulanten psychiatrischen Patienten. Arch Psychiat Nervenkr 222:1-11
21. Ciompi L, Müller C (1976) Lebensweg und Alter der Schizophrenen. Springer, Berlin Heidelberg New York, S 242
22. Coper H, Fähndrich E, Gebert A, Helmchen H, Honecker H, Müller-Oerlinghausen B, Pietzcker A (1979) Depression and monoaminoxidase. Prog Neuro-Psychopharmacol 3:441-463
23. Cranach M v, Cooper JE (1972) Changes in rating behaviour during the learning of a standardized psychiatric interview. Psychol Med 2:373-380
24. Cranach M v, Strauss A (1977) Zur Weiterentwicklung des AMP-Systems. Bericht über das 2. AMP-Symposium und Trainingsseminar. Pharmakopsychiat 10:254-261
25. Degkwitz R, Helmchen H, Kockott G, Mombour W (Hrsg) (1975) Diagnosenschlüssel und Glossar psychiatrischer Krankheiten, 4 erw Aufl. Springer, Berlin Heidelberg New York, S 102
26. Degkwitz R, Helmchen H, Kockott G, Mombour W (Hrsg) (1980) Diagnosenschlüssel und Glossar psychiatrischer Krankheiten. 5. korr und erw Aufl. Springer, Berlin Heidelberg New York, S 125

27. Degkwitz R, Luxenburger O (1965) Das terminale extrapyramidale Insuffizienz- bzw. Defektsyndrom infolge chronischer Anwendung von Neurolepticis. Nervenarzt 36, 173-175
28. Demisch L (1982) Die Bedeutung veränderter Monoamin Oxidase bei Patienten mit psychiatrischen Erkrankungen. Nervenarzt 53:455-460
29. Dührssen A (1981) Neurose und Psychopathie in Diagnose, Klassifikation und Dokumentation. In: Mester H, Tölle R (Hrsg) Neurosen. Springer, Berlin Heidelberg New York, S 119-129
31. Eckmann F, Helmchen H, Schulte PW, Seelheim H, Zander H (1973) Die psychiatrische Basisdokumentation. Nervenarzt 44:561-568
32. Endicott J, Spitzer RL (1978) A diagnostic interview. The schedule for affective disorders and schizophrenia. Arch Gen Psychiat 35:837-844
33. Fahrenberg J, Hampel R, Selg H (1973) Freiburger Persönlichkeitsinventar (FPI). C.J.Hogrefe, Göttingen Toronto Zürich
34. Gattaz WE, Kasper S, Propping P, Friedl W, Beckmann H (1981) Low platelet MAO activity and schizophrenia; sex differences. Acta psychiat scand 64: 167-174
35. Gebhardt R, Helmchen H (1973) Zur Zuverlässigkeit psychopathologischer Symptomerfassung. Die Übereinstimmung mehrerer Beurteiler im AMP-System. Schweiz Arch Neurol Neurochir Psychiat 112:459-469
36. Greil W (1977) Therapie mit Lithiumsalzen und Rezidivverhütung bei phasischen Psychosen. Therapiewoche 27:1286-1300
37. Haddenbrock S (1964) Hyperkinetische Dauersyndrome nach hochdosierter und Langstreckenbehandlung mit Neuroleptika. In: Kranz H, Heinrich K (Hrsg) Begleitwirkungen und Mißerfolge der psychiatrischen Pharmakotherapie. Thieme, Stuttgart
38. Häfner H (1971) Der Einfluß von Umweltfaktoren auf das Erkrankungsrisiko für Schizophrenie. Nervenarzt 42:557-568
39. Häfner H (Hrsg) (1978) Psychiatrische Epidemiologie. Springer, Berlin Heidelberg New York, S 252
40. Häfner H, Cesarino AC, Cesarino-Krantz M (1967) Konstanz und Variabilität klinisch psychiatrischer Diagnosen über sechs Jahrzehnte. Vergleichende Statistik der psychiatrischen Hauptdiagnosen an den Psychiatrischen Universitätskliniken Heidelberg und Freiburg von 1900 bis 1960. Social Psychiatry Berl 2:14-25
41. Hartwich P (1980) Schizophrenie und Aufmerksamkeitsstörungen. Springer, Berlin Heidelberg New York, S 124
42. Hecker E (1871) Die Hebephrenia. Virchow, Archiv 52 Bln
43. Heimann H (1979) Psychopathologie. In: Psychiatrie der Gegenwart I/1. Springer, Berlin Heidelberg New York, S 1-42
44. Heinrich K, Wegener I, Bender H-J (1968) Späte extrapyramidale Hyperkinesen bei neuroleptischer Langzeittherapie. Pharmakopsychiat 1:169-195
45. Helmchen H (1971) Problems in the use and acceptance of an international glossary to the ICD, 8th Revision. Psychiatry (Part II). In: Excerpta Medica (Amsterdam) 274:1584-1590
46. Helmchen H (1975) Schizophrenia: Diagnostic concepts in the ICD-8. Brit J Psychiat Special Publication No 10:10-18
47. Helmchen H (1978) Forschungsaufgaben bei psychiatrischer Langzeitmedikation. Nervenarzt 49:534-538
48. Helmchen H (1980) Multiaxial systems of classification. Types of axes. Acta psychiat scand 61:43-55
49. Helmchen H (1981) Multiaxial classification in psychiatry. WPA/APA Regional Meeting, Track VI: Classification and Nosology. New York, 30 October - 3 November 1981
50. Helmchen H, Kielholz P, Brooke E, Sartorius N (1973) Zur Klassifikation neurotischer und psychosomatischer Störungen. Nervenarzt 44:292-299

51. Helmchen H, Linden M, Rüger U (Hrsg) (1982) Psychotherapie in der Psychiatrie. Springer, Berlin Heidelberg New York, S 362
52. Helmchen H, Renfordt E (Hrsg) (1978) Fernsehen in der Psychiatrie. Thieme, Stuttgart, S 118
53. Helmchen H, Renfordt E (1981) The contribution of audio-visual techniques to advances in psychopathology. Comprehens Psychiatr 22:21-30
54. Hippius H, Lange J (1970) Zur Problematik der späten extrapyramidalen Hyperkinesen nach langfristiger neuroleptischer Therapie. Arzneim Forsch (Drug Res) 20: 888 - 890
55. Hoche E (1912) Die Behandlung der Symptomenkomplexe in der Psychiatrie. Z ges Neurol Psychiat 12, 540-551
56. Huber G, Gross G, Schüttler R (1979) Schizophrenie. Verlaufs- und sozialpsychiatrische Langzeituntersuchungen an den 1945-1959 in Bonn hospitalisierten schizophrenen Kranken. Springer, Berlin Heidelberg New York, S 399
57. Jakubaschk J, Werner J (1974) Übereinstimmung bei der Charakterisierung und Möglichkeiten zur Abgrenzung von zehn psychiatrischen Diagnosen – Ergebnisse aus einer Voruntersuchung für eine Reliabilitätsstudie. Soc Psychiat 9, 47-59
58. Jakubaschk J, Werner J (1976) Konzepte psychiatrischer Diagnosen – eine Ergänzungsuntersuchung zur Reliabilität psychiatrischer Diagnosen. Arch Psychiat Nervenkr 223:45-58
59. Janke W, Debus G (1978) Die Eigenschaftswörterliste, EWL. C.J.Hogrefe, Göttingen Toronto Zürich
60. Janzarik W (1959) Dynamische Grundkonstellationen in endogenen Psychosen. Springer, Berlin Göttingen Heidelberg
61. Janzarik W (1968) Schizophrene Verläufe, eine strukturdynamische Interpretation. Springer, Berlin Heidelberg New York
62. Kahlbaum K (1863) Die Gruppierung der psychischen Krankheiten und die Einteilung der Seelenstörungen. Kafemann, Danzig
63. Kendell RE, Pichot P, Cranach M v (1974) Diagnostic criteria of english, french and german psychiatrists. Psychol Med 4:187-195
64. Klug J, Rey RE, Welz R (1976, 1977) Stabilitäten und Übergangswahrscheinlichkeiten psychiatrischer Diagnosen. In: Tack WH (Hrsg) Bericht über den 30. Kongreß der Deutschen Gesellschaft für Psychologie in Regensburg 1976, Bd 2. C.J.Hogrefe, Göttingen Toronto Zürich 1977, S 15-16
65. Kraepelin E (1899) Psychiatrie. 6 Aufl. Barth, Leipzig
66. Kraepelin E (1919) Die Erforschung psychiatrischer Krankheitsformen. Z Neurol 51:224-246
67. Kraepelin E (1920) Die Erscheinungsformen des Irreseins. Z Neurol 62:1-29
68. Kretschmer E (1919) Über psychogene Wahnbildung bei traumatischer Hirnschwäche. Z Neurol 45:272-300
69. Leonhard K (1968) Aufteilung der endogenen Psychosen. 4 Aufl. Akademie-Verlag, Berlin
70. Lorr M, Klett CJ (1966) Inpatient multidimensional psychiatric scale. Consulting Psychologists Press, Palo Alto, California
71. Meyer JE (1961) Diagnostische Einteilungen und Diagnosenschemata in der Psychiatrie. In: Gruhle HW, Jung R, Mayer-Gross W, Müller M (Hrsg) Psychiatrie der Gegenwart III. Springer, Berlin Göttingen Heidelberg, S 130-180
72. Möller HJ (1976) Methodische Grundprobleme der Psychiatrie. Kohlhammer, Stuttgart
73. Möller HJ, Piree S, Zerssen D v (1978) Psychiatrische Klassifikation. Nervenarzt 49:445-455
74. Mombour W (1972) Verfahren zur Standardisierung des psychopathologischen Befundes, Teil 1. Psychiat clin 5:73-120
75. Mombour W (1972) Verfahren zur Standardisierung des psychopathologischen Befundes, Teil 2. Psychiat clin 6:137-157

76. Mombour W (1975) Klassifikation, Patientenstatistik, Register. In: Kisker KP, Meyer J-E, Müller C, Strömgren E (Hrsg) Psychiatrie der Gegenwart, Bd 3. Springer, Berlin Heidelberg New York, S 81-118
77. Mombour W, Gammel G, Zerssen D v, Heyse H (1973) Die Objektivierung psychiatrischer Syndrome durch multifaktorielle Analyse des psychopathologischen Befundes. Nervenarzt 44:352-358
78. Müller-Oerlinghausen B (1981) Probleme der Langzeitprophylaxe. In: Berner P (Hrsg) Aktuelle Perspektiven der Lithiumprophylaxe. Biblioth Psychiat
79. Overall JE, Gorham DR (1976) BPRS. Brief psychiatric rating scale. In: Guy W (ed) ECDEU assessment manual for psychopharmacology. Rev.Ed. Rockville, Maryland, pp 157-169
80. Overall JE, Hippius H (1974) Psychiatric diagnostic concepts among German psychiatrists. Comprehens Psychiat 15:103-117
81. Pietzcker A, Gebhardt R, Freudenthal K (1977) Ein Vergleich nosologisch-diagnostischer mit clusteranalytisch gefundenen Gruppen anhand AMP-dokumentierter psychopathologischer Befunde. Nervenarzt 48:276-282
82. Pietzcker A, Gebhardt R, Freudenthal K, Langer C (1981) Diagnostische Differenzierungsfähigkeit von psychopathologischen Symptomen bei schwierigen Differentialdiagnosen. Arch Psychiat Nervenkr 230:141-157
83. Propping P, Rey ER, Friedl W, Beckmann H (1981) Platelet monoamine oxidase in healthy subjects: The "biochemical high-risk paradigm" revisited. Arch Psychiat Nervenkr 230:209-219
84. Remschmidt H, Schmidt M, Klicpera (Hrsg) (1977) Multiaxiales Klassifikationsschema für psychiatrische Erkrankungen im Kindes- und Jugendalter nach Rutter Shaffer und Sturge. Huber, Bern Stuttgart Wien, S 143
85. Renfordt E, Busch H (1976) Neue Strategien psychiatrischer Urteilsbildung durch Anwendung audio-visueller Techniken. Pharmakopsychiat. 9:67-75
86. Renfordt E, Busch H (1978) Quantifizierende Beurteilung des psychopathologischen Längsschnittprofils mit Hilfe audiovisueller Aufzeichnungen. Arzneim Forsch/Drug Res 28:1286-1288
87. Ronge J (Hrsg) (1979) Audiovisuelle Methoden in der psychiatrischen und psychotherapeutischen Fort- und Weiterbildung. Reprografischer Fachbetrieb Michael Haubner, Ludwigsburg, S 238
88. Rudolf G (1981) Untersuchung und Befund bei Neurosen und psychosomatischen Erkrankungen. Materialien zum "Psychischen und sozialkommunikativen Befund" (PSKB). Beltz, Weinheim Basel, S 245
89. Schäfer M (1979) Reflexion, Ideation, Einfühlung, Explanation. Grundelemente eines psychiatrischen Wissensmodells. Fortschr Neurol Psychiat 47: 144-157
90. Scharfetter Ch, Nüsperli M (1980) The group of schizophrenias, schizoaffective psychoses and affective disorders. Schizophrenia Bull 6:586-591
91. Schepank H (1974) Erb- und Umweltfaktoren bei Neurosen. Springer, Berlin Heidelberg New York 1974, S 227
92. Schmid W, Castell R, Mombour W, Mittensten-Scheid, Zerssen D v (1974) Die diagnostische Übereinstimmung zwischen Klinikern und dem DIAL-Programm. Arch Psychiat Nervenkr 218:339-351
93. Schneider K (1959) Klinische Psychopathologie, 5 Aufl. Thieme, Stuttgart
94. Schubö W, Hentschel U, Zerssen D v, Mombour W (1975) Psychiatrische Klassifikation durch diskriminanzanalytische Anwendung der Q-Faktorenanalyse. Arch Psychiat Nervenkr 220, 187-200
95. Schultz-Hencke H (1940) Der gehemmte Mensch. Thieme, Stuttgart
96. Spitzer RL, Endicott J (1968) A computer program for psychiatric diagnosis utilizing the differential diagnostic procedure. Arch Gen Psychiat 18, 746-756

97. Spitzer RL, Endicott J (1969) DIAGNO II: Further Developments in a Computer Program for Psychiatric Diagnosis. Arch Gen Psychiat 125:12-21
98. Spitzer RL, Endicott J, Robins E (1978) Research Diagnostic Criteria: Rationale and reliability. Arch Gen Psychiat 35:773-782
99. Strauss J, Helmchen H (1981) Multiaxial Diagnosis. WHO-Working paper
100. Süllwood L (1977) Symptome schizophrener Erkrankungen. Uncharakteristische Basisstörungen. Springer, Berlin Heidelberg New York, S 112
101. Sulz-Blüme B, Sulz KD, Cranach M v (1979) Zur Stabilität der Faktorenstruktur der AMDP-Skala. Arch Psychiat Nervenkr 227:353-366
102. Tellenbach H (1976) Melancholie, 3 Aufl. Springer, Berlin Heidelberg New York, S 220
103. Ulrich G (1981) Videoanalyse depressiver Verhaltensaspekte. Enke, Stuttgart, S 84
104. Wing JK, Cooper JE, Sartorius N (1974) The measurement and classification of psychiatric symptoms. Cambridge University Press, Cambridge, p 1-234
105. Wing J, Nixon J, Cranach M v, Strauss A: Further development of the "present state examination" and CATEGO system. Arch Psychiat Nervenkr 224:151-160 (1977)
106. Woggon B, Baumann U, Angst J (1978) Interrater-reliabilität von AMP-Symptomen. Arch Psychiat Nervenkr 225:73-85
107. Zerssen D v (1973) Diagnose. In: Müller C (Hrsg) Lexikon der Psychiatrie. Springer, Berlin Heidelberg New York
108. Zerssen D v (1976) Der "Typus melancholicus" in psychometrischer Sicht. Teil 1: Z Klin Psychol Psychother 24:200-220; Teil 2: Z Klin Psychother 24:305-316
109. Zerssen D v (unter Mitarbeit von Ellendorf C, Fritsch W, Gerster F, Miehle W, Mittelsten-Scheid D, Piree S, Richter F) (in Vorbereitung) Die "Diagnostische Sichtlochkartei" (DiaSiKa) — ein einfaches Hilfsmittel zur Standardisierung der psychiatrischen Diagnostik
110. Zerssen D v, Koeller DM (1976) Klinische Selbstbeurteilungs-Skalen (KSb-S) aus dem Münchener Psychiatrischen Informations-System (PSYCHIS München). Beltz, Weinheim, S 1-70

Zum Stand der biologisch-psychiatrischen Forschung in der Bundesrepublik Deutschland

H. Beckmann[1]

1 Einleitung

Meinem Referat über den Stand der biologisch-psychiatrischen Forschung in der Bundesrepublik Deutschland, mit dem ich hier betraut bin, möchte ich zunächst eine captatio benevolentiae vorausschicken. Zum einen ist es in diesem begrenzten Raum unmöglich, dieses Thema differenziert und vollständig zu behandeln, zum anderen darf jemand, der, wie ich selbst, an dieser Forschung beteiligt ist, sich zwar zutrauen, Sichtbares zu zählen, nicht aber – oder sehr zurückhaltend – zu gewichten und zu werten. Denn die Geschichte der empirischen Humanwissenschaften ist reich an Ingeniösem, bei dem es dem Zeitgenossen geht wie Moses mit dem Göttlichen: er erkennt es erst, wenn es vorübergegangen ist.

Meine Analyse stützt sich auf eigene, über zwölfjährige Erfahrung in diesem Forschungsbereich, sowie auf die Durchsicht der letzten fünf Jahrgänge (1976 - 1980) einer Auswahl von elf der bekanntesten internationalen Fachjournale, in denen die Mehrzahl der hierher gehörenden Studien veröffentlicht wird. Außerdem beziehe ich mich auf den Jahresbericht 1980 der Deutschen Forschungsgemeinschaft.

Wie aus der ersten Tabelle (S. 90) zu ersehen ist, ist die Zahl der veröffentlichten Arbeiten von Wissenschaftlern aus der Bundesrepublik relativ gering, zumal hier Kurzmitteilungen und manche

[1]Zentralinstitut für Seelische Gesundheit, J 5, 6800 Mannheim 1

Tabelle 1. Publikationen (Originalarbeiten) westdeutscher Autoren auf den Gebieten: Psych. Genetik, Psychochemie, Psychopharmakologie, Humanethologie (1976 - 1980)

Pharmakopsychiatr. Neuropsychopharmakol.	31
Arch. Psychiatr. Nervenkr.	24
Psychiatr. Clin.	8
Neuropsychobiology	7
Fortschr. Neurol. Psychiatr.	5
Acta Psychiatr. Scand.	4
Arch. Gen. Psychiatry	3
Biol. Psychiatry	3
J. Neural Transm.	3
Psychopharmacologia	3
Schweiz. Arch. Neurol. Neurochir. Psychiatr.	1
Psychol. Med.	0
Total	95

Tabelle 2

	Projekte
Normalverfahren	
Theoretische Medizin	3
Praktische Medizin	10
in *Schwerpunktprogrammen*	
Klinische Pharmakologie	9
Neuroendokrinologie	1
Verhaltensontologie	1
in *Sonderforschungsbereichen*	
Psychiatrische Epidemiologie	1
Vergl. Forsch. in Nervenheilkunde und Psychosomatik	1
Psychosomatische Medizin, Klin. Psychologie und Psychotherapie	1
Total	27

Übersichtsreferate aus den Gebieten der Psychiatrischen Genetik, Biochemie, Pharmakologie und Ethologie zusammengerechnet wurden.

Bei der Durchsicht der Programme der Deutschen Forschungsgemeinschaft (Tabelle 2, S. 90) finden sich immerhin 10 Projekte im Normalverfahren im Bereich Praktische Medizin. Auch die Beteiligung im Schwerpunktprogramm Klinische Pharmakologie ist mit neun Projekten als günstig zu bezeichnen. Dagegen findet sich in den Schwerpunktprogrammen Neuroendokrinologie und Verhaltensontogenie nur jeweils ein biologisch-psychiatrisches Projekt. Geradezu als dürftig ist jedoch die Repräsentation in den drei großen psychiatrischen Sonderforschungsbereichen (Psychiatrische Epidemiologie; Vergleichende Forschung in Nervenheilkunde und Psychosomatik[2]; Psychosomatische Medizin; Klinische Psychologie und Psychotherapie) mit jeweils nur einer einzigen Studie).

In Kürze ergeben sich für die angesprochenen Forschungsgebiete folgende Gesichtspunkte:

2 Genetik

Die psychiatrische Genetik ist in Deutschland wesentlich begründet worden und hat über Jahrzehnte den internationalen Standard gesetzt. Namen wie Rüdin, Kahlbaum und Luxemburger stehen für eine Reihe weltweit anerkannter Wissenschaftler.

Durch ihre Verabsolutierung und ihren Mißbrauch während der Nazizeit ist die psychiatrische Genetik weltweit, aber am nachhaltigsten in Deutschland, in Mißkredit geraten, aus dem sie sich bis zur Gegenwart nicht hat befreien können.

In den letzten fünf Jahren sind die von Schepank und Mitarbeitern durchgeführten Zwillingsforschungen, die unter tiefenpsychologi-

---

[2]Förderung inzwischen ausgelaufen

schen Gesichtspunkten durchgeführt wurden, hervorzuheben. Umfangreiche Untersuchungen, besonders im Gebiet der endogenen Psychosen, sind von dem in die DDR übergesiedelten Karl Leonhard durchgeführt worden. Da er jedoch einem eigenständigen Klassifikationssystem nachgeht und methodisch sehr anspruchslos verfährt, sind seine Ergebnisse in Deutschland nicht anerkannt worden. Sie sind jedoch teilweise bestätigt und finden auf internationaler Ebene zunehmende Beachtung. Ebenfalls außerhalb der Bundesrepublik, aber im deutschsprachigen Raum, führt J. Angst beispielhafte und methodisch gut fundierte genetische Untersuchungen durch.

Insgesamt finden sich für den Berichtszeitraum in Deutschland nur wenige Arbeiten von Humangenetikern mit Analysen von Elektroencephalogrammen, Blutgruppen und Enzymmustern bei verschiedenartigen psychischen Krankheitsgruppen. Von psychiatrischer Seite selbst ist in Deutschland im Beobachtungszeitraum nichts zu dieser Forschungsrichtung beigetragen worden.

Die Zukunftsperspektive für die psychiatrische Genetik wird viel weniger durch die öffentliche (und akademische) Desavouierung bestimmt, als durch die anstehenden Datenschutzgesetze, die, wenn durchgesetzt wie von ihren eifrigsten Verfechtern erstrebt, diesen wichtigen Forschungszweig auch in Zukunft unmöglich machen.

3 Ethologie

In der Verhaltensforschung ist in Deutschland Bahnbrechendes geleistet worden, was internationale Anerkennung und überdies zwei Nobelpreise eingebracht hat.

Obwohl schon Kraepelin auf die wichtige Rolle der Verhaltensforschung für die Psychiatrie hingewiesen hat, fanden und finden ihre Ergebnisse kaum Eingang in psychiatrisches Denken und seine Hypothesenbildung. In der Gegenwart werden ihre Ergebnisse von Heinrich Leonhard und vor allem Ploog aufgegriffen. Letzterer hat als einziger die Möglichkeit, Verhaltensforschung in einer eigenen Abteilung am Max-Planck-Institut für Psychiatrie in München zu betreiben.

Dabei ist es ersichtlich, daß die Schaffung geeigneter Tiermodelle in der übrigen Medizin von ausschlaggebender Bedeutung für das Verständnis pathogenetischer Zusammenhänge und die Entwicklung besserer Heilmittel ist. Natürlich sind die Verhältnisse in der Psychiatrie ungleich schwieriger. Daß aber eine behutsame Analogisierung krankhaften menschlichen und tierischen Verhaltens grundsätzlich möglich ist, beweist die Entwicklung neuer Psychopharmaka anhand von – wenn auch wenig differenzierten – Modellen psychischer Erkrankungen, die von der pharmazeutischen Industrie entwickelt worden sind.

Die in Deutschland angesiedelten ethologischen Einrichtungen müßten verstärkt für eine *interdisziplinäre* Arbeit mit der Psychiatrie, Genetik, Biochemie und Psychopharmakologie gewonnen werden, wie dies vereinzelt in der Industrie oder in Teilen des National Institute of Mental Health in den USA verwirklicht ist. Solche interdisziplinären Einrichtungen sind meines Erachtens besonders geeignet, die naturwissenschaftliche Psychiatrieforschung voranzutreiben.

4 Biochemie

Die biochemische Erforschung psychischer Erkrankungen hat eine lange, wenn auch durch Jahrhunderte unterbrochene und durch verschiedenste Ideologien bekämpfte abendländische Tradition. Man kann sie ansetzen mit den Postulaten des Hippokrates von der fehlerhaften Durchmischung der Körpersäfte – man denke an die Melancholie, den Fluß der Schwarzen Galle – bis zu den gegenwärtigen Vorstellungen über eine gestörte Balance von Neurotransmitterfunktionen im zentralen Nervensystem. Der Beitrag deutschsprachiger Wissenschaftler zu diesem Forschungszweig war, gemessen an anderen Leistungen, zu keiner Zeit international führend, blieb aber vom Ausgang des letzten Jahrhunderts bis zum Beginn des Zweiten Weltkriegs ansehnlich.

Nach den großen Erfolgen, die in der Aufklärung und der wirksamen Therapie der progressiven Paralyse, der Krampfleiden und der akuten Psychosen vom exogenen Reaktionstyp verbucht werden konnten, berechtigten zunächst die Teilerfolge mit der Insulinbehandlung und der Elektrokrampftherapie zu der Hoffnung, daß auch bei den endogenen Psychosen in Kürze ein naturwissenschaftlicher Durchbruch erreicht sein werde. Es blieben jedoch die durchschlagenden Erfolge aus und viele der enttäuschten Kliniker, deren Fach inzwischen um die gesamte Neurologie, einen Teil der exogenen Psychosen sowie das Gros der neurotischen Erkrankungen geschrumpft war, wandten sich mehr philosophisch-hermeneutischen oder soziologisch fundierten Forschungsansätzen zu.

Klinisch-biochemische Psychosenforschung, die auch international Anschluß findet, betreibt die Arbeitsgruppe Hippius in München, in der vor allem Norbert Matussek hervorzuheben ist. Diese Gruppe verfügt als einzige in Deutschland über eine annehmbar dimensionierte neurochemische Abteilung, die auch tatsächlich das mühsame Geschäft klinischer Forschung betreibt und nicht der Versuchung erlegen ist, auf Tierpharmakologie auszuweichen. In den letzten Jahren sind auch Ansätze im Max-Planck-Institut für Psychiatrie in München, in den Universitätskliniken Tübingen, Berlin, Ulm und im Zentralinstitut für Seelische Gesundheit, Mannheim, hinzugekommen.

Angemessene, klinisch-biochemische Forschung ist jedoch nicht nur an eine neurochemische Abteilung, sondern auch an das Vorhandensein einer Stoffwechselstation (metabolic unit) gebunden, mit der Möglichkeit zur Stoffwechselbilanzierung, Diätkontrolle, telemetrischer Biosignalüberwachung, -registrierung und -verarbeitung, die überdies mit ausreichend geschultem Pflegepersonal sowie mit erfahrenen Psychiatern, die von energieverzehrenden klinischen Routineverpflichtungen freigestellt sind, ausgestattet ist. Solche Einrichtungen fehlen in der Bundesrepublik. Sie sind in vergleichbaren Ländern wie England, Schweden, Dänemark, den Vereinigten Staaten und anderen seit langem und zum Teil mehrfach vorhanden. Dies erklärt, warum trotz der bewundernswerten Organisationsfähigkeit, Findigkeit und Kompromißbereitschaft einiger weniger Forscher bei Durchsicht der genannten Journale deutsche Beiträge zur Biochemie quantitativ sehr gering und qualitativ nicht häufig auf international vergleichbarem Niveau sind.

5 Psychopharmakologie

Obwohl mit einigem Recht gesagt werden kann, daß die wissenschaftliche Psychopharmakologie in Deutschland begründet worden ist, ist keine der großen Psychopharmakogruppen wie Neuroleptika, Antidepressiva, Tranquilizer und Lithium in Deutschland entwickelt worden. Eine Ausnahme bildet das neuartige Neuroleptikum Clozapin, dessen klinische Erforschung von deutschen Arbeitsgruppen maßgeblich durchgeführt wurde, das jedoch wegen seiner Nebenwirkungen nur noch sehr begrenzt angewendet werden kann.

Die Zahl der Publikationen sowie der von der Deutschen Forschungsgemeinschaft unterstützten Projekte ist hier nicht so niedrig wie in den übrigen Gebieten biologisch-psychiatrischer Forschung. Es handelt sich jedoch dabei ganz überwiegend um Studien bereits klinisch geprüfter oder auf dem Markt befindlicher Pharmaka, um Blutspiegeluntersuchungen, Messungen bekannter Hormone oder Stoffwechselprodukte unter Anwendung im Ausland entwickelter Untersuchungsmethoden. Obwohl der Anteil psychotroper Substanzen auf unserem Markt ständig wächst, ist der Anteil innovatorischer psychopharmakologischer Forschung meines Erachtens derzeit in Deutschland zu gering. Die Gründe hierfür sind vielfältig und sicher nicht nur auf erlahmendes Forschungsinteresse deutscher Kliniker zurückzuführen.

Einige Punkte seien herausgestellt:

Es greift eine allgemeine Verunsicherung klinischer Forschung um sich, die, besonders in der Psychiatrie mit ihren noch wenig gefestigten wissenschaftlichen Standpunkten, sich als geradezu lähmend erweist. Psychopharmaka, deren Wirkung nach wissenschaftlichen Gesichtspunkten bewiesen und weltweit anerkannt ist, erbringen nicht Heilung im ursächlichen Sinne. Ihre Wirkung ist symptomatisch, lindernd, lebensverlängernd, prophylaktisch und damit den großen Pharmakongruppen der Gesamtmedizin wie den Antidiabetika, Antirheumatika, Antihypertonika und anderen vergleichbar. Ähnlich wie diese besitzen sie Neben- und Begleitwirkungen, die gravierend sein können und die aller ärztlichen Aufmerksamkeit bedürfen. Unter Überbetonung dieser zweifellos vorhandenen Nachteile übernehmen gerade hier die Medien forschungsfeindliche Stellungnahmen übermäßig selbstbewußter und wenig kritischer Ärzte und Paramediziner, die nicht müde werden, der verunsicherten Öffentlichkeit rasche Heilung auch schwerster seelischer Krankheiten durch ausschließlich menschliches Verständnis und soziale Gebärden zu verheißen. Gerade in den Bereichen, in denen die Psychopharmakologie ihre eindrucksvollsten Erfolge hat, nämlich in der Behandlung schwerer Depressionszustände und der Schizophrenie, kommt ihnen der krankheitsbedingte Pessimismus und das Mißtrauen der betroffenen Patienten entgegen und hilft so die Entwicklung noch mehr zu paralysieren.

Weiterhin fehlt es bei den Ärzten, auch den Fachärzten, noch häufig an gründlicher Ausbildung in Psychopharmakologie, die in Deutschland vornehmlich in Händen tierpharmakologisch arbeitender Wissenschaftler liegt und schon deshalb nicht suffizient sein kann. Freiwillige Fortbildungsabende genügen hier nicht. Es muß vielmehr eine planvolle Unterweisung während der Ausbildung und Weiterbildung einsetzen, die darauf abzielt, den Verbrauch von Tranquilizern und Schlafmitteln nach rein ärztlichen Gesichtspunkten zu steuern und die den sachkundigen Umgang mit den keineswegs indifferenten Neuroleptika, Antidepressiva und Lithium vermittelt.

Schließlich bedarf es meines Erachtens in Deutschland einer an Universitätskliniken oder geeignete Forschungsinstitute gebundenen Forschungsorganisation (ähnlich dem British Medical Council) qualifizierter Kliniker, die für Zulassung und Marktführung von Präparaten maßgebliche Untersuchungen durchführen. Die alleinige Stützung auf ausländische Prüfungen kann zu unliebsamen Überraschungen führen, wie wir unlängst an zwei Psychopharmaka – eines ist bereits auf dem Markt, ein anderes ist bereits für den Markt bestimmt – haben feststellen müssen.

6 Zusammenfassung

1. Die biologisch-psychiatrische Forschung ist in der Bundesrepublik Deutschland verglichen mit Ländern wie den USA, England, Schweden, Dänemark, aber auch Italien, auf einem niedrigen Stand.

2. Eine psychiatrisch-genetische Forschung innerhalb der Psychiatrie ist so gut wie nicht vorhanden. Solche Aktivitäten bestehen dagegen im deutschsprachigen Ausland.

3. Die biochemische Psychosenforschung verfügt über keine einzige hierfür unbedingt notwendige Stoffwechselstation – wie im vergleichbaren Ausland seit langem vorhanden –. Der Ausbau von mindestens einer solchen Einrichtung in einer geeigneten Institution wäre meines Erachtens vordringlich.

4. Keine der bahnbrechenden Entwicklungen in der Psychopharmakologie kommt aus Deutschland. Die wissenschaftlichen Aktivitäten, die von nur wenigen Zentren aufrechterhalten werden, erreichen nur zum kleineren Teil international vergleichbares Niveau. Es fehlt an systematischer ärztlicher Aus-, Weiter- und Fortbildung in Psychopharmakologie. Eine zentrale Organisation klinisch tätiger Psychopharmakologen, die Einfluß auf Zulassung und Marktführung von Psychopharmaka nimmt, ist meines Erachtens notwendig.

5. Mehr als bisher muß auf dem Gebiet der biologischen Psychiatrie interdisziplinäre Forschung zwischen Genetik, Ethologie, Biochemie, Elektrophysiologie und Psychopharmakologie in hierfür geeigneten Institutionen durchgeführt werden.

6. Zwischen naturwissenschaftlicher Psychiatrieforschung insgesamt und den um sachliche Information bemühten Medien müssen Ressentiments und Kommunikationsschranken abgebaut und ein auf realistischer Grundlage basierender Dialog begonnen werden.

Psychologische und soziale Aspekte in der klinisch-psychiatrischen Forschung

Forschungsaktivitäten in der BRD in ihrer Beziehung zur internationalen Forschung

H. J. Möller[1]

1 Einleitung

Der Versuch, eine solch komplexe Fragestellung in begrenztem Rahmen abzuhandeln, erfordert eine Konzentration des Themas. Deshalb soll sich diese Darstellung weitgehend auf die klinisch-psychiatrische Erforschung psychologischer und sozialer Aspekte bei Psychosen, insbesondere bei schizophrenen Psychosen beschränken.

Schwierigkeiten bereitet die Definition von "psychologischen" und "sozialen" Variablen, ein Umstand, der häufig durch die Zusammenfassung zu "psychosozial" umgangen wird (vgl. z.B. Mosher u. Keith 1979). Auf das Problem einer definitorischen Abgrenzung kann hier nicht weiter eingegangen werden.

Ursprünglich war geplant, methodische und inhaltliche Aspekte bei der folgenden Darstellung zu trennen. Bei den Vorbereitungsarbeiten zeigte sich aber, daß Inhalt und Methodik im historischen Ablauf der Forschungsentwicklung so eng miteinander verknüpft sind, daß es sinnvoller schien, die beiden Aspekte zusammengefaßt zu referieren. Die Darstellung ist gegliedert nach folgendem Schema: Patientenmerkmale, Umweltvariablen, Behandlungsvariablen.

---

[1]Psychiatrische Klinik und Poliklinik rechts der Isar der Technischen Universität, Möhlstr. 26, 8000 München 80

2 Aktuelle psychologische/psychopathologische Merkmale des Patienten

Wesentliche Basis der modernen klinisch-psychiatrischen Forschung ist eine differenzierte und quantifizierte Beschreibung psychopathologischer Phänomene. Sie soll möglichst weitgehend den üblichen, in der psychologischen Testtheorie entwickelten Kriterien von Objektivität, Validität und Reliabilität gerecht werden. Eine solche standardisierte Beurteilung des psychopathologischen Befundes mit Hilfe von Fremd- oder Selbstbeurteilungsskalen hat gegenüber der traditionellen klinisch-intuitiven, deskriptiven Psychopathologie den Vorteil, daß eine höhere Intersubjektivität der Beobachtung, eine bessere Vergleichbarkeit und Mitteilbarkeit der Daten sowie die Anwendung komplizierter und aussagekräftiger statistischer Analyseverfahren ermöglicht wird. Die Einführung und weitverbreitete Anwendung standardisierter diagnostischer Verfahren kann deshalb als eine der bedeutendsten methodischen Innovationen der Psychiatrie der Nachkriegszeit angesehen werden.

Die diesbezüglichen in den letzten 20 Jahren im angloamerikanischen Sprachraum entwickelten und dort allgemein angewandten Fremdbeurteilungsverfahren (vgl. Guy 1976, Pichot u. Olivier-Martin 1974) haben sich inzwischen auch in der BRD weitgehend durchgesetzt (vgl. v. Zerssen 1980, v. Zerssen u. Möller 1980). Neben der Übernahme derartiger Untersuchungsinstrumente kam es im deutschsprachigen Raum zu wichtigen Neuentwicklungen. Insbesondere das von der Arbeitsgemeinschaft für Methodik und Dokumentation in der Psychiatrie entwickelte AMDP-System (vgl. Arbeitsgemeinschaft für Methodik und Dokumentation in der Psychiatrie 1979) ist hier zu nennen.

In Weiterentwicklung amerikanischer Forschungsansätze zur standardisierten Selbstbeurteilung aktueller psychischer Störungen (vgl. z.B. Derogatis 1977, Zung 1965, Zung 1971) wurden in der BRD mehrere Selbstbeurteilungsskalen entwickelt (vgl. v. Zerssen 1979), u.a. die "Eigenschaftswörterliste" (Janke u. Debus 1977), die "Freiburger Beschwerdeliste" (Fahrenberg 1975), der "Frankfurter Beschwerde-Fragebogen" (Süllwold 1977) und die "Klinischen

Selbstbeurteilungsskalen" (v. Zerssen 1976). Der besondere Vorteil der "Klinischen Selbstbeurteilungsskalen" liegt neben einer hohen Praktikabilität - u.a. sind die Skalen auch von schwer gestörten psychisch Kranken ausfüllbar - und der guten Validierung darin, daß Normen einer repräsentativen Stichprobe der Bevölkerung der BRD vorliegen.

Auf Leistungstests zur Erfassung psychologischer Störungen - z.B. Störungen der Intelligenz, Störungen der Merkfähigkeit, Störungen der Konzentration etc. - soll hier nicht weiter eingegangen werden, da deren Entwicklung - abgesehen von wenigen Ausnahmen (vgl. Wieck 1973, 1977) - mehr im Bereich der Psychologie stattfindet und sie obendrein seltener zur Beschreibung psychopathologischer Störungen eingesetzt werden als die wesentlich ökonomischeren Beurteilungsverfahren. Nur kurz erwähnt werden sollen auch die methodischen Verbesserungen im Bereich der direkten Verhaltensbeobachtung sowie der Interaktionsbeobachtung (vgl. Cranach u. Frenz 1969, Frey et al. 1979, Ellgring 1977, Revenstorf et al. 1979). Insbesondere die Möglichkeit der audiovisuellen Registrierung des Beobachteten (vgl. Helmchen u. Renfordt 1978) haben das Interesse an diesen Methoden erhöht. Allerdings ist der Aufwand der direkten Verhaltensbeobachtung so groß, daß in der klinischen Forschung meist den standardisierten Beurteilungsverfahren der Vorzug gegeben wird.

Im Zuge der Entwicklung und Validierung von Beurteilungsinstrumenten zur Psychopathologie wurden wichtige Einsichten in die Selbstwahrnehmung psychischer Gestörtheit sowie hinsichtlich der Unterschiede von Fremd- und Selbstbeurteilung psychischer Störungen gewonnen. Dabei zeigte sich u.a., daß auch schwerst psychisch gestörte Patienten, z.B. Psychotiker, fähig sind, diese Störungen selbst wahrzunehmen. Allerdings ist die Übereinstimmung zwischen Selbst- und Fremdbeurteilung der meisten Dimensionen nur begrenzt, weil die Selbstbeurteilung offenbar andere Aspekte als die Fremdbeurteilung akzentuiert. Auch zeigte sich in faktorenanalytischen Untersuchungen, daß die Selbstbeurteilung psychischer Gestörtheit weniger differenziert ist als die Fremdbeurteilung durch Fachleute (vgl. v. Zerssen 1976a, v. Zerssen 1979, v. Zerssen u. Cording 1978).

Durch Anwendung der standardisierten Beurteilungsverfahren zur Erfassung psychopathologischer Störungen konnten u.a. die therapeutischen bzw. prophylaktischen Effekte der modernen Psychopharmaka in einer methodisch akzeptablen Weise belegt werden. Die Verfügbarkeit dieser Methoden ist gleichzeitig die Voraussetzung für die klinische Prüfung neuer Psychopharmaka und Psychotherapieverfahren. Neben der Anwendung dieser Verfahren in der psychiatrischen Therapieforschung der BRD, wurden sie auch im Rahmen der Langzeitverlaufsforschung an psychisch Kranken eingesetzt (Möller 1981b,c). Durch die schon seit Jahren erfolgte Anwendung standardisierter Beurteilungsverfahren zur Diagnostik aktueller psychopathologischer Phänomene und die nun auch erfolgte Anwendung dieser Verfahren in der Verlaufsforschung hat die klinisch-psychiatrische Forschung der BRD Anschluß an das methodische Niveau der angloamerikanischen Forschung, das wiederum den internationalen Forschungsstandard prägt (vgl. z.B. World Health Organization 1973, 1979), gewonnen.

3 Habituelle psychologische/psychopathologische Merkmale des Patienten

Habituelle Besonderheiten der Persönlichkeit psychisch Kranker interessierten in der klinisch-psychiatrischen Forschung schon seit langem, u.a. unter dem Aspekt von Krankheitsdisposition, Therapieerfolgschancen und Langzeitprognose. Die klinisch-intuitive Beurteilung von Persönlichkeitseigenschaften wurde zunehmend durch aufwendige standardisierte Beurteilungsinstrumente, meist Selbstbeurteilungsinstrumente, verdrängt. Ein klassisches Beispiel für ein solches Selbstbeurteilungsinstrument ist das in den USA entwickelte "Minnesota Multiphasic Personality Inventory" (Hathaway u. McKinley 1951). Dieses und einige andere Persönlichkeitsfragebögen aus dem angloamerikanischen Sprachraum – z.B. das Eysenck Persönlichkeitsinventar (Eysenck 1964) oder der 16-Persönlichkeitsfaktoren-Fragebogen (Cattel et al. 1962) wurden zunächst übersetzt und an deutschsprachigen Populationen geeicht. Anfang der 70er Jahre wurden dann das "Freiburger Persönlichkeitsinventar" (Fahrenberg et al. 1974) und der "Giessen Test" (Beckmann

u. Richter 1975), zwei brauchbare Instrumente zur Messung von Persönlichkeitsdimensionen vor allem bei neurotischen und psychosomatischen Patienten von Forschergruppen in der BRD entwickelt.

Es gibt eine Fülle von Untersuchungsbefunden über die prämorbide Persönlichkeit psychisch Kranker. Diese basieren aber bisher vorwiegend auf klinisch-intuitiver Beschreibung seltener auf standardisierter Erfassung. Lediglich im Bereich der Neurosen liegt eine größere Anzahl umfangreicherer Untersuchungen vor, in denen eine standardisierte diesbezügliche Diagnostik durchgeführt wurde (vgl. Eysenck 1970, v. Zerssen 1980a). Das Problem vieler dieser Instrumente besteht aber darin, daß die üblicherweise verwendeten Persönlichkeitsfragebögen in ihren Formulierungen nicht deutlich genug zwischen aktuellen und habituellen Besonderheiten unterscheiden und daß dieses Problem bei der Interpretation meist nicht ausreichend berücksichtigt wird. Diesem Problem Rechnung tragend entwickelte v. Zerssen Selbstbeurteilungsskalen sowie von Angehörigen auszufüllende Fremdbeurteilungsskalen für verschiedene in der Literatur beschriebene prämorbide Persönlichkeitszüge von Neurotikern und Psychotikern, berücksichtigte dabei sowohl psychoanalytische Konstrukte wie auch die klinisch-psychiatrischen Konstrukte "Typus melancholicus", "zyklothymes Temperament" und "schizoide Persönlichkeit" (v. Zerssen 1979, 1980a, in press). Die inzwischen vorliegenden Untersuchungsergebnisse weisen darauf hin, daß die bisherigen Auffassungen zur prämorbiden Persönlichkeit von Patienten mit bestimmten psychiatrischen Erkrankungen, insbesondere zur prämorbiden Persönlichkeit von Psychotikern, zwar tendenziell zu halten sind (z.B. daß die prämorbide Persönlichkeit Schizophrener im wesentlichen durch Schizoidie gekennzeichnet ist), daß aber die Verhältnisse wesentlich komplizierter sind, als die ursprünglich klinisch-intuitive Beschreibung erahnen ließ. Eine mehrdimensionale Beschreibung der Persönlichkeit im Sinne von Persönlichkeitsprofilen auf der Grundlage der genannten Persönlichkeitsdimensionen, wird dieser Aufgabe wesentlich gerechter.

Im Bereich der standardisierten Diagnostik von Persönlichkeitsauffälligkeiten psychisch Kranker entspricht das Forschungsniveau internationalem Standard. Dies gilt insbesondere für die standardisierte Erfassung der prämorbiden Persönlichkeitszüge von Psychotikern, ein Bereich, in dem sogar ein gewisser Vorsprung gegenüber dem angloamerikanischen Forschungsstand zu verzeichnen ist.

4 Soziodemographische Merkmale und soziale Integration des Patienten

Soziodemographische Merkmale wie Alter, Geschlecht, Familienstand, Sozialschicht, Ausbildungsniveau u.a. werden schon seit langem in der klinisch-psychiatrischen Therapie- und Verlaufsforschung berücksichtigt. Die prognostische Bedeutung dieser Merkmale, insbesondere für den Langzeitverlauf, wurde in vielen Studien bestätigt (z.B. WHO 1979). In der BRD ist unter diesem Gesichtspunkt u.a. die langzeitkatamnestische Untersuchung an schizophrenen Patienten von Huber et al. (1979) zu nennen.

Über die Beschreibung solcher einfacher soziodemographischer Daten hinausgehend, hat sich die psychiatrische Forschung in den letzten 20 Jahren bemüht, zu einer zunehmend differenzierteren Beschreibung der sozialen Kompetenz des Patienten zu kommen. Eine solche differenzierte Beschreibung wurde erforderlich, da die verbesserten Therapie- und Rehabilitationsmöglichkeiten, insbesondere der extramuralen psychiatrischen Versorgung, zusätzlich zu den psychopathologischen weitere Indikationskriterien benötigten. Außerdem wurde zunehmend in Zweifel gezogen, daß eine enge Korrelation zwischen Psychopathologie und sozialer Adaptation bestehe (vgl. Strauss u. Carpenter 1972, 1974, 1977), was ebenfalls die direkte Erfassung dieses Bereiches nahelegte, um mit besseren Methoden die Beziehung zwischen beiden Bereichen analysieren zu können. Im angloamerikanischen Raum wurde eine Reihe von Beurteilungsinstrumenten zur sozialen Adaptation entwickelt, von denen sich als wohl am besten validiertes die "Social Adjustment Scale" – SAS – durchsetzt, die ursprünglich als Fremdbeurteilungsinstrument, später auch als Selbstbeurteilungsinstrument vorgelegt wurde (Weissman 1975, Weissman u. Bothwell 1976). Mit ihr läßt sich das Verhalten und die Zufriedenheit des Patienten in verschiedenen

Lebensbereichen (Beruf, Haushalt, Schule, Partnerschaft, Familie, Freizeit, Sozialkontakte) auf relativ elementarer Ebene beschreiben. Einige dieser Instrumente wurden ins Deutsche übersetzt und fanden inzwischen in einer Reihe von Studien Anwendung. Zu nennenswerten eigenständigen Entwicklungen kam es bisher nicht.

Im Zusammenhang mit den Bemühungen um eine differenziertere Maßmethodik zur Erfassung der sozialen Kompetenz sind auch die Bemühungen zu sehen, zu einer differenzierteren Beschreibung der "Behinderung" von geistig Behinderten und psychisch Kranken zu kommen. Die Analyse der geistigen Behinderung auf mehreren Dimensionen, die zu "Behinderungsprofilen" von großer praktischer Bedeutung geführt hat (Intelligenzquotient, sprachliche Fähigkeiten, Wahrnehmungs- bzw. Sinnesdefekte, motorische Entwicklung, sozialer Reifegrad [=soziale Kompetenz]), ist gemeinsam von L. Wing (London), A. Dupont (Aarhus) sowie B. Cooper und C. Liepmann (Mannheim), auf der Basis eines von L. Wing entwickelten und inzwischen in drei Sprachen (englisch, dänisch, deutsch) geeichten Instruments durchgeführt worden. Im Rahmen einer von der WHO organisierten Mehrländerstudie, der "WHO Collaborative Study on the Assessment and Reduction of Psychiatric Disability" erfolgt eine differenzierte Diagnostik der Behinderung von Patienten mit schizophrenen Psychosen. Eines der Hauptziele dieser WHO-Studie, an der eine deutsche Arbeitsgruppe vom Zentralinstitut für Seelische Gesundheit in Mannheim maßgeblich beteiligt ist (Schwarz et al., in Vorb.), war die Entwicklung und Validierung eines Fremdbeurteilungsinstruments zur Einschätzung von Behinderung, das "Disability Assessment Schedule" sowie die standardisierte Erfassung von "impairment" mit der "Psychological Impairment Rating Schedule". Während das Konzept der Behinderung sich weitgehend mit dem Konzept des "social adjustment" überschneidet, werden unter "impairment" aus Verhaltensauffälligkeiten abgeleitete psychologische Funktionseinschränkungen vor allem in der zwischenmenschlichen Kommunikation verstanden (psychisches Tempo, Aufmerksamkeit, Ermüdbarkeit, Initiative, Affektivität, verbale und mimisch-gestische Kommunikation). Zwar ging in beiden Bereichen keine innovative Forschungsleistung von der Bundesrepublik aus, aber zwei deutsche Forschergruppen des Zentralinstituts für seelische Gesundheit haben an der Entwicklung mitgearbeitet und diese praktisch wichtigen und methodisch anspruchsvollen Forschungsansätze mitgetragen. Die sich an ein solches Vorgehen und seine Ergebnisse unmittelbar anschließenden Probleme, die Suche nach Prädiktoren bestimmter Behinderungen oder Behinderungsdimensionen und die Suche nach adäquaten präventiven oder spezifisch rehabilitativen Möglichkeiten, sind bisher überhaupt nur im Ansatz aufgegriffen.

5 Psychosoziale krankheitsauslösende bzw. verlaufsmodifizierende Umwelteinflüsse

Während die bisher mit wenig durchschlagenden Erfolgen ausgezeichneten kommunikationstheoretischen und psychoanalytisch orientierten Ansätze der Familienforschung bei Schizophrenen, wie sie in den USA insbesondere unter ätiologischen Annahmen durchgeführt wurden, in der BRD kaum aufgegriffen wurden, hat das von Brown, Wing, Leff und Vaughn (Brown et al. 1962, Brown et al. 1972, Vaughn u. Leff 1976) entwickelte Konzept der "high emotional engagement"-Familien starke Foschungsimpulse gegeben. Der Nachweis, daß erhöhtes emotionales Engagement der Familie und eine hohe Rate kritisch abwertender Bemerkungen gegenüber dem an Schizophrenie erkrankten Familienmitglied eine erhöhte Rezidivgefährdung mit sich bringt, kann als wirkliche Innovation in der empirischen Erforschung krankheitsrelevanter psychologischer Faktoren Schizophrener angesehen werden. Diese gut abgrenzbare und beschreibbare Variable, deren Bedeutung für die Rezidivhäufigkeit in mehreren Untersuchungen bestätigt wurde, hat nicht nur wichtige Implikationen für die Krankheitstheorie, sondern auch für die therapeutische Praxis. Die Verschränkung mit der Psychopharmakologie wird darin deutlich, daß gerade bei Patienten der "high EE"-Familien die Rückfallwahrscheinlichkeit durch Neuroleptika-Depot-Prophylaxe deutlich reduziert werden konnte (Vaughn u. Leff 1976).

Wegen seiner Fokussierung auf einen ganz bestimmten Aspekt im familiären Interaktionsverhalten von Familien Schizophrener erlaubt das Konzept eine begrenzte und damit ökonomische Intervention im Bereich der Familie Schizophrener (s.u.). Im Rahmen der Erforschung dieser Variable wurde auch die instrumentelle Basis zu ihrer standardisierten Erfassung entwickelt (Rutter u. Brown 1966) und zu einem gekürzten Instrument verbessert (Vaughn u. Leff 1976a).

Kürzlich wurde auch noch ein sehr kurzes Selbstbeurteilungsinstrument für die Familie entwickelt, das in ökonomischer Form nahezu gleiche prognostische Möglichkeiten bieten soll (Kreisman et al. 1979). Diese im angloamerikanischen Raum entwickelten Instrumente wurden in jüngster Zeit, bis auf das Selbstbeurteilungsinstrument, auch in der BRD übernommen. Allerdings kam es bisher nur zu vereinzelten Forschungsansätzen in diesem wichtigen Forschungsbereich.

Ein anderer wichtiger, im angloamerikanischen Raum entwickelter Forschungsansatz zur Analyse relevanter psychosozialer Faktoren der Ätiopathogenese und des Verlaufs psychiatrischer Erkrankungen ist die "Life-Event"-Forschung (vgl. den Sammelband von Katschnig 1980). In Fortführung und methodischer Weiterentwicklung des biographisch verstehenden Ansatzes der Psychiatrie sowie parallel zur psychophysiologischen Streßforschung bemüht sich die "Life-Event"-Forschung seit ca. einem Jahrzehnt, die Bedeutung von Veränderungen in den Lebensumständen für das Auftreten ("onset"-Forschung) psychischer Erkrankungen zu analysieren (vgl. Cooper 1980). Mehrere Untersuchungsinstrumente zur standardisierten, quantifizierenden Erfassung der Lebensereignisse wurden entwickelt (vgl. Holmes 1979, Katschnig 1980a) von einfachen, vom Patienten auszufüllenden Beurteilungslisten (Holmes 1967) bis hin zu sehr aufwendigen und die subjektive Relevanz der Ereignisse mitberücksichtigenden Fremdbeurteilungsverfahren (Brown et al. 1974). Die "Life-Event"-Forschung wurde auch im deutschsprachigen Raum aufgegriffen: z.B. wurde von einer Wiener Arbeitsgruppe unter Verwendung des Brown'schen Instrumentariums die Bedeutung der "Life-Events" für die Auslösung neurotischer und endogen depressiver Störungen untersucht (Katschnig in Vorb.). Außerdem werden am Sonderforschungsbereich 116 am Zentralinstitut für Seelische Gesundheit sowie am Max Planck Institut für Psychiatrie mehrere psychiatrische oder psychosomatische Fragestellungen im Rahmen des "Life-Event"-Modells mit den erwähnten oder ähnlichen Instrumenten angegangen. Die Überlegung, nicht nur nach belastenden Ereignissen (wie in der "onset"-Forschung), sondern auch nach positiven, stabilisierenden Faktoren zu suchen, war der Anlaß zur noch nicht abgeschlossenen Entwicklung eines Fremd- und Selbstbeurteilung kombinierenden Instruments, der Münchener Ereignis-Liste. Insgesamt ist der "Life-Event"-Ansatz von mehreren deutschsprachigen Arbeitsgruppen aufgegriffen, weiterentwickelt und in seinem methodischen Anteil auch verbessert worden. Zweifellos ist der Rückstand auf diesem Forschungsgebiet an einigen Stellen, im internationalen Vergleich gesehen, aufgeholt worden. Nach wie vor bestehen hier große konzeptuelle und praktische Probleme, die es schwierig machen, die weitere Entwicklung und die Fruchtbarkeit dieses Forschungsthemas zu beurteilen.

6 Psychosoziale therapierelevante Faktoren

Von größtem Einfluß waren die Befunde von Wing und Brown (1970) über dauerhospitalisierte psychisch Kranke. Sie zeigten durch Vergleich der Patienten von 3 Krankenhäusern, daß unter Langzeithospitalisierung in erlebnis- und anregungsarmer Klinikatmosphäre das Auftreten von "Minussymptomatik" gefördert wird ("Institutionalismus"), ein Effekt, der aber auch außerhalb des Klinikmilieus, z.B. in sozial deprivierter familiärer Umgebung auftreten kann (vgl. Wing et al. 1978). Eine andere wichtige Studie zu dem gleichen Problem ist die von Kellam et al. (1967), die im Rahmen der NIMH Collaborative Study über Phenothiazin-Therapie schizophrener Psychosen an Patienten von 12 Stationen von 4 Häusern stattfand. Dabei zeigte sich eine relativ enge Beziehung zwischen verschiedenen Dimensionen des von Kellam (1961) entwickelten Untersuchungsinstruments zur Erfassung des Milieus und dem Behandlungsergebnis: ungünstige Milieufaktoren waren mit einem ungünstigen Therapieresultat verknüpft. Ein ähnliches Ergebnis ergab eine andere Untersuchung (Klass et al. 1977), bei der die "Ward Atmosphere Scale" (Moos u. Schwartz 1972) verwandt wurde. In diesem Zusammenhang wären noch eine Reihe von Untersuchungen zu nennen, die versuchten zu zeigen, daß Verbesserungen des Milieus der sogenannten "kustodialen Psychiatrie" günstigere Behandlungserfolge nach sich ziehen, die aber insgesamt nicht zu konsistenten Ergebnissen führten (vgl. Krüger 1975, Möller 1981). Das hängt neben der Heterogenität der untersuchten Patienten wahrscheinlich damit zusammen, daß das als therapeutisch günstig angesehene Milieu ein sehr weites Spektrum umfaßte von aktivierenden, rehabilitativen Ansätzen bis hin zu der das gesamte soziale Gefüge der Klinik verändernden "therapeutischen Gemeinschaft" mit z.T. eher unrealistischen Therapiezielen (vgl. Clark 1965, Letemendia et al. 1967, Myers u. Clark 1972 u.a.). Außerdem spielen methodische Schwierigkeiten bei der Beschreibung des Milieus eine Rolle, die auch in den Untersuchungsinstrumenten von Kellam (1961) und Moos (1974) nicht ausreichend gelöst scheinen. Ähnliche Untersuchungen wurden in Deutschland kaum durchgeführt. Es sollen deshalb nur die sich an den Ansätzen von Wing und Brown orientierenden Untersuchungen von Hartmann (1980) erwähnt werden.

Wenn Milieufaktoren eine so wichtige Einflußgröße sind, liegt es nahe zu untersuchen, ob eine längere oder kürzere Hospitalisation effektiver ist. Dazu liegen einige teilweise methodisch gut aufgebaute Untersuchungen aus Großbritannien und den USA vor (Hargreaves et al. 1977, Caffey et al. 1971, Herz et al. 1977, Hirsch 1979). Sie kommen zu unterschiedlichen Ergebnissen, zeigen aber durchwegs keine Überlegenheit einer längerfristigen Hospitalisierung Schizophrener über 2 Monate. Teilweise lassen sie sogar einen Trend zu besseren 2-Jahres-Resultaten bei kurzfristiger Hospitalisierung und kontinuierlicher Nachbetreuung erkennen. Deshalb ist es besonders bedauerlich, daß in der BRD nur am Zentralinstitut für seelische Gesundheit eine diesbezügliche Untersuchung durchgeführt wird, zumal diese Untersuchungsergebnisse allein unter ökonomischen Gesichtspunkten höchst interessant sind.

Mit den milieutherapeutischen Faktoren eng kombiniert sind Beschäftigungstherapie, Arbeitstherapie und sonstige Rehabilitationsmaßnahmen. Diese Maßnahmen, so plausibel sie in jedem Rehabilitationskonzept, insbesondere für schizophrene Patienten erscheinen mögen, sind in ihrer Effizienz bisher ungenügend untersucht, das gilt insbesondere für die Beschäftigungstherapie. Im Bereich der Arbeitstherapie wurde zumindest von der Londoner Gruppe um Wing nennenswerte Forschung betrieben, die allerdings in Deutschland kaum aufgegriffen wurde. Im Rahmen dieser Studien zeigte sich, daß Überstimulation von chronisch schizophrenen Patienten durch überfordernde arbeitstherapeutische Maßnahmen ungünstige Wirkungen auf das ruhende Krankheitsgeschehen bis hin zu einem schizophrenen Rezidiv haben kann (Wing et al. 1964). Wing entwickelte aus diesen Erfahrungen u.a. das für eine Theorie der Schizophrenie ebenso wie für die Therapie schizophrener Patienten wichtige Konzept von Überstimulation und Unterstimulation und ihrer spezifischen Folgen (vgl. Wing 1976).

Im deutschsprachigen Raum wurde der Faktor Arbeitstherapie fast ausschließlich im Rahmen der Evaluation verhaltenstherapeutsicher "Token"-Programme (vgl. Cohen et al. 1973) untersucht. Dabei wurde u.a. die Bedeutung verschiedener Bezahlungsmodalitäten bei arbeitstherapeutischen Maßnahmen analysiert (Dilling et al. 1977) mit dem Resultat, daß die Arbeitsleistung stationär behandelter chronisch Schizophrener durch leistungsbezogene Bezahlung sowie durch den Auszahlungsmodus (Stücklohn statt Pauschale) gebessert werden kann. Die Rehabilitationsforschung im deutschsprachigen Raum bemüht sich vor allem um die Analyse komplexer Rehabilitationsvorgänge chronisch psychisch Kranker und ermittelt u.a. in verschiedenen Untersuchungen Prädiktoren für den beruflichen Rehabilitationserfolg (Strehse 1977, Reimer et al. 1975, Ciompi et al. 1977, Bell et al., in Vorb.). Insgesamt ist der Forschungsbeitrag eher bescheiden. Die Rehabilitationsforschung hat in der BRD, trotz der Wichtigkeit dieses Gebietes, bisher den Anschluß an die Qualität, nur in vereinzelten Studien, und an die Breite der zur Bearbeitung dringend anliegenden Themen, etwa im Vergleich zu Großbritannien, nur unzureichend gefunden.

Die Bedeutung von Therapeutenmerkmalen für die Effizienz psychiatrischer Behandlung ist, wenn man die Psychotherapie außer acht läßt, kaum untersucht. Tuma et al. (1978) lieferten Hinweise dafür, daß bestimmte Therapeutenvariablen sowohl für den Effekt der reinen Neuroleptikatherapie sowie für eine Kombination von Neuroleptikatherapie und Psychotherapie bei Schizophrenen von Bedeutung sind. Es zeigte sich aber, daß die Unterteilung in sogenannte "A" und "B"-Therapeuten (gemäß dem "Strong Vocational Interest Blank") nichts brachte. Diese Unterteilung wurde in der amerikanischen Psychotherapieforschung viel verwendet. Das Ergebnis steht im Gegensatz zu den Ergebnissen einer früheren Studie von Whitehorn und Betz (1960). Im Rahmen der psychiatrisch-klinischen Forschung und an vorwiegend psychopharmakologisch behandelten Patienten wurden diese Aspekte bisher in der BRD nicht berücksichtigt.

Die Bedeutung von intensiver Sozialarbeit bzw. psychagogischer Führung bei Schizophrenen wurde insbesondere im ambulanten Bereich untersucht. Die von Hogarty und Mitarbeitern (Hogarty et al. 1974, Goldberg et al. 1977) in einer großen Studie am NIMH durchgeführten Kontrollgruppenuntersuchung zeigte, daß der Faktor "Sozialarbeit" nur in Verbindung mit Neuroleptika zu einem besseren "outcome" nach einem bzw. nach zwei Jahren führt, nicht jedoch Soziotherapie allein zu einem besseren "outcome" als reine Placebo-Behandlung. Interessant ist an diesem Ergebnis, daß die Kombination von Sozialarbeit und Neuroleptika zu einem optimalen Ergebnis führt, nicht jedoch die Sozialarbeit für sich allein. In einer ähnlichen Studie in der BRD (v.Cranach 1981) zeigte sich, daß intensive psychagogische Nachbetreuung und Familienberatung zwar Rückfälle und Zahl der Hospitalisierungen gegenüber der Kontrollgruppe nicht signifikant zu verringern vermochte, daß aber die stationäre Behandlungsdauer der Experimentalgruppe kürzer war.

Schon seit Jahrzehnten hat sich die Psychoanalyse um eine psychotherapeutische Behandlung schizophrener Patienten bemüht (vgl. Feinsilver u. Gunderson 1972, May 1977, Grinspoon et al. 1972, Karon und Vandenbos 1972), ohne daß bisher der sichere Nachweis für die Überlegenheit der Psychotherapie gegenüber der Standardversorgung erbracht wurde. Im Gegensatz zu vielen früheren psychoanalytischen Therapieansätzen bei Schizophrenen untersuchte eine Arbeitsgruppe in der BRD den Effekt einer Kombination zwischen Neuroleptika und psychoanalytisch orientierter stationärer Therapie mit poststationärer ambulanter psychoanalytischer Psychotherapie (Matussek u. Triebel 1976) und sammelte umfangreiche Erfahrungen mit der Behandlung u.a. schwer gestörter chronisch schizophrener Patienten. Die Untersuchungen dieser Münchener Arbeitsgruppe sind aber in der Aussagefähigkeit begrenzt, da kein Kontrollgruppendesign durchgeführt wurde.

Frühere verhaltenstherapeutische Ansätze konnten zeigen, daß durch einfache Token-Programme eine deutliche Besserung des Sozialverhaltens bei chronisch schizophrenen Patienten erreicht werden kann (vgl. Cohen et al. 1973, Paul u. Lentz 1977). Neuere Ansätze gingen von dem Gedanken aus, spezielle Defizite des Sozialverhaltens schizophrener Patienten in "Social-Skill"-Trainingsprogrammen, wie sie ursprünglich für Neurotiker entwickelt wurden, zu behandeln. Auch diese Ansätze wurden zunächst im angloamerikanischen Raum durchgeführt (vgl. z.B. Liberman et al. 1977, Falloon 1977). Abgesehen von den Untersuchungen des Kreises um Liberman wurden die meisten dieser Therapieprogramme nur sehr kurz durchgeführt und zeigten, abgesehen von Besserungen bei Therapieende, größtenteils keine wesentlichen Langzeiterfolge (vgl. Möller et al. 1981a). In Deutschland gab es nennenswerte Ansätze auf diesem Sektor erst in den letzten Jahren. Dabei wurde aber von vornherein mehr den kognitiven Basisstörungen (s.o.) Schizophrener Rechnung getragen unter dem Gedanken, daß ein alleiniges "Social-Skill"-Training von schizophrenen Patienten gar nicht richtig verarbeitet und verwertet werden kann (Brenner et al. 1980).

Es handelt sich hierbei um eine Multi-Center-Studie, an der neben dem Zentralinstitut für seelische Gesundheit auch Arbeitsgruppen von Bern und von der Weissenau teilnahmen. Ein anderer schon erwähnter verhaltenstherapeutischer Ansatz bei schizophrenen Patienten, der den aus den Untersuchungsergebnissen von Wing über "high EE"-Familien entsprungenen Therapieansatz übernimmt, wird von einer deutschen Arbeitsgruppe in Hamburg und in Konstanz realisiert. Dabei geht es u.a. um die zentrale Frage, ob eher die verhaltenstherapeutische Arbeit mit den Patienten selbst oder eine fokussierte Therapie der Familie Erfolg verspricht bezüglich der

Rezidivprophylaxe bei ambulant behandelten schizophrenen Patienten. Insgesamt kann von einem langsamen Aufleben der Forschungsbemühungen in der BRD auf diesem Gebiet gesprochen werden. Angeregt durch Untersuchungen in den USA, sind anspruchsvolle und auch aussichtsreiche Ansätze zu erkennen.

7 Schlußbetrachtungen

Mehr impressionistisch als vollständig wurden einige wichtige Entwicklungen und Forschungsdesiderate im Bereich der klinisch psychiatrischen Forschung der BRD und ihre Beziehung zur internationalen Forschung aufgezeigt. Viele kleinere Studien konnten dabei nicht erwähnt werden, weil es aus Platzgründen notwendig war, sich auf die wesentlichen Aspekte zu beziehen, wie sie im Rahmen größer angelegter Forschungsprojekte in Erscheinung treten.

Die Darstellung zeigt, daß es in diesem Bereich in besonderem Maße um methodische Probleme der Erfassung bestimmter psychologischer und sozialer Variablen geht. Deutlich wurde, daß die wesentlichen Ansätze hinsichtlich Methodik und Inhalt in der klinisch psychiatrischen Untersuchung krankheitsrelevanter psychologischer und sozialer Faktoren aus dem angloamerikanischen Raum kommen. Dem stehen nur wenige autochthone Forschungsansätze in der BRD gegenüber. Immerhin kann festgestellt werden, daß die wichtigsten angloamerikanischen Forschungsimpulse aufgegriffen wurden in z.T. methodisch durchaus auf internationalem Niveau stehenden Untersuchungen. Allerdings ist die Rezeption diesbezüglicher deutscher Forschungsergebnisse im angloamerikanischen bzw. internationalen Schrifttum relativ gering, wenn man dies mißt an der Zahl von Publikationen deutscher Autoren in internationalen Fachzeitschriften. Dies hängt nur z.T. damit zusammen, daß einige wichtige Studien noch nicht abgeschlossen sind bzw. erst vor kurzem abgeschlossen wurden.

Über die Gründe des Nachhinkens der deutschen Forschung gegenüber dem angloamerikanischen Standard sollen hier nur folgende Vermutungen geäußert werden:

a) Die Einführung standardisierter Untersuchungsinstrumente zur Psychopathologie ging in der BRD nur langsam voran, da viele Vertreter der deutschen Psychiatrie, basierend auf der reichen Tradition der deskriptiven Psychopathologie, mehr an einer subtilen und hochdifferenzierten phänomenologischen Beschreibung der individuellen Symptomatologie interessiert waren als an derartigen, gemessen an diesem Anspruch, immer etwas vergröbernden standardisierenden Verfahren.

b) Psychische und soziale Merkmale sind schwer zu erfassen. Für die meisten Merkmale müssen spezielle Untersuchungsinstrumente entwickelt werden, deren Validierung sich oft über Jahre hinzieht und die jeweils ein größeres Forschungsprojekt für sich selbst darstellen.

c) Mediziner bringen meist nicht ausreichende methodische Kenntnisse für diesen Bereich mit sich und beschäftigen sich deswegen lieber mit biologischen Variablen, für die sie aufgrund ihres Studiums eine bessere Vorbildung mit sich bringen.

d) Die diesbezügliche Forschung ist größtenteils Langzeitforschung und ist gerade deswegen für jüngere Forscher, die aus Karrieregründen an schnell zu erreichenden Publikationen interessiert sein müssen, nicht ausreichend attraktiv.

e) Nicht nur die Entwicklung der Meßinstrumente, sondern auch deren Anwendung ist schwierig und zeitaufwendig. So sind z.B. oft lange Einarbeitungszeiten erforderlich und die Erfassung der zu untersuchenden psychosozialen Variablen ist oft nur in mehrstündigen Interviews möglich. Dieser hohe personelle Aufwand ist meist nur im Rahmen großer Arbeitsgruppen möglich, so daß sich die entsprechende Forschung zwangsläufig auf wenige Schwerpunkte konzentriert.

f) Der Forschungsgegenstand ist so komplex, daß eine Reihe von Fragestellungen so hohe Patientenzahlen erforderlich machen würde, wie sie nur im Rahmen von Multi-Center-Studien zu erreichen sind. Gerade Multi-Center-Studien sind aber wegen wachsender Schwierigkeiten mit dem Datenschutz und der oft schwer lösbaren organisatorischen Probleme wenig geschätzt.

g) Die Forschung in diesem Bereich ist m.E. meist nicht mit einem so hohen Prestige verknüpft wie die Forschung im biologisch-psychiatrischen Sektor. Auch sind Forschungsmittel, gerade wegen des großen Aufwandes dieser Projekte, schwerer zu beschaffen, als im Bereich der biologischen Psychiatrie.

h) Wegen der meist hohen Kosten dieser Projekte werden bei der Vergabe von Fremdmitteln hohe methodische Standards gefordert. Das führt vielleicht dazu, daß im Prinzip kreative Ansätze, die aber methodisch noch nicht diesen hohen Standard erreichen, keine Realisierungsmöglichkeit haben.

Literatur

Arbeitsgemeinschaft für Methodik und Dokumentation in der Psychiatrie (Hrsg) (1979) Das AMDP-System. Manual zur Dokumentation psychiatrischer Befunde, 3. korrigierte und erweiterte Aufl. Springer, Berlin Heidelberg New York

Beckmann D, Richter HE (1975) Giessen-test (GT), 2. Aufl. Huber, Berlin

Brenner HD, Seeger G, Stramke WG (1980) Evaluation eines spezifischen Therapieprogramms zum Training kognitiver und kommunikativer Fähigkeiten in der Rehabilitation chronisch schizophrener Patienten in einem naturalistischen Feldexperiment. Mitteilungen der DGVT. Kongreßbericht Berlin

Brown GW (1974) Meaning, measurement and stress of life events. In: Dohrenwend BS, Dohrenwend BP (eds) Stressful life events: their nature and effects. Wiley, New York

Brown GW, Birley JLT, Wing JK (1962) The influence of family life on the course of schizophrenic illness. Brit J prev soc Med 16:55

Brown GW, Birley JLT, Wing JK (1972) Influence of family life on the course of schizophrenic disorders: a replication. Brit J Psychiat 121:241-258

Caffey EM, Goldbrecht CR, Klett CJ (1971) Brief hospitalization and aftercare in the treatment of schizophrenia. Arch Gen Psychiat 24:81-86

Cattell RB, Saunders DR, Stice G (1962) Handbook for the sixteen personality factor questionnaire. Inst Personal Abil Testing, Champaigne, Ill

Ciompi L, Lobrinus A, Müller C (1975) Basisdokumentation in der Gerontopsychiatrie. Das "AGP-System". Janssen Symposium, Gerontopsychiatrie 3. Düsseldorf, S 130-145

Clare WA, Cairns VE (1978) Design, development and use of a standardized interview to assess social maladjustment and dysfunction in community studies. Psychol Med 8:589-604

Clark DH (1965) The therapeutic community. — Concept, practice and future. Brit J Psychiat 111:947-954

Cohen R, Florin J, Grusche A, Meyer-Osterkamp S, Sell A (1973) Dreijährige Erfahrungen mit einem Münzsystem auf einer Station für extrem inaktive, chronisch schizophrene Patienten. Z klin Psychol 2:243-256

Cooper B (1980) Die Rolle von Lebensereignissen bei der Entstehung von psychischen Erkrankungen. Nervenarzt 51:321-301

Cranach M v (1981) Psychiatrische Versorgung durch niedergelassene Ärzte und ambulante Dienste. In: Bauer M, Rose HK (Hrsg) Ambulante Dienste für psychisch Kranke. Rheinland Verlag, Köln, S 31-41

Cranach M v, Frenz HG (1969) Systematische Beobachtung. In: Graumann CF (Hrsg) Handbuch der Psychologie, Bd 7, 1. Halbband: Theorien und Methoden. Hogrefe, Göttingen, S 269-331

Derogatis, CR (1977) SCL-90. Administration, scoring and procedures. Manual for the revised version and other instruments of the psychopathology rating scale series. John Hopkins University School of Medicine

Dilling H (1977) Leistungsbeurteilung und Bezahlung in der Arbeitstherapie. In: Reimer F (Hrsg) Arbeitstherapie — Praxis und Probleme in der Psychiatrie. Thieme, Stuttgart

Ellgring JH (1977) Kommunkatives Verhalten im Verlauf depressiver Erkrankungen. In Tache HW (Hrsg) Bericht über den 30. Kongreß der Deutschen Gesellschaft für Psychologie in Regensburg 1976, Bd 2. Hogrefe, Göttingen Toronto Zürich

Eysenck HJ (1964) The Eysenck Personality Inventory. University of London Press, London

Eysenck HJ (1970) The structure of human personality. 3rd ed. Methuen, London

Eysenck HJ, Eysenck SBG (1969) Personality structure and measurement. Rothedge and Kegan, London

Fahrenberg J (1975) Die Freiburger Beschwerdenliste. FBL. Z klin Psychol 4: 79-100

Fahrenberg J, Selg H, Hampel R (1974) Freiburger Persönlichkeitsinventar. FPI. Hogrefe, Göttingen

Falloon JRH, Lindley P, McDonald R, Marks JM (1977) Social skills training of outpatient groups. Brit J Psychiat 131:5959-5965

Feinsilver DB, Gunderson JC (1972) Psychotherapy for schizophrenics — is it indicated? A review of the relevant literature. Schizophrenia Bull 6:11-23

Frey S, Zerssen D v, Hansen W, Harders S (1979) Probleme der Verhaltensmessung in Einzelfalluntersuchungen. In: Petermann F, Hehl FJ (Hrsg) Einzelfallanalyse. Urban u. Schwarzenberg, München Wien Baltimore

Goldberg SC, Schooler NR, Hogarty OE, Roper M (1977) Prediction of relapse in schizophrenic outpatients treated by drug and socio-therapy. Arch Gen Psychiat 34:179-184

Grinspoon L, Ewalt JR, Shader RJ (1972) Schizophrenia — pharmacotherapy and psychotherapy. Williams and Wilkins

Guy W (ed) (1976) ECDEU. Assessment manuals for psychopharmacology. Rev Ed. Rockville, Maryland

Hargreaves WA, Glick JD, Showstack JA, Feigenbaum E (1977) Short vs. long hospitalization: A prospective controlled study. IV. Two-year follow-up results for schizophrenics. Arch Gen Psychiat 34:305-311

Hartmann W (1980) Schizophrene Dauerpatienten. Enke, Stuttgart

Hathaway SR, McKinley JD (1951) Minnesota Multiphasic Personality Inventory: Manual. Psychological Corporation, New York

Helmchen H, Renfordt E (1978) Fernsehen in der Psychiatrie. Thieme, Stuttgart

Herz MI, Endicott J, Spitzer R (1977) Brief hospitalization: A 2-year follow-up. Am J Psychiat 134:502-507

Hirsch SR, Platt S, Knights A, Weyman A (1979) Shortening hospital stay for psychiatric care: effect on patients and their families. British Medical Journal 1:442-446

Hogarty GE, Goldberg SC, Schooler NR, Ulrich RF (1974) Drug and sociotherapy in the aftercare of schizophrenic patients. Arch Gen Psychiat 31:603-608

Holmes TH (1979) Development and application of a quantitative measure of life change magnitude. In: Barrett JE (ed) Stress and mental disorder. Raven Press, New York

Holmes TH, Rahe RH (1967) The social readjustment rating scale. J Psychosom Res 1:213-218

Huber G, Gross G, Schüttler R (1979) Schizophrenie. Eine verlaufs- und sozialpsychiatrische Langzeitstudie. Springer, Berlin Heidelberg New York

Janke W, Debus G (1977) Die Eigenschaftswörterliste EWL-K. Ein Verfahren zur Messung der Befindlichkeit. Hogrefe, Göttingen

Karon BP, Vandenbos GR (1972) The consequence of psychotherapy for schizophrenic patients. Psychother.: Theory, Research, and Practice 9:111-119

Katschnig H (Hrsg) Sozialer Stress and psychische Erkrankung in lebensverändernden Ereignissen als Ursache seelischer Störungen. Urban u. Schwarzenberg, Wien München Baltimore

Katschnig H (1980a) Methodische Probleme der life-event-Forschung. Nervenarzt 51:332-343

Kellam SG (1961) A method for assessing social contact: It's application during a rehabilitation program on a psychiatric ward. J Nerv Ment Dis 132: 4-18

Kellam G, Goldberg SC, Schooler NR, Berman A, Schmelzer JL (1967) Ward atmosphere and outcome of treatment of acute schizophrenia. J Psychiat Res 5: 145-163

Klass DB, Grove GA, Strizich M (1977) Ward treatment milieu and posthospital functioning. Arch Gen Psychiat 34:1047-1052

Kreisman DE, Simmens SJ, Joy VD (1979) Rejecting the patient: preliminary validation of a self-report scale. Schizophrenia Bull 5:220-222

Krüger H (1975) Therapeutische Gemeinschaft. In: Kisker KP, Meyer KP, Meyer JE, Müller C, Strömgren E (Hrsg) Psychiatrie der Gegenwart, Bd III, Soziale und angewandte Psychiatrie. Springer, Berlin Heidelberg New York

Letemendia FJ, Harris AD; Willems PJ (1967) The clinical effects on a population of schizophrenic patients of administrative changes in hospital. Brit J Psychiat 113:959-971

Liberman RP, Lille F, Falloon J, Vaughn ChE, Harpin E, Leff J, Hutchinson W, Pyan P, Stontz M (1977) Social skills for schizophrenic patients and their families. Maudsley and Bethlem Royal Hospital (unveröffentl.)

Matussek P, Triebel A (1976) Die Wirksamkeit der Psychotherapie in ihrer Abhängigkeit von der familiären Ausgangssituation. In: Matussek P (Hrsg) Psychotherapie schizophrener Patienten. Hoffmann u. Campe, Hamburg

May PRA, Tuma AH, Dixon WJ (1977) For better or for worse? Outcome variance with psychotherapy and other treatments for schizophrenics. J Nerv Ment Dis 165:231-239

Möller HJ (1981) Milieutherapie. In: Möller HJ (Hrsg) Kritische Stichwörter zur Psychotherapie. Fink, München

Möller HJ, Nobis E, Müller C (1981a) Erfahrungen beim Aufbau eines Realitätstrainings für schizophrene Patienten. Z Psychother med Psychol 31:74-82

Möller HJ, Zerssen D v, Werner-Eilert K, Wüschner-Stockheim M (1981b) Psychopathometrische Verlaufsuntersuchungen an Patienten mit Schizophrenien und verwandten Psychosen. Arch Psychiat Nervenkr 230:275-292

Möller HJ, Zerssen D v, Wüschner-Stockheim M, Werner-Eilert K (1981c) Die prognostische Bedeutung psychopathometrischer Aufnahme- und Entlassungsbefunddaten schizophrener Patienten. Arch Psychiat Nervenkr 230:13-34

Moos RH (1974) Evaluating Treatment Environments. Wiley, New York

Moos R, Schwartz J (1972) Treatment environment and treatment outcome. J Nerv Ment Dis 154:264-275

Mosher LR, Keith SJ (1979) Research on the psychosocial treatment of schizophrenics: A summary report. Am J Psychiat 136:623-631
Myers K, Clark DH (1972) Results in a therapeutic community. Brit J Psychiat 120:51-58
Paul G, Lentz R (1977) Psychosocial treatment of chronic mental patients. Milieu vs. social-learning-programs. Harvard University Press, London
Pichot P, Olivier-Martin R (eds) (1974) Psychological measurements in psychopharmacology. Mod. Probl. Pharmacopsychiat. 7. Karger, Basel München Paris
Poljakow J (1975) Schizophrenie und Erkenntnistätigkeit. Thieme, Stuttgart
Reimer F, Müller O, Schelling U, Willis E (1975) Erste Ergebnisse einer Untersuchung über Leistungsausfälle bei chronisch psychisch Kranken. In: Huber G (Hrsg) Therapie, Rehabilitation und Prävention schizophrener Erkrankungen. Schattauer, Stuttgart New York
Revenstorf D, Hahlweg K, Schindler L (1979) Interaktionsanalyse von Partnerkonflikten. Z Sozialpsychother 10:185-196
Rutter ML, Brown GW (1966) The reliability and validity of measures of family life and relationships in families containing a psychiatric patient. Soc Psychiat 1:8
Strauss JS, Carpenter WT (1972) The prediction of outcome in schizophrenia. I. Characteristics of outcome. Arch Gen Psychiat 27:739-746
Strauss JS, Carpenter WT (1974) The prediction of outcome in schizophrenia. II. Relationship between predictor and outcome variables. Arch Gen Psychiat 31:37-42
Strauss JS, Carpenter WT (1977) Prediction of outcome in schizophrenia. III. Five-year outcome and its predictors. Arch Gen Psychiat 34:159-163
Strehse W (1977) Der Versuch einer Systematik in der psychiatrischen Rehabilitationsforschung. In: Reimer F (Hrsg) Arbeitstherapie-Praxis und Probleme in der Psychiatrie. Thieme, Stuttgart
Süllwold L (1977) Symptome schizophrener Erkrankungen. Uncharakteristische Basisstörungen. Springer, Berlin Heidelberg New York
Tuma AH, May RA, Yale C, Forsythe AB (1978) Therapist characteristics and the outcome of treatment in schizophrenia. Arch Gen Psychiat 35:81-85
Vaughn CE, Leff JP (1976) The influence of family and social factors on the course of psychiatric illness: A comparison of schizophrenic and depressed neurotic patients. Brit J Psychiat 129:125-137
Vaughn CL, Leff JP (1976a) The measurement of expressed emotion in families of psychiatric patients. Brit J Soc Clin Psychol 15:157-165
Weissman MM (1975) The assessment of social adjustment. A review of techniques. Arch Gen Psychiat 32:357-365
Weissman MM, Bothwell S (1976) The assessment of social adjustment by patient self-report. Arch Gen Psychiat 33:1111-1115
Wieck HH (Hrsg) (1973) Angewandte Psychopathometrie. Janssen-Symposium Düsseldorf. Privatdruck der Fa. Janssen
Wieck HH (1977) Lehrbuch der Psychiatrie. Schattauer, Stuttgart, New York
Wing JK (1976) Eine praktische Grundlage für die Soziotherapie bei Schizophrenie. In: Huber G (Hrsg) Therapie, Rehabilitation und Prävention schizophrener Erkrankungen. Schattauer, Stuttgart New York
Wing JK (1978) Clinical concepts of schizophrenia. In: Wing JK (ed) Schizophrenia. Towards a new synthesis. Academic Press, London. Grune and Stratton, New York
Wing JK, Bennet DH, Denham J (1964) The industrial rehabilitation of long-stay schizophrenic patients. Medical Research Council Memo No 42, H.M.S.O. London
Wing JK, Brown GW (1970) Instutitionalism and schizophrenia. Cambridge University Press
Whitehorn JC, Betz BJ (1960) Further studies of the doctor as a crucial variable in the outcome of treatment of schizophrenic patients. Am J Psychiat 117: 215-223

World Health Organization (WHO) (1973) The international pilot study of schizophrenia (IPSS). WHO, Genf
World Health Organization (WHO) (1979) Schizophrenia. An international follow-up study. Wiley, Chichester, New York, Brisbane, Toronto
Zerssen D v (1979) Klinisch-psychiatrische Selbstbeurteilungs-Fragebogen. In: Baumann U, Berbalk H, Seidenstücker G (Hrsg) Klinische Psychologie. Trends in Forschung und Praxis. Huber, Bern
Zerssen D v (1980) Psychopathometrische Verfahren und ihre Anwendung in der Psychiatrie. In: Peters U (Hrsg) Die Psychologie des 20. Jahrhunderts, Bd X. Kindler, Zürich
Zerssen D v (1980a) Persönlichkeitsforschung bei Depressionen. In: Heimann H, Giedke H (Hrsg) Neue Strategien in der Depressionsforschung. Huber, Bern
Zerssen D v (in press) Personality and affective disorders. In: Paykel ES (ed) Handbook of Affective Disorders. Churchill Livingstone, London
Zerssen D v, Cording C (1978) The measurement of change in endogenous affective disorders. Arch Psychiat Nervenkr 226:35-112
Zerssen D v, Möller HJ (1980) Psychopathometrische Verfahren in der psychiatrischen Therapieforschung. In: Biefang S (Hrsg) Evaluation in der Psychiatrie: Fragestellungen und Methoden. Enke, Stuttgart
Zerssen D v, unter Mitarbeit von Koeller DM (1976) Klinische Selbstbeurteilungsskalen (KSb-S) aus dem Münchener Psychiatrischen Informationssystem (PSYCHIS München). Manuale. Beltz, Weinheim
Zung WWK (1965) A self-rating depression scale. Arch Gen Psychiat 12:63-70
Zung WWK (1971) A rating instrument for anxiety disorders. Psychosomatics 12:371-379

Zusammenfassung der Diskussion des 3. Rahmenthemas Klinische Forschung

In diesem Diskussionsabschnitt beschäftigen sich die Teilnehmer überwiegend mit den strukturellen und inhaltlichen Problemen der Klassifikation.

Vielfach wurde betont, daß auf diesem Gebiet große Chancen der deutschen Psychiatrie lägen, die es wahrzunehmen gelte. Es sei offensichtlich, daß auf dem diagnostischen Sektor die Entwicklung in den englischsprachigen Ländern stagniere. Lange Jahre sei in den Vereinigten Staaten Forschung betrieben worden, die auf einem unzulänglichen, teilweise auf nicht operationalisierbaren Merkmalen aufgebauten Klassifikationssystem (DSM 1) gegründet habe. Viel Energie sei dort auf die Entwicklung standardisierter Forschungsinstrumente verwendet worden, ohne Rücksicht auf die Validität der diagnostischen Kategorien zu nehmen. Erst durch das DSM 3 sei in den Vereinigten Staaten eine breite Diskussion über diagnostiche Kategorien in Gang gekommen, die jahrzehntelang gefehlt habe. Es sei auf diesem Wege zu einer Rückbesinnung auf die deutschsprachige Tradition der psychiatrischen Krankheitslehre und ihre empirisch-deskriptiven Grundlagen, d.h. zu einem "Neokraepelianismus" gekommen. Als wichtigste Vertreter wurden die New Yorker Arbeitsgruppe um Spitzer und die Schule von E. Robins, M. Weisman etc. in St. Louis, Miss. genannt.

Unter wissenschaftstheoretischen Gesichtspunkten deute sich dort ein Paradigmenwechsel an, der nicht nur zu einem neuen System der Kategorisierung von Diagnosen führe, sondern auch eine Veränderung der Sichtweise und des wissenschaftlichen Zugangs zu diagnostischen Merkmalen beinhalte, nämlich von nicht beobachtbaren dynamischen Prozessen zu beobachtbaren, beschreibbaren

Merkmalen und darauf gründenden Konstrukten. Der angesprochenen multiaxialen Diagnostik, die im Ansatz bei der DSM 3 verwirklicht sei, und die konsequenter in der kinder- und jugendpsychiatrischen Diagnoseklassifikation (Rutter et al., Remschmidt und Schmidt 1977) sowie in den Vorbereitungen der Weltgesundheitsorganisation für das ICD 10 Anwendung finde, wurde eine positive Bewertung zuteil.

Die lange Tradition in diagnostischen Fragen, das Vorhandensein von Dokumentationsmaterial, das nach den klassischen Kategorien geordnet sei sowie ein guter Ausbildungsstand in Psychopathologie verschaffe gegenwärtig der deutschsprachigen psychiatrischen Forschung Vorteile, die noch nicht ausreichend genützt würden. Dies wurde zum Teil darauf zurückgeführt, daß die deutsche Psychiatrie standardisierten Klassifikationsschemata lange Zeit reserviert gegenüber gestanden habe, weil man teilweise geglaubt habe, in der Tradition der phänomenologischen Beschreibung der Einzigartigkeit der individuellen Krankheitsgeschichte besser gerecht zu werden. Die Befürchtung, durch standardisierte Untersuchungssituationen das Arzt-Patient-Verhältnis zu zerstören, habe in ähnlicher Richtung gewirkt.

Einigkeit bestand bei den Teilnehmern über die Vorteile standardisierter Klassifikationsschemata. Präzis operationalisierte Kategorien würden Studien im internationalen Vergleich ermöglichen und die Interraterreliabilität im diagnostischen Prozeß verbessern. Schon die Tatsache international übereinstimmender Kategorien fördere die dringend notwendige Konvergenz diagnostischer Konzepte. Nichtsdestoweniger seien die Mängel auch der derzeit gebräuchlichen Klassifiaktionsschemate (ICD 9 und DSM 3) nicht zu übersehen. Die Gesichtspunkte, die zur Bildung und Ordnung diagnostischer Kategorien Verwendung fänden, wechselten innerhalb desselben Systems, wobei es zu einer Vermischung ätiologischer und symptomatologischer Kriterien komme. Angaben über Verlauf und Prognose fehlten häufig. Die Ansätze einer multiaxialen Klassifikation könnten als Versuch gewertet werden, den für Diagnose, Behandlung und Verlauf bedeutsamen Einflußfaktoren jenseits der klinischen Diagnostik gerecht zu werden. Eine multidimensionale Diagnose im Sinne einer echten mehrdimensionalen Taxonomie gebe es aber noch nicht. Die Weiterentwicklung multiaxial kodierter und dokumentierter Daten sei eine wichtige international zu koordinierende Forschungsaufgabe.

In Fragen der Ausbildungsförderung wurde ein Mangel an qualifizierten und kontinuierlich mit Forschungsfragen beschäftigten Mitarbeitern beklagt. Insgesamt sei das methodologische Bewußtsein der Ärzte, das in Teilbereichen der Psychiatrie erst durch besser geschulte Psychologen Eingang gefunden habe, noch zu wenig ausgebildet. Gerade hier stelle die Einführung standardisierter Klassifikationsschemata einen hohen didaktischen Wert dar, der das Methodenbewußtsein schärfe.

Dem behaupteten Rückstand auf dem Gebiet der biologisch-psychiatrischen Forschung standen die Teilnehmer ohne zureichende Erklärung gegenüber. Gründe wurden in der historischen Entwicklung dieses Faches gesucht. Die Desavouierung der biologischen, insbesondere der genetischen Psychiatrie durch den Nationalsozialismus habe dazu geführt, daß junge Wissenschaftler sich nur zögernd diesem Forschungsgebiet zuwenden würden. Auf diesem Gebiet tätige Wissenschaftler müßten mühsam Barrieren – vorwiegend psychologischer Art – überwinden, um Anerkennung für ihre Ergebnisse in der fachlichen und in der weiteren Öffentlichkeit zu finden. In der weiteren Diskussion wurde deutlich, daß es immerhin einige Zentren in der Bundesrepublik gebe, die in wichtigen Teilbereichen der biologischen Psychiatrie Hervorragendes leisten würden, wenn auch beispielsweise nur eine einzige Substanz unter den zahlreichen neueren Psychopharmaka hier entwickelt worden sei: das Clozapin, das wegen sehr seltener Schädigung des blutbildenden Systems wieder aus dem Handel gezogen werden mußte. An der desolaten Lage der psychiatrisch-genetischen Forschung kam jedoch kein Zweifel auf.

Der Vorsprung auf dem Gebiet der klinisch relevanten Klassifikation könne aber auch der biologischen Psychiatrie Nutzen bringen. Viele der beeindruckenden biologisch-psychiatrischen Ergebnisse aus den Vereinigten Staaten seien von geringer Relevanz, da elaborierte, biologische Methoden mit unzureichend erfaßten oder fragwürdig kategorisierten, psychopathologischen bzw. klinischen Befunden korreliert worden seien. Die Arbeitsgruppe um Hippius in München zeichne sich gerade dadurch aus, biologische Methoden mit einer differenzierten und validen klinischen Diagnostik verbunden zu haben.

4 Psychophysiologie und Psychosomatik

Psychophysiologische Forschung

J. Fahrenberg[1]

1 Bestandsaufnahme

1.1 Historische Entwicklung

Psychophysiologie ist eine neue und alte Disziplin. Die erste Verwendung des Begriffs stammt von dem Psychiater Nasse (1822). Die *empirische* Psychophysiologie ist auch hauptsächlich in Deutschland und Mitteleuropa entwickelt worden: in Wilhelm Wundts erstem experimentalpsychologischen Labor, außerdem durch Lange, Lehmann, Weber, Ziehen, Mosso u.a. bis zur EEG-Forschung von Berger. Von Berger (1921) ist die Formulierung geprägt worden, daß die Psychologie und die Physiologie hier als "gleichberechtigte und gleichwertige" Wissenschaftsgebiete anerkannt werden. Durch die Forderung nach Doppelbetrachtung und Komplementarität ist die Psychophysiologie von den Nachbarfächern abzuheben: einerseits von der meist reduktionistisch und neurophysiologisch angelegten Physiologischen Psychologie und Neuropsychologie und andererseits von der oft noch ausschließlich tiefenpsychologisch-hermeneutischen Psychosomatik.

Eher als die wissenschaftstheoretischen und methodologischen Prinzipien (s. Fahrenberg 1979a) eignen sich die hauptsächlichen Arbeitsgebiete zur anschaulichen Charakterisierung dieser Disziplin.

---

[1]Forschungsgruppe Psychophysiologie, Psychologisches Institut der Albert-Ludwigs-Universität, Peterhof, 7800 Freiburg

Psychophysiologische Analysen von Angstzuständen oder Streßreaktionen lassen vielleicht am besten erkennen, was hier gemeint ist (s. z.B. Birbaumer 1977). Man kann wesentlich genauere Bedingungsanalysen der Angst und tiefere Einblicke in den Therapieprozeß erreichen, wenn psychologische Daten über affektives Erleben, körperliches Befinden und psychodynamische Prozesse des Patienten kombiniert werden mit den objektiven Verhaltensdaten und mit den zentralnervösen und vegetativ-endokrinen Meßwerten.

Die theoretischen Konzepte und die Methodik solcher *Mehrebenenforschung* zu liefern bzw. zu entwickeln, ist eine hauptsächliche Aufgabe der Psychophysiologen. Wie hängen bestimmte Befindensäußerungen und Verhaltensweisen mit bestimmten physiologischen Prozessen zusammen? Welche Verbindungen bestehen zwischen psychopathologischen Befunden und psychophysiologischen Beobachtungen?

Zur *Allgemeinen Psychophysiologie* gehört die Analyse von Emotionen, Stimmungen und anderen Befindensweisen, ganz allgemein die Aktivierungs- und Stress-Theorie, aber auch Themen wie Entspannung, Schlaf und andere psychophysische Zustandsänderungen, Prozesse der selektiven Aufmerksamkeit, Orientierung und Habituation – jedoch nicht die Sinnesphysiologie und Psychophysik. Als Bindeglieder zur psychopathologischen Forschung dominieren die Emotionsforschung und die Psychophysiologie kognitiver Prozesse.

In der *Differentiellen Psychophysiologie* geht es um die Analyse von individuellen Unterschieden sowohl in den aktuellen Reaktionsmustern und Zustandsänderungen als auch in den überdauernden "konstitutionellen" Eigenschaften der Personen. Die Ursprünge finden sich in der psychiatrischen Neurosenlehre, insbesondere in der Lehre von Nervosität, Neurasthenie und Hypochondrie, sowie in der Konstitutionslehre und in der neueren Persönlichkeitsforschung.

In der *Klinischen Psychophysiologie* führte die Analyse emotionaler und kognitiver Störungen zu psychophysiologischen Forschungsansätzen bei nahezu allen großen psychosomatischen und psychiatrischen Krankheitsbildern. Neben diesen ätiologisch und differentialdiagnostisch ausgerichteten Arbeiten sind zunehmend auch psychophysiologisch orientierte Behandlungsverfahren und eine psychophysiologische Therapieforschung, vor allem über Entspannungstechniken und Biofeedback entstanden. Wichtige Gebiete, die hier ausgeklammert werden müssen, sind die klinische EEG-Forschung und die psychophysiologisch orientierte Psychopharmakologie.

Die große Tradition und zeitweilig führende Rolle der deutschen Wissenschaftler ist – wie auch in anderen Disziplinen – für die Psychophysiologie und Physiologische Psychologie verloren gegangen: durch den Nationalsozialismus und Krieg, später durch den Mangel an Forschungspotential, aber auch durch einen deutlichen Wandel der Interessenstruktur innerhalb der Fächer.

Seit etwa 10 Jahren sind jedoch an mehreren Psychologischen Instituten Laboratorien gegründet worden, zunehmend auch an Psychiatrischen Kliniken; inzwischen ist Psychophysiologie an einigen Psychologischen Instituten Lehr- und Prüfungsfach. In den deutschsprachigen Ländern gibt es jetzt ungefähr zwanzig Laboratorien an Psychologischen Instituten und ungefähr ein Dutzend in Kliniken und anderen Einrichtungen, ohne die spezialisierten EEG-Abteilungen zu zählen. Diese psychophysiologischen Laboratorien sind von sehr unterschiedlicher Größe und Ausstattung, doch gibt es mehrere, welche dem Vergleich mit durchschnittlichen amerikanischen Laboratorien ohne weiteres standhalten.

Eine Inhaltsanalyse von zehn deutschsprachigen Zeitschriften der Psychiatrie, Psychosomatik und Klinischen Psychologie zeigt, daß zwischen 1960 und 1980, bei in etwa gleichbleibender Gesamtzahl von Aufsätzen, der Anteil psychophysiologischer Beiträge erheblich gestiegen ist: von durchschnittlich einer Arbeit Anfang der 60er Jahre auf durchschnittlich neun Arbeiten Ende der 70er Jahre (ein Review des Zeitraums 1969 bis 1979 s. Fahrenberg 1979b).

In den angloamerikanischen Fachzeitschriften ist jedoch die psychophysiologische Forschung der deutschsprachigen und der anderen europäischen Länder bisher sicher noch unterrepräsentiert. Aus dieser Einsicht haben sich anläßlich einer Tagung mehrere europäische Psychophysiologen erfolgreich dafür eingesetzt, daß die international wichtigste Zeitschrift "Psychophysiology" dieses Handikap durch ausdrückliche Appelle und zwei, im Jahre 1981 speziell für europäische Autoren redigierte Hefte ausgleicht. Außerdem haben die Gutachtergruppen in den betreffenden SFB- und SPP-Projekten wiederholt gedrängt, die Sprachbarriere zu überwinden und in den angloamerikanischen Zeitschriften zu publizieren, auch wenn dies mehr Mühe, Kontrolle und Anpassung bedeutet.

1.2 Rückstand von Forschungsgebieten

Die hauptsächlichen Forschungsgebiete der Psychophysiologie sind auch hierzulande durch die eine oder andere Untersuchung vertreten, manche der in den USA gerade populären Themen vielleicht sogar stärker als es sich eigentlich lohnt. Als große Lücke fällt auf, daß bisher keine psychophysiologisch fundierten prospektiven bzw. longitudinalen Studien ähnlich dem Schizophrenie-Projekt von Mednick, Schulsinger und Venables und dem Koronarrisiko-Projekt mit sog. Typ A/B-Verhalten im Sinne von Rosenman u. Friedman existieren. Ein auch gesundheitspolitisch schwerwiegendes Defizit besteht hinsichtlich der empirischen, z.T. also auch psychophysiologisch abzusichernden Bewährungskontrolle der RVO-Heilverfahren in den sog. Kurkliniken. Mangels adäquater Forschung kann die Effektivität solcher Heilverfahren bei psychosomatisch gestörten Kurpatienten auch weiterhin kaum beurteilt werden (s. Fahrenberg u.a. 1978).

Es fehlt sicher eine hinreichende Entwicklung der Nachbardisziplinen Physiologische Psychologie und Psychosomatische Medizin. Dies ist seit langem allgemein bekannt und hat zu einigen Initiativen und Förderprogrammen geführt.

2 Qualität der Forschung

2.1 Anspruchsvolle Forschung

Anspruchsvolle psychophysiologische Forschung, die theoretisch und methodisch dem Vergleich mit angloamerikanischer Forschung standhält, gibt es meines Erachtens an mehreren deutschsprachigen Instituten und Kliniken. Einen Katalog solcher Einzelprojekte zu geben, wäre hier kaum zweckdienlich und ohne nähere Erläuterungen und Kriteriendiskussion auch zu oberflächlich. Bevor ich eine allgemeine Bewertung zu formulieren versuche, möchte ich aber einige *Themen* und *Arbeitsrichtungen* hervorheben, welche hier in mehr als nur einem Projekt, also relativ breit und kontinuierlich verfolgt werden. (Übersichten finden sich u.a. bei Birbaumer 1977, 1978, Cohen u. Meyer-Osterkamp 1974, v. Eiff 1976, Fahrenberg 1979a, v. Uexküll 1979, Myrtek 1980, Vaitl 1982, Wittling 1980; von angloamerikanischen Autoren: Greenfield u. Sternbach 1972, Lader 1975, Venables u. Christie 1975).

1. Orientierungsreaktion auf sensorische Reize und Habituation dieser Orientierungsreaktion. Die Orientierungsreaktion wird meist anhand elektrodermaler Aktivität, Herzfrequenzreaktion oder EEG-Desynchronisation bestimmt und dient als experimenteller Zugang zu bestimmten Aspekten der zentralnervösen Erregungs-Hemmungs-Prozesse bei der Bewertung von Signalen. Die Gewöhnung an wiederkehrende Signale, die Habituation, kann als der elementarste Lernprozeß angesehen werden. Genaue Untersuchungen der Orientierungsreaktionen tragen z.B. auch zur Beurteilung der Bewußtseinsstörungen komatöser Patienten bei. Das Fehlen der Orientierungsreaktion und/oder nicht-habituierende Orientierungsreaktionen scheinen im Vergleich zu Kontrollen gehäuft bei Patientengruppen des depressiven und schizophrenen Formenkreises vorzukommen. Weder die Spezifität und Konfiguration dieser Befunde, noch die von einigen Autoren vertretene Hypothese eines allgemein höheren Aktivierungsniveaus bei ängstlichen Patienten konnten bisher hinreichend geklärt werden. Es bestehen inzwischen mehrere anspruchsvolle Forschungsvorhaben zur Psychophysiologie und Therapie von chronischer Angst und zu den hypothetischen psychophysiologischen Bausteinen einer Theorie depressiver Syndrome. Dies sind attraktive Arbeitsrichtungen, welche zu einer intensiven Programmforschung drängen.

2. Grundlagenstudien über verschiedene Komponenten der evozierten kortikalen Potentiale (insbesondere P 300, CNV, PINV). Im Hinblick

auf kognitive Informationsverarbeitung und motivationale Bedeutung, Bereitschaftsfunktion, Vermeidungsverhalten sowie Modifizierbarkeit durch Biofeedback ist während der letzten Jahre eine Forschungseinrichtung mit hohem Niveau entstanden.

3. Schlaf- und Traumforschung und circadiane Zustandsänderungen. Hier existieren mehrere methodisch fortgeschrittene Projekte über Schlafstörungen, Schlafentzug sowie Zusammenhänge mit depressiven Phasen, auch im Hinblick auf Desynchronisationsphänomene u.a. chronobiologische Fragestellungen.

4. Biofeedback-Forschung. Während die Grundlagenstudien weiterhin ein lernpsychologisch und psychophysiologisch interessantes Paradigma erkennen lassen, haben die klinisch orientierten Erprobungen, hier vorzugsweise bei Patienten mit essentieller Hypertonie und Spannungskopfschmerz, zu einer deutlich nüchterneren Beurteilung geführt. Weitere spezielle Anwendungsgebiete (u.a. Training von Patienten mit Skoliose, Torticollis) werden zur Zeit erkundet.

5. Psychosozialer Stress. Im offenkundigen Widerspruch zur Popularität dieses Begriffs in den Massenmedien und in der Fachliteratur existieren nur sehr wenige anspruchsvollere Studien. Die bedauerliche Subjektivierung des Stressbegriffs durch einige Autoren, welche sich dann mit Fragebogen und anderen subjektiven Aussagen oder ausschließlich sozialwissenschaftlichen Methoden begnügen, steht einer gründlichen Mehrebenenanalyse entgegen. Während es auf dem Gebiet der Herz-Kreislauf-Krankheiten wenigstens einige Forschungsvorhaben gibt, wird z.B. "Schulstress" nur von einer Gruppe psychophysiologisch untersucht. Hervorzuheben sind mehrere neuere Untersuchungen über Belastungs-Beanspruchungs-Prozesse am Arbeitsplatz, von denen einige durch das BMFT-Programm "Humanisierung des Arbeitslebens" gefördert wurden. Der Forschungsstand, welcher für eine wissenschaftlich begründete Maßnahmenberatung zwecks Prävention psychosomatischer Krankheiten erforderlich ist, konnte m.E. noch nicht erreicht werden. Auch das frühere DFG-Fluglärmprojekt hat den hohen Schwierigkeitsgrad von angewandter Forschung dieser Art aufgezeigt.

6. Diagnostik von Aktivierungsprozessen. Einige Arbeitsgruppen befassen sich mit den Konzepten und Methoden, welche zur Routinediagnostik psychophysischer Zustandsänderungen (Erfassung von Intensität und Muster der Reaktionen) eingesetzt werden. Zwar ist die Analyse der Methodenprobleme – auch im Vergleich zu den USA – relativ fortgeschritten, doch wird die praktische Anwendung der Methodik dadurch nicht gerade erleichtert, sondern – wie auch in den anderen Disziplinen – durch weitere Problemspaltung z.T. kompliziert. Wenn man bei etwa einem Drittel der gesunden Individuen in einem typischen Aktivierungsexperiment ein individual-spezifisches Reaktionsmuster findet, so ist dies ein wichtiger Baustein für die Pathogeneselehre psychosomatischer Symptombildung. Aus der Disposition, relativ unabhängig von den qualitativ verschiedenen Reizen und Belastungen ein bevorzugtes Reaktionsprofil zu zeigen, z.B. hauptsächlich mit dem Blutdruck oder hauptsächlich mit Muskelanspannung zu reagieren, könnte u.U. eine chronische Störung entstehen. Die Existenz solcher indivudual-spezifischer Muster ist jedoch zugleich ein wesentlicher Einwand gegen die Verwendung eines einzelnen Aktivierungsparameters als *Indikator* für allgemeine psychophysische Aktivierung. Der individuelle Habituationsprozeß der Orientierungsreaktion z.B. im EEG kann erheblich abweichen vom Habituationsverlauf der elektrodermalen Aktivität und Herzfrequenz oder der Habituation auf der Ebene subjektiver Reizbeachtung.

7. In der Psychosomatik haben sich die anspruchsvolleren psychophysiologischen Arbeiten auf wenige Krankheitsbilder konzentriert, primär auf die essentielle Hypertonie sowie auf Koronarkrankheit und Spannungskopfschmerz, doch gibt es auch neue Forschungsansätze zur Psychophysiologie von Magenfunktion und Atemfunktion. Es handelt sich hier meist um klinische Psychophysiologie in Instituten, denn in den psychosomatischen Fachkliniken selbst findet solche Forschung noch kaum statt.

8. In der Konstitutionsforschung ist die traditionelle Frage nach systematischen Beziehungen zwischen Persönlichkeitsmerkmalen und vegetativ-endokrinem System, Körperbau und Krankheitsdispositionen weitergeführt und zunehmend skeptisch behandelt worden. Es exi-

stieren allerdings mehrere interessante Nachfolgeprobleme dieser Konstitutionslehre, z.B. die individualspezifischen Reaktionsmuster und aktuelle Studien über Persönlichkeitsmerkmale und Koronarrisiko.

2.2 Einführung neuer Paradigmen, Theorien und Theorieelemente

In den meisten Fällen existieren mehr oder minder deutliche Vorbilder für die genannten Projekte in der angloamerikanischen Literatur, andererseits ist — REM-Schlaf und Biofeedback ausgenommen — keines der Themen wirklich neu, sondern schließt an ältere Fragestellungen und Forschungsideen an. Überhaupt findet man in der Psychophysiologie und Psychosomatik eher einen Überfluß an Ideen, Spekulationen und populären Meinungen und zu wenig Anstrengungen, die empirisch unzutreffenden und fehlerhaften Hypothesen durch kritische Prüfung und Replikation auszuscheiden. Deshalb muß psychophysiologische Forschung gerade in diesem Bereich wesentlich eine kritische, z.T. destruktive Funktion haben. So sind zentrale Begriffe wie "Aktivierung/Arousal", "Stressreaktion" "non-responder"-Verhalten, "Psychovegetative Labilität", "psychosomatische Spezifität" noch immer sehr vage theoretische Begriffe, welche dennoch weithin verwendet werden. Da es an einigermaßen anerkannten operationalen Definitionen und an der Bereitschaft zu unabhängiger Replikation publizierter Befunde mangelt, außerdem Standardisierungsvorschläge der Labormethodik auch international noch sehr selten sind, bleiben Vergleiche zwischen verschiedenen Laboratorien oder Kliniken weiterhin sehr fragwürdig (Fahrenberg 1982).

Die psychophysiologische Forschung profitiert allerdings stark von den technischen Entwicklungen, von der Computertechnik für Experimentalsteuerung, Biosignalanalyse und Datenverarbeitung bis zur klinisch-chemischen Labormethodik. Weitaus geringer sind die Fortschritte bei der Erfassung der psychischen Merkmale und ihrer sozialen Bedingungen. Dies liegt gewiß auch an den grundsätzlichen Schwierigkeiten, das individuelle Befinden oder psychodynamische Prozesse zuverlässig zu skalieren, aber auch an dem hohen Arbeitsaufwand für empirische Verhaltensanalysen in Labor und Alltag, so daß solche Daten nur selten in angemessener Weise berücksichtigt werden. Der breite und unkritische Gebrauch von Fragebogen allein ist sicher eine Fehlentwicklung.

Statt großer Paradigmenwechsel sind auch hierzulande nur kleine Schritte in der Entwicklung kontrollierter Empirie festzustellen. Als typische Strategie-Entwicklungen sind zu nennen:

Psychophysiologische Einzelfallstudien,
Nachbildung lebensnaher Belastungen in Aktivierungsexperimenten,
Doppelstrategie von Labor-Feld-Studien an simulierten und realen Arbeitsplätzen,
Überwachung der psychophysischen Beanspruchung durch tragbare, mikroprozessorgestützte Datenerfassungssysteme,
Standardisierungsbemühungen bei bestimmten häufig benutzten Versuchsanordnungen (Analyse von P300, CNV, Biofeedback, Habituation der OR).

2.3 Praktisch bedeutsame Forschungsfortschritte

Beim gegenwärtigen Forschungsstand der Psychophysiologie müssen also zuerst die kritische Funktion und die Beiträge zur empirisch begründeten Eindämmung spekulativer Konzepte betont werden.

Unmittelbare praktische Bedeutung könnte der Psychotherapieforschung zukommen. Hier gibt es mehrere, ausdrücklich psychophysiologisch orientierte Projekte zur Effekt-, Prozeß- und Indikationsforschung, und zwar in allen hauptsächlichen Schulrichtungen: Psychoanalyse, Verhaltenstherapie, Gesprächspsychotherapie, außerdem Forschungsvorhaben mit psychophysiologischer Diagnostik zwecks differentieller Psychotherapieindikation.

Durch arbeitspsychologische und ergonomische Forschungsvorhaben werden, in der DDR ebenso wie in den westlichen Ländern, z.T. psychophysiologisch fundierte Beiträge zur Gestaltung industrieller Arbeitsbedingungen zwecks Reduktion psychophysischer Überbeanspruchung oder Fehlbeanspruchung angestrebt (siehe auch Neufassung des Entwurfs zu DIN 33 405 "Psychische Belastung und Beanspruchung").

Praktisch bedeutsam kann aber auch ein zunächst vielleicht abstrakt klingender Befund aus Grundlagenstudien sein. Gründliche multivariate Studien nach dem Prinzip der Mehr-Ebenen-Registrierung lassen nur eine relativ geringe Korrelation zwischen und innerhalb dieser Ebenen erkennen. Dies gilt sowohl für momentane Aktivierungsprozesse als auch für sog. psychovegetative Syndrome und überdauernde Persönlichkeitseigenschaften. Solche Diskrepanzen, die erst in neuerer Zeit hinreichend systematisch beschrieben wurden, sollten zumindest in bestimmten Bereichen auch direkte Konsequenzen für die Diagnostik haben: die multivariate psychologisch-physiologische Mehr-Ebenen-Beschreibung ist unverzichtbar, wenn grobe Fehleinschätzungen vermieden werden sollen. Dies bedeutet zum Beispiel für die Stressforschung: Aussagen, welche sich auf die behauptete Unspezifität der Reaktionen stützen und isoliert nur eines der Merkmale, sei es subjektives Unwohlsein, Catecholamine oder Herzfrequenz, als "Indikator" benutzen, sind wahrscheinlich unzuverlässig. Insbesondere wird eine allein subjektive Daten nutzende Beanspruchungs-(Stress)-Diagnostik zu groben Fehlbeurteilungen führen.

2.4 Zur Frage einer führenden Stellung

Die psychophysiologische Forschung hat während des vergangenen Jahrzehnts durch die Gründung mehrerer Laboratorien eine intensive Entwicklung gewonnen und hat nach dieser Aufbauphase auch anspruchsvollere Forschungsvorhaben begonnen. Im Vergleich zur amerikanischen Forschung ist jetzt ein qualitativ vergleichbares Niveau bei allerdings quantitativ wesentlich geringerer Kapazität bzw. Breite vorhanden. Auf einigen Gebieten wird nach meinem Eindruck hier bereits gründlicher gearbeitet als in amerikanischen Laboratorien, jedoch kann wohl keiner der deutschprachigen Gruppen auf ihrem Gebiet eine international führende Rolle zugesprochen werden.

3 Aufwand-Ertrags-Aspekte

Wegen der relativ hohen Investitionen für die Grundausstattung psychophysiologischer Forschungseinrichtungen wird gerade in dieser Disziplin sowohl selbstkritisch als auch von außen die Nutzenfrage nicht selten gestellt und je nach persönlichen Bewertungsmaßstäben beantwortet. Zunächst muß die Aufbauleistung des vergangenen Jahrzehnts gesehen werden und für jedes einzelne Labor die Notwendigkeit einer drei bis fünf Jahre dauernden Einrichtungs- und Anlaufphase, die aber in der Regel von allen Beteiligten massiv unterschätzt wird. Auch die hohen Investitionen für das spezielle wissenschaftliche Training auf diesem Gebiet sind wohl kaum an den Arbeitsresultaten der ersten Jahre hinreichend zu bemessen; allerdings wird sich die Ertragsfrage im zweiten Jahrzehnt dringlicher stellen. Gegenwärtig sehe ich keine überzeugenden Argumente, das Aufwand-Ertrags-Verhältnis pessimistischer zu sehen als in den Nachbardisziplinen. Diese Stellungnahme ist durchaus vereinbar mit den folgenden, aus manchen Erfahrungen stammenden Hinweisen auf Mängel bzw. Optimierungsmöglichkeiten.

4 Gründe für Mängel und herausragende Leistungen

Ein Teil des Forschungspotentials wird – wie vermutlich in allen Disziplinen – unergiebig eingesetzt, zum Teil in einer Gelegenheitsforschung mit kleinen Studien, unzureichender Methodik und häufig wechselnder Thematik. Im Regelfall ist nur eine interdisziplinär angelegte psychophysiologische Programmforschung aussichtsreich. Eine Arbeitsgruppe muß sich nach der mehrjährigen Aufbauphase in personeller, finanzieller und institutioneller Kontinuität einer bestimmten Fragestellung mehrere Jahre widmen können. Als kritische Größenordnung für effiziente Forschung sehe ich folgenden Stellenplan an:

zwei Psychophysiologen (vorzugsweise einer mit primär psychologischer und einer mit primär medizinischer Ausbildung; falls sie

durch ein achtstündiges Lehrdeputat oder klinische Verpflichtungen voll belastet sind, wäre noch eine dritte Planstelle zum Ausgleich nötig)
ein Diplom-Mathematiker oder Diplom-Informatiker
ein Diplom-Ingenieur und/oder Elektroniktechniker
eine MTA/PTA
eine Sekretärin
eine Datenerfasserin
Außerdem Mittel für studentische Hilfskräfte sowie angemessene Sachmittel für Gerätebeschaffung und Verbrauchsmaterial.

Von den erwähnten ca. 30 Psychophysiologie-Laboratorien im deutschsprachigen Bereich haben nur sehr wenige (vier oder fünf) näherungsweise diese kritische Größenordnung erreicht. Sicher wird es auch kreative Einzelgänger geben und geben müssen, doch verlangt gerade die psychophysiologische Forschung in der Regel eine interdisziplinäre Zusammenarbeit und eine erhebliche Grundausstattung (Meß- und Registriergeräte, Prozeßrechner, Labortechnik) mit entsprechend spezialisierten Mitarbeitern.

Ein besonderer Mangel an innerfachlicher Information besteht m.E. nicht. Durch die seit 1972 stattfindenden Psychophysiologie-Tagungen und dank der speziellen, von der DFG geförderten Kolloquien sind die Projekte wechselseitig relativ gut bekannt.

Strukturell sehr ungünstig ist die - alter Fakultätengliederung folgende - Aufteilung in psychophysiologische Forschung an *Psychologischen Instituten* und psychophysiologische Forschung an *Kliniken* andererseits. Den Instituten fehlt der Zugang zu Patienten, aber auch zum klinisch-chemischen Labor u.a. Einrichtungen. In den Kliniken sind wegen der anderen Prioritäten oft die Ausgangsbedingungen für methodisch und zeitlich anspruchsvolle Studien ungünstig und in manchen Bereichen (s. F. Lamprechts Beitrag zur Lage der Psychosomatischen Medizin) noch kaum entwickelt. In den USA bestehen in dieser Hinsicht an vielen Orten wesentlich günstigere Voraussetzungen für Kooperation und Austausch von Forschungsmethodik und klinischer Forschungsmöglichkeit. Die geschilderten typischen Strukturmängel und die zunehmende Bürokratisierung der deutschen Universitäten (Jadot u.a. 1980) hemmen anspruchsvollere Forschung meines Erachtens noch stärker als dies in vielen Diskussionen ausgedrückt wird.

Ein wesentliches Hindernis war bisher das Fehlen einer speziellen Ausbildung in psychophysiologischer Forschungsmethodik, die ja in den siebziger Jahren noch weitgehend autodidaktisch erworben werden mußte. Inzwischen gibt es allmählich eine zweite Generation, die auf einem wesentlich höheren wissenschaftlichen Ausgangsniveau an die Forschungsvorhaben herangehen kann. Zweckmäßig wären einige Postgraduierten-Stipendien, da es hier inzwischen genügend fortgeschrittene Laboratorien gibt, um den USA-Aufenthalt in vielen Fällen zu ersparen, jedoch bestehen wegen Bürokratie und Stellenproblematik nur noch wenig Anreize und Chancen, eine zusätzliche wissenschaftliche Qualifikation durch längere Fortbildungsphasen an zwei oder drei deutschsprachigen Laboratorien anzustreben.

5 Schlußfolgerungen

Nach einer Aufbauphase in den siebziger Jahren hat die psychophysiologische Forschung in den deutschsprachigen Ländern in einigen Arbeitsrichtungen ein international vergleichbares Niveau, aber keine führende Rolle erreicht. Nur sehr wenige der Laboratorien haben eine effiziente Größenordnung, um bestimmten Fragestellungen hinreichend gründlich und kontinuierlich nachgehen zu können. Anspruchsvolle Forschung wird künftig wahrscheinlich noch stärker eine bewußte Schwerpunktbildung verlangen.

Der gegenwärtige Forschungsstand und die Unsicherheit der Bewertungsmaßstäbe sprechen gegen eine entschiedene Definition von besonders aussichtsreichen Forschungsthemen. So sind nur *Globalziele* hervorzuheben:

Grundlagenforschung zu bestimmten psychophysiologischen *Symptommechanismen* psychosomatischer und psychiatrischer Krankheitsbil-

der, sofern sehr gründliche Programmforschung mit Replikationen gewährleistet ist,
Stressforschung, soweit sie methodisch anspruchsvoller und in Labor-Feld-Doppelstrategie auch realistisch angelegt ist,
Längsschnittstudien, d.h. prospektive Studien hinsichtlich psychosomatischer Störungen und Evaluationsstudien hinsichtlich Psychotherapie und Rehabilitationsmaßnahmen, sofern eine hinreichende Einigung und Standardisierung der Forschungsmethodik erreicht werden kann.

Wesentlich sind auch die Grundlagenforschung der Nachbardisziplinen Physiologische Psychologie und Neuropsychologie einschließlich tierexperimenteller Arbeiten und eine generell stärkere Motivation, innerhalb der Psychosomatischen Medizin eine empirisch kontrollierte und methodisch anspruchsvollere Programmforschung voranzubringen.

Literatur

Berger H (1921) Psychophysiologie. Fischer, Jena

Birbaumer N (Hrsg) (1977) Psychophysiologie der Angst, 2. Aufl. Urban & Schwarzenberg, München

Birbaumer N (1978) Biofeedback. In: Pongratz LJ (Hrsg) Klinische Psychologie. Hogrefe, Göttingen (Handbuch der Psychologie, Bd 8/2, S 2082-2103)

Cohen R, Meyer-Osterkamp S (1974) Experimentalpsychologische Untersuchungen in der psychopathologischen Forschung. In: Schraml WJ, Baumann U (Hrsg) Klinische Psychologie II. Huber,Bern, S 457-485

Eiff AW v (Hrsg) (1976) Seelische und körperliche Störungen durch Streß. Fischer, Stuttgart

Fahrenberg J (1979a) Psychophysiology. German Journal of Psychology 3:321-343

Fahrenberg J (1979b) Psychophysiologie. In: Kisker KP u.a. (Hrsg) Psychiatrie der Gegenwart, Bd I/1, 2. Aufl. Springer, Berlin Heidelberg New York, S 91-201

Fahrenberg J (1982) Psychophysiologische Methodik. In: Groffman KJ, Michel L (Hrsg) Verhaltensdiagnostik. Hogrefe, Göttingen (Psychologische Diagnostik. Enzyklopädie der Psychologie, Bd 4)

Fahrenberg J, Medert-Dornscheidt G, Wittmann WW, Knobloch H (1978) Grundlagen einer Psychologischen Diagnostik- und Indikations-Hilfe im Hinblick auf die effektive Behandlung von Patienten mit Psychosomatischen Krankheiten oder Störungen in stationären Heilverfahren, insbesondere mit psychotherapeutischen Maßnahmen. Unveröff. Gutachten im Auftrag der BfA, Berlin. Psychologisches Institut, Forschungsgruppe Psychophysiologie, Freiburg

Greenfield NS, Sternbach RA (eds) (1972) Handbook of Psychophysiology. Holt, New York

Jadot J u.a. (1980) Hochschulmanagement in Europa (OECD-Studie: "Untersuchung zu Stand und Entwicklung der Hochschulverwaltung in Europa"). Deutsche Bearbeitung: Bender I, Henning W. Universität Trier
Lader M (1975) The psychophysiology of mental illness. Routledge & Kegan Paul, London
Myrtek M (1980) Psychophysiologische Konstitutionsforschung. Hogrefe, Göttingen
Nasse F (1822) Grundzüge der Lehre von dem Verhältnis zwischen Seele und Leib in Gesundheit und Krankheit. Zeitschrift für psychische Ärzte 5, Heft 1, 1-35
Uexküll T v (Hrsg) (1979) Lehrbuch der Psychosomatischen Medizin. Urban & Schwarzenberg, München
Vaitl D (Hrsg) (1982) Essentielle Hypertonie. Springer, Berlin Heidelberg New York
Venables PH, Christie MJ (eds) (1975) Research in psychophysiology. Wiley, London
Wittling W (1978) Psychophysiologische Diagnostik. In: Wittling W (Hrsg) Handbuch der Klinischen Psychologie, Bd 1. Hoffmann u. Campe, Hamburg, S 234-280

Psychosomatische Forschung

F. Lamprecht[1]

1 Historisches

Die Psychosomatik ist in der Deutschen Akademischen Medizin ein sehr junges Fach. Die erste psychosomatische Universitätsklinik wurde mit Unterstützung der Rockefeller-Foundation 1950 unter Alexander Mitscherlich in Heidelberg gegründet. Wenn man den Weg von damals bis heute verfolgt, so ist mit der Aufnahme des Faches in die Approbationsordnung und seiner Anerkennung als obligatorisches Unterrichtsfach für die heranzubildenden Ärzte und der Etablierung psychotherapeutisch-psychosomatischer Lehrstühle innerhalb der meisten medizinischen bzw. klinischen Fakultäten in der Bundesrepublik Erstaunliches geleistet worden. Um das zu erreichen wurde sehr viel Energie in fachpolitischen Auseinandersetzungen und für Unterrichtsfragen gebunden. Es ist sicher kein Zufall, daß die Etablierung der ersten psychosomatischen Klinik innerhalb einer Universität in Heidelberg erfolgte, da hier das Terrain für psychosomatische Gedankengänge durch eine langjährige Tradition innerhalb der inneren Medizin und Neurologie vorbereitet war, ich denke dabei an L. Krehl, R. Siebeck, P. Vogel und vor allem an V. v. Weizsäcker, an dessen Namen sich die Entstehung der Fachdisziplin Psychosomatik knüpft (1). Daneben sind u.a. noch G. v. Bergmann, G. Heyer, A. Jores und Th. v. Üxküll zu erwähnen, die an der Entwicklung der klinischen Psychosomatik in Deutschland herausragenden Anteil hatten.

---

[1]Abteilung für Psychosomatik und Psychotherapie, Klinikum Steglitz der Freien Universität, Hindenburgdamm 30, 1000 Berlin 45

Im außeruniversitären Bereich war es die ehemalige Nervenheilanstalt Rasemühle, die Gottfried Kühnel 1949/50 in eine psychosomatische Fachklinik umwandelte, in welcher dann Werner Schwidder seine fruchtbare Tätigkeit entfalten konnte (2). Dort entstand unter seinem Einfluß ein Zentrum für praxisnahe psychosomatische Forschung, welches weit über die Grenzen Deutschlands hinaus bekannt wurde. Tiefenbrunn – so wurde die Klinik umbenannt – ist auch heute noch ein Forschungs- und Ausbildungszentrum, und ein Großteil der in der psychosomatischen Medizin tätigen Ärzte in der BRD haben entweder direkt oder indirekt entscheidende Impulse von dort erhalten. Schwidder seinerseits kam aus Berlin und knüpft damit an die große Zeit des Berliner Psychoanalytischen Institutes an. Er arbeitete dort in dem anfänglich von Kemper geführten Zentralinstitut im Arbeitskreis von Schultz-Hencke, zusammen mit Frau Seif, Frau Fuchs-Kamp und Frau Dührssen, die in ihrer großen katamnestischen Studie an über 1000 Fällen die diagnostischen und prognostischen Kriterien Schultz-Henckes bestätigen konnten (3). Diese Studie liefert dann der DGPT die entscheidende Argumentationshilfe für die Verhandlung mit den Krankenkassen, die zur Ermöglichung der psychoanalytischen Behandlung auf Krankenschein führte.

Aus einem Vorlesungsverzeichnis des Berliner Psychoanalytischen Institutes aus dem Jahre 1932, ein Jahr vor der Machtergreifung, welches mir bei der Vorbereitung zu diesem Vortrag in die Hände fiel, entnehme ich, daß dort u.a. im Wintersemester 1932 Sigfried Bernfeld, Wilhelm Reich, Hans Sachs, Karen Horney, Ernst Simmel und Otto Fenichel lasen. Die Zahl der Vertreter unseres Faches, die in dem anschließenden Exodus dieses Land verlassen mußten, ist Legion. Es seien hier nur Franz Alexander, der 1930 eine Gastprofessur in Chicago annahm, und Erik Wittkower erwähnt, deren beider fundamentaler Einfluß auf die Entwicklung der Psychosomatik in den USA bzw. Kanada auch heute noch in zahlreichen Publikationen fortwirkt. Letzterer nahm an dem letzten Internationalen Psychosomatikkongress im September 1981 in Montreal noch aktiven Anteil. Die tragischen Folgen der Emigration für unser Fach treten natürlich zurück hinter dem Leid der betroffenen Kollegen. Dennoch möchte ich versuchen, im Sinne der Zielsetzung dieses

Symposiums, die Bedeutung der einstmals in Deutschland praktizierten Psychosomatik an der wissenschaftlichen Produktivität zu dokumentieren. Die umfassendste Bibliographie nach meiner Kenntnis auf dem Gebiet der Psychosomatik in der ersten Hälfte dieses Jahrhunderts findet sich in dem Buch "Emotions and Bodily changes" von Helen Flanders Dunbar (4) mit über 5000 Literaturangaben. Berücksichtigt man die deutschsprachigen Arbeiten bis 1933, so ergibt sich im internationalen Schrifttum ein Anteil von 46%. In den Jahren zwischen 1933 und 45 ging der Anteil der deutschsprachigen Arbeiten auf unter 1% zurück. In diese Zahlen gehen sicher vielfältige Faktoren mit ein, auch ist Quantität nie ein guter Maßstab für Qualität gewesen. Insbesondere ist das Englische als Wissenschaftssprache weiter im Vormarsch. Dennoch ist es kein Zweifel, daß sich die deutsche Psychosomatik von diesem Rückschlag noch nicht vollständig erholt hat.

Vergleichbare vollständige Bibliographien für die Nachkriegszeit bis heute sind wegen der exponentiellen Entwicklung auf dem Literatursektor nicht mehr möglich. So gibt es alleine zu dem Streßthema (5) heute schon über 150.000 Publikationen. In der Zielsetzung ähnliche, aber weniger vollständige Bücher als das von Flanders-Dunbar, sind das von L. Levi herausgegebene "Emotions. Their Parameters and Measurements" (6) und H. Weiners "Psychobiology and Human Diseases" (7). In diesen zitierte deutschsprachigen Arbeiten sind nur vereinzelt zu finden. Selbst wenn man die deutschen Autoren hinzuzieht, die in englisch publizieren, erhöht sich der Anteil nur unwesentlich.

Man könnte es sich leicht machen, indem man sich fragte, was hat das alles mit Psychosomatik zu tun und sich eine Definition zurecht legte, die Psychosomatik mit der Behandlung von Krankheiten gleichsetzt, in deren Pathogenese die psychogenetischen Faktoren als dominierend erkannt werden. Eine solche Definition wird sich der zurecht legen, der seine wesentliche Identität als Psychoanalytiker erfährt und nicht als psychosomatisch tätiger Arzt. Man könnte auch auf die sicher häufig anzutreffende Ignoranz der Amerikaner gegenüber fremdsprachigen wissenschaftlichen Journalen verweisen. Levi hingegen ist Schwede und die Skandinavier kennen sich in der deutschen Literatur recht gut aus, und ebenso dürfte dies auch für H. Weiner zutreffen, der fast jedes Jahr in Deutschland ist und intensiven Kontakt zu hiesigen Fachkollegen unterhält. Es liegt hier der Schluß nahe, daß es auf internationaler Ebene eine Forschungsrichtung innerhalb der Psychosomatik gibt, die in Deutschland fast nicht existent ist.

Während die Ideen der Psychoanalyse und die Vertreter dieser Ideen in den USA zunächst begeistert aufgenommen worden waren, und zwar auch innerhalb der akademischen Medizin – so gab es z.B. zu Beginn der 60er Jahre dort kaum noch ein Ordinariat in der Psychiatrie, welches nicht von einem Analytiker besetzt war – inzwischen ist diese Tendenz stark rückläufig – machte die Etablierung der Psychoanalyse innerhalb der akademischen Medizin in der Bundesrepublik nach den Anfängen in Heidelberg nur sehr zögernd weitere Fortschritte. Die Psychosomatik wird auch heute noch in den USA im wesentlichen innerhalb der Psychiatrie betrieben, meist als "Psychosomatic Consultation liaison service" (8). Eigenständige Abteilungen sind kaum vorhanden. Dadurch kommt die Psychosomatik von vornherein mit anderen Fächern in Kontakt, was auch interdisziplinäre Forschungsansätze begünstigt und damit dem Sinnanspruch der Psychosomatik als vereinigende Wissenschaft Rechnung trägt.

Der Psychosomatik und insbesondere der Psychoanalyse wurde in Deutschland ein starkes Mißtrauen von der Organmedizin entgegengebracht, was wiederum zur Abschottung und zum Festhalten an einem Methodenpurismus innerhalb der Psychosomatik führte, ein sich zweiseitig bedingender Prozeß, der sich mit Sicherheit negativ auf interdisziplinäre Forschungsansätze ausgewirkt hat. Dieser kurze historische Überblick sei mit Hinweis auf die Arbeiten von G. Maetze über "Die Psychoanalyse in Deutschland" (9), von P. Hahn "Die Entwicklung der Psychosomatischen Medizin" (10) und Baumeyers Artikel "Zur Geschichte der Psychoanalyse in Deutschland" (11) abgeschlossen. Dabei wird deutlich, daß eigentlich eine Geschichte der Psychosomatischen Medizin noch geschrieben werden müßte.

2 Theoretische Überlegungen zum Forschungsverständnis in der Psychosomatik

Franz Alexander hat den interdisziplinären Forschungsansatz in einem methodologischen Postulat richtungsweisend formuliert: "daß nämlich die, physiologische Vorgänge beeinflussende psychologischen Faktoren denselben peinlichen exakten Untersuchungsmaßstäben unterworfen werden müssen, wie es bei der Untersuchung der physiologischen Vorgänge selbstverständlich ist. Es ist nicht mehr angängig, Emotionen in so allgemeinen Ausdrücken wie Angst, Spannung, Gefühlslabilität in wissenschaftlichen Betrachtungen einzuführen. Der tatsächliche psychologische Inhalt einer Emotion muß mit den fortschrittlichsten Methoden der dynamischen Psychologie erfaßt und mit den zugehörigen körperlichen Reaktionen korreliert werden" (12). Ich habe nicht den Eindruck, daß dieses Postulat für die Psychosomatik in Deutschland verbindlich ist, obwohl das Deutsche Kollegium für psychosomatische Medizin sich in seiner Forschungszielsetzung ähnlich versteht.

Sich auf die physiko-chemische Analyse von Körperfunktionen zu beschränken, wird dem Menschen in seiner leiblichen Ganzheit ebensowenig gerecht, wie die Beschränkung auf seine psychodynamische Bedingungskonstellation. Beides hieße, sich über das für die Naturwissenschaften verbindliche Unentscheidbarkeits-Theorem hinwegzusetzen, welches 1931 von dem Mathematiker Gödel (13) aufgestellt wurde und besagt, daß sich kein System aus sich heraus erklären und beweisen läßt, ohne zusätzliche Begriffe heranzuziehen, die einem umfassenderen Erklärungs- und Beweissystem entliehen sind. Die Psychosomatik läßt sich nicht mehr definieren über die Art der zu behandelnden Krankheiten, etwa die heiligen "Chicago-Sieben", denn es gibt nur wenige Krankheitsbilder, die in Bezug auf Pathogenese oder in therapeutischer Hinsicht nicht im psychosomatischen Kontext untersucht worden sind, angefangen von Infektionskrankheiten über Autoimmunerkrankungen, entzündliche degenerative Erkrankungen bis hin zu den malignen Neubildungen (14). Die Zeit, in der man mit monokausalen linearen Versuchsansätzen im Sinne der aristotelischen Logik im Einmann-Betrieb Erfolge erringen konnte, scheint vorbei zu sein. Hahn meint dazu, "als Stil wissenschaftlichen Arbeitens tritt die Gruppenarbeit gegenüber der Einzelleistung in den Vordergrund und begünstigt jetzt eine Einstellung, die die Bemühung um Forschungserfolge nicht mehr mit einem Zuwachs an narzißtischer Gratifikation verwechselt" (15).

Wenn die multifaktorielle Genese ernst genommen wird, dann setzt das auch ein mehrdimensionales Therapieangebot voraus (16, 17). Das bedeutet zugleich, daß die Psychosomatik nicht über eine einzige therapeutische Methode definiert werden kann. Für das notwendige pragmatisch eklektische Vorgehen gibt es z.Z. keine umfassende Theorie. Hierin liegen m.E. große theoretische Herausforderungen. Eicke schreibt in seinem Plädoyer für eine psychosomatische Krankheitslehre (18) "bisher kennen wir eigentlich nur psychologisches Denken unter Einbeziehung somatischer Symptome oder klinisch somatisches Denken unter Einbeziehung psychischer Befunde. Gerade dies ist aber kein psychosomatisches Denken. Die Zeit könnte reif sein, neben einer somatischen Pathologie und einer Psychopathologie eine neue psychosomatische Pathologie zu begründen". Auf die Notwendigkeit eines biopsychosozialen Modells anstelle der herkömmlichen psychoanalytischen und medizinischen Modelle hat Engel in der Zeitschrift Science überzeugend argumentativ hingewiesen (19). Die dazu nötigen gedanklichen und experimentellen Vorarbeiten sind meines Wissens am weitesten in dem Buch "The self and its brain" von Popper und Eccles (20) vorangetrieben worden. Zwischen den drei Welten Poppers, der Welt 1 (materielle Objekte und Zustände), der Welt 2 (Bewußtseinszustände, z.B. verantwortlich für Ich Identität und Selbst) und der Welt 3 (Wissen in objektiver Form) bestehen ihrer Meinung nach wechselseitig kausale Beziehungen. Ihre Argumentation, die neueste neurophysiologische Befunde mit einbezieht, spricht für einen kausalen Interaktionismus in diesem trialistischen System. Wenn man diese Hypothese ernst nimmt, dann kann man seelisches Leid nicht mehr als Epiphänomen neuronaler Vorgänge verstehen oder umgekehrt, auch geht diese Hypothese über den dualistischen Kunstgriff der Annahme eines Gleichzeitigkeits-Korrelates (Schultz-Hencke) oder eines psychophysischen Simultangeschehens (Mitscherlich) hinaus.

Das Junctim von Therapie und Forschung, wie es für die Psychoanalyse angenommen wird, kann auf die Psychosomatik nicht ausgedehnt werden, wenn sich Psychosomatik als Fach versteht, welches sich die Erforschung und Behandlung der krankmachenden Interaktion in den geschilderten 3 Welten (im Popperschen Sinne) zu eigen macht. Es kann m.E. der Psychosomatik nicht gerechtfertigter Weise der Vorwurf gemacht werden, sie habe keine eigenständige Methode entwickelt, um z.B. psychosoziale Einflüsse zu diagnostizieren (21), sondern a priori stellt sich die Notwendigkeit eines Methodenpluralismus heraus, um im interdisziplinären Ansatz die Fähigkeit der Psychosomatik als vereinigende Wissenschaft unter Beweis zu stellen. Diese theoretischen Vorbemerkungen erschienen mit notwendig, weil sie ein Psychosomatik-Verständnis beschreiben, welches im Ausland, d.h. in den USA, England, Holland, Skandinavien und Japan viel weiter verbreitet ist als bei uns, zumindest findet es dort in praktischen Forschungsaktivitäten seinen Niederschlag.

3 Einblicke und Ausblicke in die gegenwärtige Forschung

Wenn hier nach "anspruchsvoller" Forschung in der Psychosomatik gefragt wird, so kann sich dies nicht beschränken auf die Überprüfung von Idealmaßstäben eines rigorosen Positivismus, sondern begriffliche Unschärfe, wenn sie strukturspezifisch ist für die Art des zu beschreibenden Gegenstandes, muß mit einbezogen werden. Fortschritt kommt von Fortschreiten, und zwar häufig über die Grenzen der eigenen Spezialität hinweg, und wenn man Wissenschaft mit Popper als die kontinuierliche Entwicklung von Hypothesen auf die Wahrheit hin ansieht, dann wird auch klar, daß man sich mit kleinen Schritten begnügen muß. Auf der Suche nach theoretischen und methodischen Einwänden gegen Forschungsvorhaben wird häufig ein Pessimismus an den Tag gelegt, der unter dem Vorwand der methodischen Ansprüchlichkeit dem Unerfüllbaren nachstrebt, was dann als Alibi dient, das Erreichbare nicht in Angriff zu nehmen. Hier zeigen sich prinzipielle Unterschiede in der angelsächsischen und deutschen Forschungstradition, was keineswegs auf das Fach der Psychosomatik beschränkt ist. Während hierzulande immer zuerst eher nach den theoretischen Argumenten gesucht wird, etwas nicht zu tun, überwiegt beim Amerikaner z.B. eher ein pragmatisches "Lets do it". Die aus solcher Haltung entwickelten Forschungsinstrumente erscheinen häufig zu simplifizierend, haben aber dennoch richtungsweisende Forschungsinitiativen in Gang gebracht. Als Beispiele dafür möchte ich die Life event-Forschung (22) erwähnen und das mit Typ A bezeichnete koronargefährdende Verhalten (23). Beide Forschungseinrichtungen nehmen in der angelsächsischen psychosomatischen Literatur einen breiten Raum ein.

Die Life event-Forschung ist m.E. mit dem Inventar zur Belastungswirkung lebensverändernder Ereignisse (23, 24) nicht nur in Deutschland eingeführt, sondern auch entscheidend bereichert und verfeinert worden. Was das Typ A-Verhalten angeht, so steht die Forschung darüber in Deutschland erst in den Anfängen (26), was um so verwunderlicher ist, wenn man bedenkt, wie in der prospektiv angelegten Western Collaborative Group Study 30% der Varianz der koronaren Herzkrankheit mit dem Typ A-Verhalten erklärt werden kann, d.h., daß dieser Risikofaktor in Zusammenhang mit knapp einem Drittel aller Erkrankungsfälle steht. Ich sehe es daher als eine Lücke an, daß dieser Forschungsansatz in den drei 1980 mit knapp 10 Millionen Mark geförderten kardiologischen Sonderforschungsbereichen 30, 89 und 90[2] nicht vertreten ist[3]. Auch sehe ich in dem Konzept des Typ A-Verhaltens eine Herausforderung an die Psychoanalyse, nämlich dieses Verhalten hinsichtlich der Frage zu untersuchen, inwieweit es durch bestimmte Abwehrmechanismen bedingt ist.

---

[2]Die Nummern sind dem DFG Rechenschaftsbericht "Programme und Projekte 1980" entnommen.

[3]Dagegen sind Zentren in der Bundesrepublik, beispielsweise das Collaborating Center for Heart and Vascular Diseases an der Medizinischen Klinik der Universität Heidelberg (F.E. Nüssel) am langfristigen Multicenter-Forschungsprogramm der Weltgesundheitsorganisation beteiligt. Die Untersuchungen gelten auch den Risiko- und Schutzfaktoren für Hypertonie und Herzinfarkt auf der psychischen Ebene (d. Hrsg.)

Ähnlich wie in der Herzinfarkt-Forschung sieht es in der Krebsforschung aus. Die psychologischen Prädikatoren (28) werden in keinem der beiden Sonderforschungsbereiche 118 und 136 mit untersucht. Die einzige langfristige, auf einem mehrdimensionalen Krankheitsverständnis beruhende prospektive Untersuchung auf dem Gebiet der Cancerologie findet im wesentlichen im außeruniversitären Bereich statt, jedoch ohne Kooperation mit den methodenerfahrenen psychologischen Nachbardisziplinen. Die 1972 begonnene und auf 10 Jahre angelegte Studie, die kürzlich auf dem Internationalen Psychosomatik-Kongreß in Montreal (29) vorgestellt wurde, steht kurz vor der Beendigung und damit vor der Auswertung einer umfassenden, in verschiedenen Bereichen erhobenen Datensammlung. Nach Überprüfung dieser Datensammlung und des experimentellen Designs sollte geprüft werden, ob man durch Hinzuziehung von Experten und in finanzieller Hilfestellung die Auswertung optimieren kann.

Eine andere gesundheitspolitisch sehr ins Gewicht fallende Erkrankung ist die Hypertonie mit einem Vorkommen von 25% in der bundesrepublikanischen Bevölkerung (30) und einem Anteil von 40% an den Todesfällen unter 65 Jahren (31). Der essentielle Hypertonus gehört seit Alexanders Zeiten mit zu den klassischen psychosomatischen Erkrankungen. Die psychosomatische Forschung auf dem Hypertoniesektor findet außer an der v. Eiffschen Klinik (32) und einigen psychologischen Instituten, dort im wesentlichen als Gegenstand psychophysiologischer Forschung (33), m.E. zu wenig Beachtung. Diese sich darin ausdrückende Zurückhaltung der psychosomatischen Abteilungen liegt einmal in den vergleichsweise geringen Erfolgen der nicht-pharmakologischen Behandlungsmethoden, zum anderen aber auch bei den sich widersprechenden Literaturergebnissen. Diese Wurzeln liegen u.a. erstens darin, daß der sich wandelnden Verlaufsgestalt des Ursachengefüges von der Initialphase zur Aufrechterhaltung und Fixierung des Hypertonus nicht Rechnung getragen wird und zweitens, daß der essentielle Hypertonus als Ausschlußdiagnose ein Sammeltopf für eine Gruppe heterogener Erkrankungen darstellt. Hier wäre es wichtig, mit psychodiagnostischem und psychoanalytischem Rüstzeug, biologisch differenzierbare Untergruppen einer erneuten Untersuchung zu unterziehen (34). Am besten wäre dies an einer prospektiven Untersuchung zu gewährleisten, um psychodynamische Prädikatoren gewichten zu können. Eine vom BMFT zusammengerufene Arbeitsgruppe mit dieser Zielsetzung ist bis jetzt noch nicht zur Bewilligung der Planungsphase vorgedrungen. Es fragt sich, ob dies an einem Mangel an "kritischer Masse" liegt oder an den Schwierigkeiten von multizentrischen Studien überhaupt. Unter Umständen wäre dem geschilderten Ansinnen durch ein Schwerpunktprogramm beschränkt auf einen Ort besser gedient.

Ähnliche Unterteilungen nach psychodynamischen Kriterien und biologischen Parametern wären anzustreben bei anderen Krankheiten wie dem Asthma bronchiale oder der Ulcus-Krankheit, beides Krankheitsbilder, die meistens psychopathogenetisch als einheitliche Krankheitsbilder abgehandelt werden. Dies ist ebenfalls eine simplifizierende Sichtweise, unter welcher beobachtbare Unterschiede nivelliert werden können. Für diese gesundheitspolitisch und volkswirtschaftlich so wichtigen Erkrankungen, wozu ich noch die Erkrankungen aus dem rheumatischen Formenkreis mit einbeziehen möchte, besteht die Notwendigkeit der Gründung einer Forschungseinrichtung, die sich zum Ziel setzt, die für die erwähnten Erkrankungen risikoreichen Bevölkerungsgruppen herauszufiltern, um anhand von standardisierten und interkulturell vergleichbaren psychosozialen, neuroendokrinologischen und physiologischen Parametern die psychosozialen und neuroendokrinen Vermittlungsprozesse in den Frühstadien von zur Chronifizierung neigenden Erkrankungen aufzuzeigen. Von der Europäischen Gemeinschaft wurde ein Programm mit dieser Zielsetzung vorgeschlagen, welches kurz vor der Verabschiedung steht, nämlich das "multiannual research program on breakdown in human adaptation", an dessen Vorbereitung führende Vertreter aus der Bundesrepublik beteiligt waren, und das zu seiner Verwirklichung in hohem Maße von der finanziellen Unterstützung durch die Bundesregierung abhängig ist. Wertvolle Vorarbeit zu diesem Programm ist in Deutschland durch den Sonderforschungsbereich 116 (psychiatrische Epidemiologie) geleistet worden, insbesondere durch die für die Psychosomatik wichtigen Abschnitte wie die Kohorten-Untersuchung und Follow-up-Study über die Erkrankungen gemäß ICD-Ziffern 300-307 und die Fünfjahres-

Follow up-Untersuchung der Feldstudie A-10 an einer repräsentativen Bevölkerungsstichprobe in 3 ländlichen Gemeinden.

Bei diesen skizzierten Untersuchungen kommt mit Sicherheit vieles zu kurz, was das persönliche Leid des Einzelpatienten ausmacht. Die ausführliche Einzelkasuistik stellt nicht nur ein gesundes Gegengewicht dar, sondern ist nach wie vor die Domäne psychoanalytischer Forschung, etwas zu Unrecht ins Abseits gedrängt, insbesondere jetzt, wo in den zurückliegenden Jahren methodisches Rüstzeug für die Einzelfallstudie entwickelt wurde, worauf schon Anfang der 70er Jahre (35) hingewiesen wurde. Die Zeitreihen-Analyse von Therapieverläufen scheint sich dabei zu einem neuen Spezialgebiet zu entwickeln (36). Im Zusammenhang damit gerät Interaktionelles zwischen Therapeut und Patient in den Blickpunkt des Interesses, insbesondere was den Austausch sprachlicher Symbole angeht, wie es in Deutschland insbesondere durch den Projektbereich B der Inhalts- bzw. Textanalysen innerhalb des Sonderforschungsbereiches 129 (Ulm) untersucht wird.

Ein Forschungsinstrument, welches in vielen psychosomatischen Abteilungen vorhanden ist und überwiegend zu didaktischen Zwecken benutzt wird, nämlich die Video-Anlage, ließe sich insbesondere im diagnostischen Explorationsgespräch zur Zeitlupenanalyse nonverbaler Kommunikationsmuster benutzen, ähnlich wie es für die Interaktion zwischen Mutter und Säugling erfolgreich angewandt wurde (37). Die Bedeutung der nonverbalen Kommunikation ist m.E. in entsprechenden Forschungsansätzen nicht hinreichend berücksichtigt worden. Ich erinnere in diesem Zusammenhang an das Aufsehen, welches der "kluge Hans" (39) Anfang dieses Jahrhunderts in Berlin erregte, an das Buch von M. Argyle über "Bodily Communication" (39) und als beispielgebende Untersuchung an die im Scientific American erschienene Arbeit von Hess über "The role of pupil size in communication" (40). Es bliebe einer sich zu formierenden Arbeitsgruppe überlassen, ein einheitliches Kodierungs- und Klassifizierungssystem für nonverbale Signale, d.h. Änderungen in Mimik, Gestik und Haltung zu entwickeln. Diese Untersuchungen führen mehr hin zu interaktionellen, systemanalytischen und kybernetischen Forschungsansätzen, wie sie besonders in der Familienforschung ihren Niederschlag gefunden haben. Dabei ergeben sich für die Psychosomatik aus der Familienperspektive zahlreiche Konsequenzen (41). Wenn man an so schwer behandelbare Krankheitsbilder wie z.B. Anorexia nervosa denkt (42), so scheint hier der Arbeitsgruppe um Minuchin (42) in Philadelphia und um Selvini-Palazzoli in Mailand (44) ein an katamnestischen Untersuchungen verzifizierter Therapiedurchburch gelungen zu sein. Daran könnte in Deutschland Anschluß gefunden werden, weil mehrere Forschungseinrichtungen (Hamburg, Göttingen, Heidelberg) über größere Gruppen behandelter Anorexia nervosa Kranker verfügen, die teilweise schon über einen längeren Zeitraum katamnestisch verfolgt worden sind. Man sollte parallel dazu prospektive Familienuntersuchungen aufgreifen mit dem Ziel, Risikofaktoren für andere psychosomatische Syndrome zu finden.

Der psychotherapeutische Umgang mit Patienten in lebensbedrohlichen Situationen oder mit primär organisch Kranken (46) scheint für viele Psychotherapeuten ein "Noli me tangere" zu sein. Die psychischen Probleme, die in Zusammenhang mit Transplantationen, Dialysen und auf Intensivstationen auftreten sowie im Umgang mit Krankheiten, die die Lebenserwartung einschränken, scheinen in einem Zwischenfeld zu liegen, für das sich hierzulande niemand so recht zuständig fühlt, im Unterschied zu den angelsächsischen Ländern, in welchen diese Probleme durch den "Psychosomatic Consultation Liaison Service" abgedeckt werden. Eine Ausnahme in der Bundesrepublik stellen die Untersuchungen an Patienten mit Operationen am offenen Herzen dar (47), welche im Rahmen des SFB 115 gefördert werden und die Untersuchungen, die sich mit psychischen Faktoren in der Behandlung und Rehabilitation von Patienten mit Niereninsuffizienz in Dialysebehandlung beschäftigen und die im Rahmen des Sonderforschungsbereiches 116 gefördert wurden (48, 49).

Eine Forschungsrichtung, die in Deutschland traditionsgemäß führend war, die Ethologie (K. Lorenz mit seinem früheren Mitarbeiter N. Tinebergen, E.v. Holst, K. v. Fritsch) hat auf die Psychosomatik in Theoriebildung und Forschung in den USA einen sehr großen Einfluß gehabt (50), den man hier vergeblich suchen wird.

Entsprechend zeigt die Forschung, die innerhalb des SFB 55 (vergleichende Neurobiologie des Verhaltens) und innerhalb des Schwerpunktprogrammes (II.2) "biochemische und physiologische Mechanismen ökologischer Anpassung von Tieren" gefördert wird, eine interdisziplinäre Lücke, worüber sich Querverbindungen zu Psychosomatik herstellen ließen. Eine solche interdisziplinäre Lücke findet sich ebenso in den Sonderforschungsbereichen 107 und 111, innerhalb derer immunologische Fragen beforscht werden. Wenn man davon ausgeht, daß in der Ätiopathogenese-Diskussion zahlreicher Erkrankungen, insbesondere solcher, die als klassisch psychosomatisch bezeichnet werden, Immunprozesse eine Rolle spielen, ist es schwer erklärlich, warum psychische Einflußgrößen und sog. "Life events" auf Parameter des Immunsystems in der deutschsprachigen Literatur so gut wie kaum untersucht werden, während die angelsächsische Literatur darüber kaum noch übersehbar ist (51). In dem in diesen Tagen erscheinenden Buch "Experimentelle Forschungsergebnisse auf dem Gebiet der Psychosomatik", welches von Zander herausgegeben wird (52), widmen sich Rapp und Hahn mehr theoretisch diesem Thema. In diesem Buch sind die Referate zusammengefaßt der Herbsttagung des DKPM 1980 in München, welche unter dem Titel "Experimentelle Forschung in der Psychosomatik" eine Bestandsaufnahme über aktuelle Forschungsergebnisse in der Bundesrepublik auf dem Gebiet der Psychosomatik versuchten. Interessant dabei ist, daß von den 46 Referenten nur 4 zu einer Abteilung gehörten, die den Begriff Psychosomatik zu ihrer Charakterisierung benutzte. Daraus läßt sich der Schluß ziehen, daß sich eine experimentell verstehende Psychosomatik im wesentlichen außerhalb den Universitätsabteilungen für Psychosomatik und Psychotherapie etabliert hat. Hier haben psychologische Abteilungen (s. auch das Referat von Herrn Fahrenberg) einen nicht unwesentlichen Anteil.

Ich möchte es bei dieser subjektiven und notwendigerweise lückenhaften Aufstellung bewenden lassen und zum Abschluß kurz einige Gedanken erläutern, die mir für die erwähnten Zustände mit verantwortlich zu sein scheinen. Eine in den öffentlichen Medien sich breitmachende Forschungsskepsis sowie eine in der Öffentlichkeit immer häufiger anzutreffende ideologisch verbrämte Einstellung, daß man mit einer humanitären Einstellung und viel Geld alles menschliche Leid würde aufheben können, sei hier nur am Rande erwähnt. Auch hieße es, sich die Dinge zu einfach zu machen, wollte man die Forschungsdefizite lediglich mit mangelhafter finanzieller Unterstützung begründen. Hierzulande wird der Teambegriff häufig mißverstanden, indem mehrere sich die gleiche Arbeit teilen, also der Aspekt der Arbeitsteilung überwiegt, und nicht mehrere, unterschiedliche Aspekte zum selben Thema im Sinne einer interdisziplinären Komplementarität beitragen. Von einem sich von Verlängerung zu Verlängerung seines Arbeitsvertrages hangelnden Assistenten wird man kaum erwarten können, daß er sich für die Mitarbeit an Langzeitstudien begeistern kann, auch wird er bei interdisziplinären Untersuchungen zurückhaltend sein, da als Maßstab für eine Verlängerung seine eigene dokumentierbare wissenschaftliche Produktivität genommen wird. Für die psychoanalytisch ausgerichteten Universitätsabteilungen, und das sind schätzungsweise 75%, gilt, daß auch von den Mitarbeitern neben einer Facharztausbildung eine analytische Ausbildung erwartet wird. Beides läßt sich nur unter sehr vielen Entbehrungen nebeneinander durchführen. Es wäre eine Illusion zu fordern, daß diese heranzubildenden Kollegen sich neben dieser Doppelbelastung noch für Forschungsfragen engagieren sollten. Wenn sich der Freiraum dann für Forschungsaktivitäten ergibt, so ist der Kollege häufig Mitte 30 und Fragen der Familiengründung und Existenzgründung stehen für ihn dann im Vordergrund. Hier spielt das Problem einer Ausbildungsreform und eines evtl. zu schaffenden Facharztes mit hinein, das zu diskutieren, hier nicht der Platz ist.

Der Hauptprozentsatz der stationären psychosomatischen Behandlung findet in außeruniversitären psychosomatischen Fachkliniken statt. Das im Zusammenhang damit erhobene Datenmaterial ist weitgehend ungenutzt. Vielleicht wäre hier eine koordinierende Forschungsplanung im Verband mit den großen Versicherungsträgern sinnvoll.

Da der Bereich der Therapieforschung von Herrn Thomä, der der psychobiologischen Forschung von Herrn Beckmann und der der psychophysiologischen Forschung von Herrn Fahrenberg abgehandelt wurde, habe ich bei dieser Darstellung notwendigerweise die theoretischen und praktischen Möglichkeiten interdisziplinärer Zusammenarbeit an einigen Beispielen in den Vordergrund gestellt. Dabei zeigte sich mir anhand des internationalen Vergleichs, daß es sich dabei nicht um eine Notlösung handelte, sondern um etwas, was sich in der internationalen Literatur als richtungsweisender Trend psychosomatischer Forschung zunehmend deutlich herauskristallisiert.

Literatur

1. Weizsäcker V v (1956) Arzt im Irrsal der Zeit. Eine Freundesgabe zum 70. Geburtstag. Vandenhoeck u. Ruprecht, Göttingen
2. Schwidder W (1975) Schriften zur Psychoanalyse der Neurosen und Psychosomatischen Medizin. In: Strasser P, Strasser F (Hrsg). Vandenhoeck u. Ruprecht, Göttingen
3. Dührssen A (1962) Katamnestische Ergebnisse bei 1004 Patienten nach analytischer Psychotherapie. Ztschr Psychosomatische Medizin 94
4. Flanders Dunbar H (1976) Emotions and bodily changes. A survey of literature on psychosomatic interrelationships, Reprint Edition. Arno Press, New York
5. Selye H (1981) Introduction. In: Wheatley D (ed) Stress and the heart, 2nd ed. Raven Press, New York, p 1
6. Levi L (1975) Emotions. Their parameters and measurements. Levi L (ed). Raven Press, New York
7. Weiner H (1977) Psychobiology and Human disease. Elsevier, New York Oxford Amsterdam
8. Lipowski ZJ (1977) Psychosomatic medicine in the seventies. Amer J Psychiatr 134:233
9. Maetze G (1976) Psychoanalyse in Deutschland. In: Eicke D (Hrsg) Die Psychologie des 20. Jahrhunderts, Bd II. Kindler Verlag, Zürich, p 1145
10. Hahn P (1976) Die Entwicklung der psychosomatischen Medizin. In: Balmer H (Hrsg) Die Psychologie des 20. Jahrhunderts, Bd I. Kindler Verlag, Zürich, p 932
11. Baumeyer F (1971) Zur Geschichte der Psychoanalyse in Deutschland. Ztschr Psychosomatische Medizin und Psychotherapie 17:203
12. Alexander F (1977) Vorwort p XI. In: Psychosomatische Medizin, 3. unveränd. Aufl. Walter de Gruyter, Berlin New York
13. Gödel K (1931) Über formal unentscheidbare Sätze der Principia mathematica und verwandte Systeme. Monatshefte für Mathematik und Physik 38:173
14. Üxküll Th v (Hrsg) (1979) Lehrbuch der Psychosomatischen Medizin. Urban u. Schwarzenberg, München
15. Hahn P (Hrsg) (1979) In der Einleitung zu Band IX, Psychologie des 20. Jahrhunderts. Kindler Verlag, Zürich, p 2
16. Hahn P, Becker R v, Oeter P et al. (1976) Das Heidelberger 3-Stufen Modell-Klinik psychosomatischer Krankheiten. Neurol Psychiatr 2, 8:579
17. Leigh H (1981) Clinical implications of the bio-psycho-social model. Vortrag auf dem 6. Weltkongress des Internationalen Collegiums der Psychosomatischen Medizin. Montreal, Sept 13-18, 1981
18. Eicke D (1973) Der Körper als Partner. Reihe Geist und Psyche, Bd 2108. Kindler Verlag, München, p 9

19. Engel GL (1977) The need for a new medical model: a challenge for biomedicine. Science 196, 129, 8, 4
20. Popper KR, Eccles JC (1977) The self and its brain. An argument for interactionism. Springer International, Berlin Heidelberg London New York
21. Thomä H (1980) Die Unspezifität psychosomatischer Erkrankungen. Psyche 34, 7, 589
22. Rahe RH, Romo M, Bennett L, Siltanen P (1974) Recent life changes, myocardial infarction and abrupt coronary death. Arch Intern Med 133:221
23. Friedmann M, Rosenmann RH (1974) Typ A behavior and your heart. Alfred Knopf, New York
24. Siegrist J, Dittmann K, Rittner K, Weber J (1980) Soziale Belastungen und Herzinfarkt. Ferdinand Enke, Stuttgart
25. Siegrist J, Dittmann K (im Druck) Das Inventar zur Belastungswirkung lebensverändernder Ereignisse (ILE)
26. Dembroski TM, Schmidt Th (1982) Biological basis of coronary prone behaviour. Karger, Basel New York
27. Brand RJ, Rosenmann RH, Scholtz RI (1976) Multivariate prediction of coronary heart disease in the Westen Collaborative Group Study compared to the findings of the Framingham Study. Circulation 53:348
28. Wirsching M, Stierlin H, Weber G, Wirsching B, Hoffmann F (1981) Brustkrebs im Kontext – Ergebnisse einer Vorhersagestudie und Konsequenzen für die Therapie. Zeitschr Psychosomatisch Medizin und Psychoanalyse 27:239
29. Grossarth-Maticek R (1981) Psychosomatic factors involved in the process of cancerogenesis. Paper presented at the 6th World Congress of the ICPM, Montreal, September 13-18, 1981
30. Jahnecke J (1981) Ist die antihypertensive Therapie eine lebensverlängernde Präventionsmaßnahme? Lebensversicherungsmedizin 33:147
31. Raab W (1964) 30. Jahrestagung der Deutschen Gesellschaft für Kreislaufforschung, zitiert nach (30)
32. Eiff AW v (Hrsg) (1967) Essentielle Hypertonie. Klinik, Psychophysiologie und Psychopathologie. Georg Thieme, Stuttgart
33. Vaitl D (Hrsg) (1982) Medizinisch-Psychologische Aspekte der Essentiellen Hypertonie. Springer, Berlin Heidelberg New York
34. Julius St, Schork MA (1978) Predictors of hypertension. Annals of the New York Academy of Sciences, vol 304, p 38
35. Schaumburg C, Kächele H, Thomä H (1974) Methodische und statistische Probleme bei Einzelfallstudien in der psychoanalytischen Forschung. Psyche 28:353
36. Petermann F, Hehl FJ (Hrsg) (1979) Fortschritte der klinischen Psychologie 18. Einzelfallanalyse. Urban u. Schwarzenberg, München Baltimore
37. Klaus MH, Kennel JH (1976) Maternal-Infant-Bonding. The C.V. Mosby Company, Saint Louis
38. Pfingst O (1907) Das Pferd des Herrn von Osten (Der kluge Hans). Johann Ambrosius Bart, Leipzig
39. Argyle M (1975) Bodily communication. Methuen u. Co Ltd., London
40. Hess EH (1980) The role of pupil size in communication. In: Mind and brain readings from scientific American. W.H. Freeman and Company, San Francisco
41. Wirsching M (1979) Familientherapie. In: Hahn P (Hrsg) Psychologie des 20. Jahrhunderts, Bd IX. Kindler Verlag, Zürich, S 911
42. Thomä H (1961) Anorexia nervosa. Huber/Klett, Bern Stuttgart
43. Minuchin S, Rosman BL, Baker L (1978) Psychosomatic families Anorexia nervosa in context. Harvard University Press, Cambridge, Mass. and London
44. Selvini-Palazzoli M (1974) Self starvation. Human Context Books. Chancer, London

45. Weber G, Stierlin H (1982) Familiendynamik und Familientherapie der Anorexia nervosa. In: Meermann R (Hrsg) Anorexia nervosa. Ferdinand Enke, Stuttgart, p 108
46. Frank JD (1975) Psychotherapy of bodily disease. Psychoth Psychosomat 26:192
47. Speidel H, Dahme B, Flemming B, Götze P, Huse-Kleinstoll G, Meffert HJ, Rodewald G, Spehr W (1980) Open-heart surgery unit. In: Freyberger H (ed) Psychotherapeutic interventions in life threatening illness. Advances in Psychosomatic Medicine 10:30
48. Strauch M, Lipke R, Schafheutle R, Strauch-Rahäuser G (1977) Die Beurteilung des somatischen Zustands chronisch hämodialysierter Patienten mit Hilfe einer standardisierten Kriterienliste (LSK). Nieren- und Hochdruckkrankheiten, Bd 4
49. Strauch-Rahäuser G, Schafheutle R, Lipke R, Strauch M (1977) Measurement problems in long-term dialysis patients. J. of Psychosomatic Research, vol 21, pp 49-54. Pergamon Press
50. Henry JP, Stephens PM (1977) Stress, health, and the social environment. A sociobiological approach to medicine. Springer, Berlin Heidelberg New York
51. Rogers MP, Dubey D, Reich P (1979) The influence of the psyche and the brain on immunity and diseases susceptibility: A critical review. Psychosomatic Medicine 41:147
52. Rapp W, Hahn P (1981) Die Einbeziehung molekularer Parameter in die Psychosomatische Medizin (demonstriert am Beispiel der menschlichen Pepsinogene). In: Zander W (Hrsg) Experimentelle Forschungsergebnisse in der psychosomatischen Medizin. Vandenhoeck u. Ruprecht, Göttingen, p 45

Zusammenfassung der Diskussion des 4. Rahmenthemas Psychophysiologie und Psychosomatik

Für den Bereich der psychosomatischen Forschung waren sich die Diskussionsteilnehmer im wesentlichen darüber einig, daß vom Konzept der spezifischen Psychosomatose weitgehend Abschied zu nehmen sei. Lange Zeit habe auf der Ebene der psychologischen und psychoanalytischen Theorienbildung die Hoffnung bestanden, von der Körpermedizin nicht gelöste Fragen angehen und lösen zu können. In diesem Zusammenhang habe es kaum eine ätiologisch ungeklärte Krankheit gegeben, die nicht im psychosomatischen Kontext untersucht worden wäre. Die Ergebnisse der psychosomatischen Krankheitsforschung seien aber trotz großen Aufwandes als absolut unbefriedigend zu bezeichnen. Bis in die heutige Zeit habe sich daraus ein buntes Feld von Forschungsansätzen und Theorien mit wenig kontinuierlichem Wissen und geprüften Modellen entwickelt. Durch die Fortschritte der Organmedizin in vielen Bereichen habe die psychosomatische Forschung von manchen ätiologischen Vorstellungen Abschied nehmen müssen. Unter dem Zwang einer multifaktoriellen Betrachtungsweise definiere sich psychosomatische Forschung deshalb gegenwärtig über den methodischen Zugang und nicht über die spezifische Psychogenese bestimmter Krankheiten. Der dadurch notwendige multidisziplinäre Untersuchungsansatz impliziere auch, daß das Junktim von Therapie und Forschung, das von vielen Psychoanalytikern gefordert werde, nicht auf die Psychosomatik ausgedehnt werden könne.

Grundsätzlich wurde angemerkt, daß es auf diesem Forschungsgebiet notwendig sei, unfruchtbare Spekulationen und überschießende Theorienbildung einzudämmen. Psychosomatische Forschung habe einmal der Frage nachzugehen, inwieweit man mit psychotherapeutischen Interventionen Einfluß auf psychische Strukturen und deren pathophysiologische Korrelate nehmen könne. Dabei gelte es, das inzwischen angefallene Wissen über komplexe Zusammenhänge zwischen Verhalten, physiologischen Prozessen und damit verbundenen Krankheitsrisiken zu berücksichtigen. Kurzschlüssige Analogien, wie die Erklärung von Enddarmerkrankungen aus Konflikten im "analen" und Magenleiden aus Konflikten im "oralen" Verhalten, müßten hingegen sehr skeptisch betrachtet werden. Für die psychosomatische Wissenschaft sei es entscheidend, an empirische Ergebnisse und psychophysiologische Modelle anzuknüpfen.

Diese Aussagen blieben von psychoanalytischer Seite nicht unwidersprochen. Eingeräumt wurde, daß sich durch die Fortschritte der Körpermedizin ein Wandel der ätiologischen Vorstellungen ergeben habe. Unverändert bedeutsam bliebe jedoch die Erforschung der Subjektivität und ihrer Rolle in verschiedenen Krankheitsprozessen. Sie erschließe sich nicht der objektivierenden und quantifizierenden Betrachtungsweise, sondern nur einer psychoanalytischen Hermeneutik, die sich in der therapeutischen Interaktion entwickle. Das Interesse der Psychoanalyse richte sich, so wurde betont, inzwischen über die klassischen psychosomatischen Erkrankungen hinaus auf alle Erkrankungen, bei denen der Einsatz psychologischer Methoden Erfolg verspreche.

In Übereinstimmung mit dem Referenten (Fahrenberg) wurde die Lage der psychophysiologischen Forschung in der Bundesrepublik weitaus positiver eingeschätzt. In den vergangenen Jahren sei viel an Aufbauarbeit geleistet worden. Die deutsche psychophysiologische Forschung insgesamt könne heute, von einigen Einzelerfolgen abgesehen, im internationalen Vergleich aber noch keine führende Rolle beanspruchen. Wie kaum ein anderes Forschungsgebiet sei die psychophysiologische Forschung an eine "kritische Masse" von qualifizierten Wissenschaftlern mit ausreichender Laborausstattung gebunden. Hinreichende Laborgröße werde derzeit an den Universitäten Hamburg, Tübingen und München erreicht. Außerdem wurden gut ausgestattete, kleinere Zentren an den Universitäten Freiburg und Konstanz genannt, die durch Kooperation mit anderen Forschungseinrichtungen eine ausreichende experimentelle Kapazität erreicht hätten. Der Informationsfluß zwischen den Zentren sei befriedigend.

Für notwendige, multizentrische Studien sei jedoch zur Zeit noch keine hinreichende Konvergenz der Konzepte und Methoden gewährleistet.

Neben strukturellen Problemen psychophysiologischer Forschung wurden auch inhaltliche Probleme diskutiert. Außer der psychophysiologischen Grundlagenforschung, die den Wissenschaftlern derzeit noch einen großen Freiraum in der Auswahl der Fragestellungen ermögliche, sei die Psychophysiologie zunehmend als angewandte Wissenschaft gefordert. Die Suche nach psychophysiologischen Prädiktoren im Bereich der Pharmakotherapie oder die Suche nach krankheitsspezifischen, pathophysiologischen Mustern müßten intensiviert werden. Kritisch wurde vermerkt, daß in vielen psychophysiologischen Untersuchungen das Hauptaugenmerk auf die physiologischen Parameter gerichtet sei, die dann auf nichtstimmige psychologische oder klinische Systeme projiziert würden. Eine Ursache dafür wurde in der schnelleren Fortentwicklung physiologischer Methoden gesehen, während die Methoden der Verhaltensbeobachtung stagnieren würden. Eine präzisere Operationalisierung der psychopathologischen bzw. der klinischen Symptomatik wurde für dringend notwendig erachtet, da gerade hier für die Psychophysiologie die Verbindung zur Psychosomatik gegeben sei.

Im weiteren Verlauf der Diskussion wurden auch Fragen der Ausbildung und Finanzierung angesprochen. Für den Bereich der psychosomatischen Forschung wurde der Mangel an qualifizierten wissenschaftlichen Mitarbeitern beklagt, der aber überwiegend in der unzureichenden Entwicklung des Faches selbst zu suchen sei. Durch den Nationalsozialismus sei die psychoanalytisch orientierte Psychosomatik zunächst zum Erliegen gekommen. Erst nach Aufnahme dieses Faches in die neue ärztliche Bestallungsordnung sei Anfang der siebziger Jahre eine große Zahl universitärer Positionen geschaffen und eine Entwicklung eingeleitet worden, die aber durch die fehlende Forschungstradition dieses Faches und darüber hinaus durch einseitige psychoanalytische Ausrichtung und deren Ferne zur Klinik und zur naturwissenschaftlichen Forschung unfruchtbar geblieben sei.

Als eine wesentliche Voraussetzung fruchtbarer psychophysiologischer und psychosomatischer Forschung wurde die Ausbildung junger Wissenschaftler angesehen. Sicherlich könne es auch weiterhin den kreativen Einzelgänger in der Psychophysiologie geben. Systematische Forschung sei aber an ausreichend ausgebildete, interdisziplinär arbeitende Arbeitsgruppen gebunden. Gezielteres Kompetenztrainung durch Laborbesuche, Laboraustausch sowie wechselseitige Konsultationen könnten den wissenschaftlichen Nachwuchs gezielt fördern und dadurch den Ertrag der Forschungsbemühungen erheblich steigern.

Über das Fachspezifische hinaus wurden Probleme der Finanzierung erörtert. In der Zeit der knappen Mittel müßten Gelder bevorzugt dort eingesetzt werden, wo eine funktionierende Infrastruktur mit einer gewissen Wahrscheinlichkeit relevante Forschungsergebnisse garantiere. Andererseits müsse auch bedacht werden, daß die Beschränkung auf etablierte Institutionen sich innovationshemmend auswirken könne. Von seiten der Politiker wurde in diesem Zusammenhang nochmals ausdrücklich darauf aufmerksam gemacht, bei der Forschungsförderung eine sorgfältige Kostennutzenanalyse mit in diese Überlegungen einzubeziehen.

5 Psychotherapieforschung

Bemerkungen zur Lage der psychoanalytischen Forschung in der BRD

H. Thomä und H. Kächele[1]

1 Bestandsaufnahme

1.1 Kurzer Hinweis auf die historische Entwicklung

Bei der Bestandsaufnahme psychoanalytisch-psychotherapeutischer Forschungsaktivitäten in der BRD muß zunächst daran erinnert werden, daß die Psychoanalyse in Österreich und Deutschland durch den Nationalsozialismus fast vollständig zum Erlöschen gebracht worden war. Die emigrierten Psychoanalytiker, unter ihnen Gelehrte von hohem internationalen Rang, nahmen ihr praktisches und theoretisches Wissen, das in der klinischen Erfahrung enthalten und Ausgangspunkt jeder weiteren kritisch-wissenschaftlichen Fragestellung ist, mit in ihre Gastländer. Der langwierige Prozeß des Wiederaufbaus ging vor allem von Impulsen aus, die aus Berlin kamen. In Westdeutschland war praktisches psychoanalytisches Wissen und Können zunächst nur durch einige wenige Personen repräsentiert. Von der Wiederentdeckung der Psychoanalyse bis zur Bildung eines reichen klinischen Erfahrungsschatzes und seiner kritisch-wissenschaftlichen Prüfung mußte ein langer Weg zurückgelegt werden.

Das Forschungspotential hängt im allgemeinen vom Umfang der klinischen Erfahrung ab, bei deren Entstehung wissenschaftliche Kriterien im Sinne eines theoriebezogenen Vorgehens nach Versuch und

---

[1]Zentrum für Psychiatrie, Psychotherapie und Psychosomatik der Universität, Am Hochsträss 8, 7900 Ulm

Irrtum zumindest implizite enthalten sein sollten und in der Weiterbildung vermittelt gehören. Demgemäß mußte es beim Wiederaufbau zunächst um die Ausbildung kompetenter Psychoanalytiker gehen, was gleichzeitig zu einer allmählichen Verbesserung der Krankenversorgung auf diesem Gebiet führte. Hand in Hand damit ging eine klinische Forschung, die den Erkenntniswert der psychoanalytischen Methode und ihre therapeutische Reichweite bei einer Anzahl von Krankheitsbildern mehr oder weniger überzeugend zeigen konnte. Obwohl überwiegend Anfänger am Werk waren, denen klinisch und wissenschaftlich eine lebendige Tradition fehlte, können wir – ich (H. Th.) erlaube mir als einer der Vertreter der ersten Nachkriegsgeneration deutscher Psychoanalytiker zu sprechen – im Rückblick ganz stolz darauf sein, daß wir, nicht zuletzt auf Grund großer persönlicher Unterstützung von außen, relativ rasch den Anschluß an internationales Niveau gefunden haben. Als Meilenstein erwähnen wir die "Denkschrift zur Lage der ärztlichen Psychotherapie und psychosomatischen Medizin" der Deutschen Forschungsgemeinschaft (1964) mit ihren Auswirkungen auf die Ausbildungsförderung und die Gründung von Lehrstühlen oder Abteilungen für diese Fächer an den meisten deutschen Universitäten. Durch die Aufnahme dieser Fächer in die neue Studien- und Bestallungsordnung für Ärzte konnte in den medizinischen Fakultäten kaum mehr verhindert werden, daß psychotherapeutische und psychosomatische Lehrstühle geschaffen wurden. Soweit Psychoanalytiker Leiter solcher Einrichtungen sind, hat die analytische Forschung erstmals in den siebziger Jahren eine breitere universitäre Basis erhalten.

Zusammenfassend kann gesagt werden, daß erst seit relativ kurzer Zeit bei uns die Voraussetzungen vorhanden sind, um Forschungen in der Psychoanalyse zu ermöglichen, die im internationalen Vergleich bestehen können. S. Freud bezeichnete es einmal als einen "Ruhmestitel der analytischen Arbeit" (1912, S. 380), als er von einem kostbaren Zusammentreffen, einem "Junktim zwischen Heilen und Forschen" sprach (1926, S. 293/294). Wir möchten die Frage aufwerfen, wann dieses Junktim im Sinne "anspruchsvoller Forschung" realisiert werden kann. Unseres Erachtens wird es erreicht, wenn die Hypothesengenerierung im ideographischen Ansatz mit strenger Hypothesenprüfung unter Beachtung von Generalisierungsnotwendigkeiten (im nomothetischen Ansatz) einhergeht. Um dieses Ziel zu erreichen, muß zunächst auf der klinischen Ebene eine gründliche Kenntnis der psychoanalytischen Methode im Sinne von "Änderungswissen" (Kaminski 1970) und ihrer Anwendung bei verschiedenen Krankheitsbildern als ein umfassendes Wissen über die psychoanalytischen Theorien der Psychopathogenese verbreitet sein. Selbst wenn die psychoanalytischen Theorien alle wissenschaftlichen Bewährungsproben bestanden hätten, würde allerdings an einem utopischen Punkt wissenschaftlicher Entwicklung das praktisch-therapeutische Vorgehen aus prinzipiellen Gründen nicht so deduzierbar sein, daß die individuellen Formen des jeweiligen Theorie-Praxis-Bezuges festgeschrieben werden könnten. Wegen ihrer Relevanz für die Praxis betrachten wir die *klinische Theorieprüfung* in der Psychoanalyse als besonders vordringlich, ohne die Ergebnisse solcher Untersuchungen, die außerhalb der psychoanalytischen Behandlungssituation durchgeführt werden, geringzuschätzen. In diesem Bereich kann man sich auf die großen kritischen Übersichten durch Fisher und Greenberg (1977) und P. Kline (1972) stützen. Wir glauben allerdings, daß psychoanalytische Forschung im engeren Sinne sich mit der psychoanalytischen Situation, also mit dem Austausch zwischen dem Patienten und dem Psychoanalytiker zu befassen hat. Es ist unserers Erachtens durchaus berechtigt, hier von *klinischer Grundlagenforschung* zu sprechen, die zur vollen Verwirklichung des wissenschaftlichen Paradigmas Sigmund Freuds führen könnte. Diese Meinung wird von namhaften psychoanalytischen Wissenschaftlern geteilt, so daß wir uns in guter Gesellschaft auch deshalb befinden, weil unseres Erachtens gerade diese Forschungsrichtung die größte praktische Relevanz hat. Denn bei ihr geht es nicht um eine "reine" Theorieprüfung, sondern um die Optimierung des therapeutischen Handelns: die Lösung der Frage der "Gültigkeit" und "Wahrheit" von Theorien ist im Zusammenhang mit dem Problem der Effektivität der Therapie zu klären. Dieses ehrgeizige Forschungsziel von höchster Praxisrelevanz ist am ehesten in einem Forschungsteam zu erreichen, das permanente Außenkritik mit sich bringt und das zur empirischen Systematik und zur Klärung des Konsensusproblems zwingt. Deshalb beziehen wir in unserem Lagebericht vor allem die Beiträge ein, die aus

Teams hervorgegangen sind und eine Systematik der Datendokumentation erkennen lassen.

Sieht man von den Beiträgen einzelner ab, die im Sinne des erwähnten Junktims in der Lage sind, die hypothesengenerierende mit der hypothesenprüfenden Forschung zu verbinden, gibt es nun mehrere institutionalisierte Gruppen, die in empirisch-systematischer Weise psychoanalytisch forschen.

2 Qualität der Forschung

Die empirisch-systematische Forschung zur Psychoanalyse ist im Kontext der allgemeinen Psychotherapie-Forschung zu betrachten. Die Phase der globalen Effektivitäts- und Ergebnisforschung kann als abgeschlossen gelten. Ihre Skizzierung erlaubt uns, gegenwärtige und zukünftige Fragestellungen von besonderer praktischer Relevanz herauszuarbeiten.

2.1 Effektivitäts- und Ergebnisforschung

Die erste umfassendere psychoanalytische Katamnestik, von O. Fenichel (1930) am Berliner Psychoanalytischen Institut durchgeführt, fand den einer Pionierleistung gebührenden Widerhall. F. Alexander verfeinerte diesen Untersuchungsansatz in Chicago, wo er ein großes psychoanalytisches Institut mit einer Forschungsabteilung und mit full-time- oder part-time-angestellten Wissenschaftlern gründen konnte (1937). Im Laufe der Kontroversen, die durch Eysencks (1952) Kritik an der Nachuntersuchungsmethodik ausgelöst wurden, schärfte sich das Bewußtsein für die großen methodischen Probleme, die bei der Durchführung katamnestischer Untersuchungen gelöst werden müssen, um zu abgesicherten Aussagen über den Grad der erzielten Besserung und seines Zusammenhangs mit der Therapie zu kommen. Eysenck kommt zumindest das Verdienst zu, fruchtbare Kontroversen ausgelöst und einen Stein ins Rollen gebracht zu haben, auch wenn viele seiner Argumente der Kritik nicht standhielten oder sehr einseitig waren.

Seinerzeit wurden deutsche Veröffentlichungen noch kaum im internationalen Schrifttum rezipiert. So haben zum Beispiel die von A. Dührssen durchgeführten katamnestischen Untersuchungen über die Ergebnisse analytischer Psychotherapie bei 1004 Patienten (s. Dührssen 1972) erst spät Eingang in die amerikanische Literatur (Fisher und Greenberg 1978) gefunden. Ähnliches gilt für die Untersuchungen von Cremerius (1962) und für die Untersuchungen von Strotzka (1964) an dem von ihm eingerichteten Wiener Psychoanalytischen Ambulatorium wie für den Bericht aus der Heidelberger Psychosomatischen Klinik von de Boor und Künzler (1963).

Eine Übersichtsarbeit von Kächele (1981) zeigt, daß die Ergebnisforschung mit Beginn der siebziger Jahre bei uns deutlich intensiviert worden ist, was vermutlich mit der Rezeption der angloamerikanischen Forschungsliteratur einerseits und dem Erreichen eines breiteren Forschungspotentials verknüpft sein dürfte. In den informativen Handbüchern im Handbook of Psychotherapy und Behavior Changes von Bergin und Garfield (1971) und seiner Neubearbeitung durch Garfield (1978) und im Handbuch "Effective Psychotherapy" von Gurman und Razin (1977) werden die Probleme der psychotherapeutischen Forschung in ebenso umfassender wie gründlicher Weise durch eine große Zahl von Autoren diskutiert. Das Forschungsdesign einiger uns besonders gut bekannter gegenwärtiger vergleichender Ergebnisstudien, die von deutschen Teams durchgeführt werden, zeigt, daß diese in ihrer Qualität durchaus den Standard der in den genannten Handbüchern referierten Literatur erreicht haben.

Rückblickend kann festgehalten werden, daß sich die katamnestische Forschung allzulange an einem globalen Erfolgskonzept orientiert hatte. Das mag damit zusammenhängen, daß es zunächst auch darum gehen mußte, die Effektivität von Psychotherapie überhaupt und von einzelnen Verfahren im besonderen wissenschaftlich nachzuweisen. Zuletzt haben Smith und Glass (1977) ihre Metaanalysis of Psychotherapy Outcome Studies durchgeführt, bei der sie nochmals alle verfügbaren Daten verrechnet haben. Es handelt sich um 375 Untersuchungen mit Kontrollgruppendesign (Smith und Glass 1977, Smith, Glass u. Miller 1981). Den errechneten Zahlenwert kann man in der Aussage zum Ausdruck bringen, daß der durchschnittliche Patient, der Psychotherapie erhalten hat, besser dran ist nach ihrem Abschluß als 80% der Mitglieder der Kontrollgruppe, die keine Behandlung erhalten haben. Es fanden sich auch signifikante Unterschiede zwischen den Therapien, deren Wirkung untersucht worden war (O.T.A. Paper = Office of Technology Assessment, 1980, S. 46). Diese Signifikanz ist allerdings unter Berücksichtigung anderer Faktoren bzw. Variablen, auf die wir hier nicht eingehen können, in ihrer Bedeutung in Frage zu stellen.

Sicher ist allerdings, daß psychoanalytische Behandlungen im engeren Sinne in allen diesen Studien unterrepräsentiert sind, weil es bisher nicht möglich war, die in den Praxen niedergelassener Psychoanalytiker behandelten Patienten in Katamnesen mit anspruchsvollerem Design einzubeziehen. Dem Psychoanalytiker, der von Stunde zu Stunde mit einem Patienten um schrittweise Veränderungen seines Fühlens, Denkens und Verhaltens ringt, muß die Angabe von Effektivitätswerten dieser globalen Art gegen den Strich gehen. Auf der anderen Seite kann er sich natürlich auch nicht der Frage nach der Effektivität seines therapeutischen Handelns entziehen. In diesem Kontext tauchen auch Fragen zur Effizienz und Kosten/Nutzen-Relation auf, die für die Entscheidungsbildung von Krankenkassen und für die öffentliche Hand heutzutage überall ihr besonderes Gewicht haben (O.T.A. Paper "The Efficacy and Cost Effectiveness of Psychotherapy", das das Office of Technology Assessment für den Amerikanischen Kongreß erarbeitete). Bei der Kosten/Nutzen-Analyse wird es sogar notwendig, die Wirkung, den Erfolg einer Psychotherapie in monetäre Maßeinheiten zu transformieren. Wie aber will man neurotisches oder psychosomatisches subjektives Leiden und seine Behebung in einem monetären Maß darstellen? Es ist ein Zeichen unseres heutigen wissenschaftlichen Verständnisses, daß wir gerne auf "harte" Daten zurückgreifen. Quantitativen Aussagen wird eine besondere Überzeugungskraft zugeschrieben. Dies wird deutlich an der bereits erwähnten Untersuchung von A. Dührssen. Sie konnte nachweisen, daß analytisch behandelte Patienten später signifikant seltener bzw. kürzer im Krankenhaus verweilten als vor ihrer Therapie und auch seltener als eine Kontrollgruppe. Die klaren quantitativen Aussagen haben die Anerkennung der analytischen Psychotherapie durch die Krankenkassen erleichtert.

Nun muß man die Frage aufwerfen, wie die Entwicklung der stationären Psychotherapie analytischer oder nicht analytischer Provenienz zu beurteilen ist, die in der Konsequenz der Anerkennung analytischer Leistungen ohne Kostenbeteiligung durch den Patienten erheblich zugenommen hat. Es wird aufwendiger wissenschaftlicher Untersuchungen bedürfen, um festzustellen, ob ein gewisser Prozentsatz stationärer Behandlungen nicht günstiger und sinnvoller ambulant durchgeführt werden sollte (s. Hohage et al. 1981). Die nicht zuletzt sozialstrukturell bedingte Entwicklung der stationären Psychotherapie bürgt nämlich nicht für eine optimale Entwicklung der Indikationsstellung. Ein Vergleich anhand globaler Kriterien allein dürfte nach allem, was wir wissen (s.d. die kritischen Übersichtsreferate von Luborsky et al. 1971, Meltzoff u. Kornreich 1970, Bergin 1972, 1978, Parloff et al. 1978), sich für eine differentielle Indikationsstellung als unergiebig erweisen. Für solche vergleichenden Untersuchungen, die die siebziger Jahre geprägt haben, hat der Psychoanalytiker Luborsky (1971a, S. 145) das salomonische Urteil mit dem Satz des Dudo aus "Alice in Wonderland" abgegeben: "Everybody has won and all must have prizes."

In dem Maße, wie eine Vielzahl von globalen Ergebnisstudien vorlagen, wuchs die Unzufriedenheit mit diesem Forschungsparadigma. Kiesler (1966) thematisierte einige der "Mythen" der Psychotherapie-Forschung, die auch in der Psychoanalyse ihre Auswirkungen gehabt haben dürften und noch haben. Zum Mythos gehören die Annahmen der Homogenität von Patienten, Therapeuten oder Techniken, die den gruppenstatistisch angelegten Nachuntersuchungen zugrunde liegen, aber nun in Frage gestellt werden müssen. Daraus eröffneten sich neue Perspektiven. Die sich entwickelnde differentielle Therapieforschung bestimmte den Trend der siebziger Jahre. Beispielhaft für einen solchen Ansatz ist die Kurzpsychotherapie-Studie der Hamburger Forschungsgruppe um A.-E. Meyer (1980), bei der psychoanalytische Kurztherapien und Gesprächstherapien auf ihre differentielle Leistungsfähigkeit geprüft werden konnten. Aus solchen Untersuchungen ergeben sich Konsequenzen für die Indikationsstellung und für die Klärung der Frage, welche therapeutischen Techniken für welche Patienten geeigneter sind als andere oder welche Variation innerhalb einer Methode bei dem gegebenen Patienten und seinem Krankheitsbild die Gestaltung des therapeutischen Prozesses optimieren könnte.

Damit sind wir beim therapeutischen Verlauf angekommen und bei *der* wissenschaftlichen Fragestellung, die unseres Erachtens die Gegenwart und die nähere Zukunft bestimmen wird, nämlich die Frage der Abhängigkeit des Ergebnisses vom therapeutischen Prozeß mit besonderer Berücksichtigung des Einflusses des Psychotherapeuten auf den Verlauf.

2.2 Verlaufsforschung

Dieses Thema hat in der Psychoanalyse bei einem der letzten bedeutenden deutschsprachigen Kongresse vor dem Krieg in Marienbad 1936 im Mittelpunkt gestanden und besitzt seither in der Psychoanalyse klinisch Priorität. Klinische Prozeßforschung kreist um die Kernfrage des psychotherapeutischen Handelns weit über die psychoanalytische Methode im engeren Sinne hinaus, weshalb wir sie auch in einer Formulierung von Westmeyer (1978) wiedergeben: "Wie läßt sich dieses therapeutische Handeln rechtfertigen bzw. begründen?" Da die Beantwortung dieser Frage nur über Einzelfallstudien führen kann, wird eine entsprechende Tendenzwende in allen psychotherapeutischen Richtungen (s. hierzu z.B. Petermann u. Hehl 1979) verständlich. Man bewegt sich wieder auf dem traditionellen Forschungsgebiet der Psychoanalyse, die sich immer bewußt war, daß vom Einzelfall – richtiger: von der Arzt-Patient-Beziehung – ausgegangen werden muß. Eine quantitative wie auch vor allem eine *qualitative* wissenschaftliche Einzelfallbetrachtung, die über die übliche klinische Kasuistik hinausgehen muß, befindet sich hinsichtlich ihrer methodologischen Grundlegung noch am Anfang. Von der Lösung der methodologischen Probleme können wesentliche sowohl praxis- als auch theorierelevante Ergebnisse erwartet werden.

Vollständige Verlaufsbeschreibungen müßten idealiter sowohl die Veränderungen des Patienten – die Ergebnisse der Behandlung – objektivieren als auch ihr schrittweises Zustandekommen durch die jeweiligen therapeutischen Interventionen erklären. Um diesem Ziel näherzukommen, sind noch sehr große methodische Vorarbeiten zu leisten. Die Komplexität der kombinierten Verlaufs- und Ergebnisforschung bringt es mit sich, daß in der verschiedenen deutschen psychoanalytischen Forschungsgruppen unterschiedliche Schwerpunkte gesetzt werden, was forschungsökonomisch notwendig und sinnvoll ist. Hierbei rückt einmal mehr die Ergebnis-, ein anderes Mal mehr die Prozeßkomponente in den Mittelpunkt des wissenschaftlichen Interesses. Wir haben plausible Theorien darüber, wie Veränderungen im Patienten bewirkt werden und wie wir Unbewußtes bewußt machen oder Einsicht vermitteln. In welcher Weise diese Theorien der Technik aber von einzelnen Psychoanalytikern realisiert werden und welche Faktoren positive oder negative Verläufe, Erfolg oder Mißerfolg bestimmen, ist in der gesamten Psychotherapie-Forschung noch wenig untersucht worden (Johnson und Matross 1977).

In der Psychoanalyse werden in den amerikanischen Zentren, die in der einzelfallbezogenen Prozeßforschung führend sind, seit Jahren Auswertungsmethoden erprobt, die weiterentwickelt werden müssen. Da die Psychoanalyse außer den unspezifischen Faktoren, wie sie in jeder hilfreichen zwischenmenschlichen Beziehung realisiert werden müssen, einen hohen Anspruch an die Wirkung von Interpretationen stellt, geht es nun besonders um deren formale und inhaltliche Erfassung (Mitchell et al. 1977, Paroff et al. 1978).

Der Zugang zum psychoanalytischen Dialog konfrontiert die Forschung mit einer großen Menge neuer Daten. Es ist geboten, neben der Hypothesenprüfung der phänomenologischen Deskription und dem induktiven Vorgehen einen breiten Raum zu lassen. Hier liegen auch die Chancen für die rein hermeneutische Richtung der Psychoanalyse, sofern sie ihre Interpretationen am tatsächlichen Text des Dialogs, d.h. am Verbatimprotokoll, orientiert, um im ursprünglichen Sinn hermeneutisch-textkritisch vorzugehen.

Die vorwiegend sprachliche Ausgestaltung des therapeutischen Prozesses ermöglicht Forschungsansätze, die von computergestützten Textanalysen bis zu konversationsanalytischen Studien reichen und eine differenzierte Betrachtung therapeutischer Prozesse erlauben. Diese neuen methodischen Ansätze werden sowohl an psychoanalytischen Einzelbehandlungen (Flader u. Grodzicki 1980) wie auch an Balintgruppen-Texten (Lenga u. Gutwinski 1979) erprobt. Langfristig könnte es auf Grund interdisziplinärer Bemühungen zu einer Neuformulierung der Therapie therapeutischer Prozesse kommen.

Die systematische Sammlung therapeutischer Dialoge als Ton- und Videoaufzeichnung und insbesondere in verschrifteter Form als Textkorpus führt zu einem Fundus für repräsentative Quer- und Längsschnittuntersuchungen. Durch überregionale Kooperation und den Einsatz moderner Computertechnologie wird damit eine neue Dimension in der psychoanalytischen Forschung eröffnet (H. Kächele u. E. Mergenthaler 1981).

Am Einzelfall orientierte Prozeßforschung steht einer generalisierenden Forschungsperspektive keinesfalls entgegen. Zum gegenwärtigen Zeitpunkt dürfte sie fruchtbarer für die Weiterentwicklung sein als die gruppenstatistische Forschungsmethodologie. Darüber hinaus ist ihr praktischer Wert unübersehbar, da sie sich sehr nahe am klinischen Geschehen bewegt. Die oft beklagte Wirkungslosigkeit, ja Bedeutungslosigkeit der Psychotherapieforschung für die Praxis könnte hierdurch behoben werden. Denn an der Einzelfallstudie – und in diesem Sinne sind auch Gruppenprozesse als Einzelfallstudien zu betrachten – lernt der Psychoanalytiker sein Handwerk, und wissenschaftliche Rückmeldungen, wie sie durch die Auswertung von Tonband- oder Videoaufzeichnungen möglich sind, können als nachhaltige Korrekturen wirken; deshalb spielen ja auch Tonband- und Videoaufzeichnungen in Aus- und Weiterbildung eine immer größere Rolle.

Die Einzelfallstudie auf der Basis tonbandaufgenommener Daten möchten wir durchaus als "Aufbruch neuer Erkenntnis- oder Methodenfelder" als innovativ bezeichnen. Inwieweit damit neue Paradigmen, Theorien oder Theorieelemente einhergehen, mag dahingestellt bleiben. Auch aus praktischen Gründen ist es jedenfalls notwendig, zu Prozeßtheorien zu kommen, die der therapeutischen Handlung ein weit größeres Gewicht geben als bisher. Die Integration sprach- und handlungswissenschaftlicher Konzepte in die psychoanalytische Theorie der Technik kündigt sich an (E. Kries 1947, R. Schafer 1980).

2.3 Forschung im Anwendungsbereich der Psychoanalyse

Neben der eben skizzierten *klinischen Grundlagenforschung*, mit der wir Anschluß an internationales Niveau gefunden haben und die noch weiter ausgebaut werden müßte, stellen sich vielfältige wissenschaftliche Probleme im Bereich der von der Psychoanalyse abgeleiteten und oft vielfach modifizierten Verfahren. Wegen ihrer großen praktischen Bedeutung ist die weitere Durchdringung des Indikationsbereiches von kurzpsychotherapeutischen Verfahren ein Forschungsproblem ersten Ranges. Gleiches gilt für die Frage von therapeutisch fruchtbaren Kombinationen, die sich aus den psychoanalytisch-psychodynamischen Theorien und den Lerntheorien ableiten lassen. Seit der "kognitiven Wende" der Verhaltenstheorien und der Abwendung von einem reinen Behaviorismus ist es zu einer so erheblichen Paradigmaerweiterung der Verhaltenstherapie gekommen, daß sie mit dem psychoanalytischen Paradigma kompatibel geworden ist. Man denke an das sogenannte BASIC-ID von A. Lazarus, mit dem ironisch auf das "grundlegende Es" angespielt wird. Es handelt sich bekanntlich um eine Abkürzung, die sich aus den Anfangsbuchstaben von Behavior, Affect, Sensation, Ideation, Cognition, Interpersonal und Drugs zusammensetzt. Wahrhaftig ein anspruchsvolles, ja utopisches Therapiemodell, das ungefähr alles einschließt, was auch der Psychoanalytiker praktisch und wissenschaftlich ernstgenommen wissen möchte. Angesichts dieser Paradigmaerweiterung sind kombinierte Behandlungsstrategien, die in unsystematischer Weise in der Praxis von eh und je vorgekommen sind, nunmehr auf ihre Begründung und Rechtfertigung hin wissenschaftlich zu untersuchen.

Angesichts des Vordringens der Psychotherapie innerhalb der Psychiatrie kann nun auch leichter den Fragen der Kombination von analytischen Verfahren mit Psychopharmako-Therapie wissenschaftlich nachgegangen werden. Im deutschen Sprachraum ist diese Forschung bisher unterrepräsentiert. Hier gilt es, einer restriktiv verstandenen psychoanalytischen Theorie und Technik entgegenzuhalten, daß gerade die Entwicklung und Vertiefung ihres Paradigmas in den letzten Jahrzehnten einen theoretischen Rahmen geschaffen hat, der bisher in Deutschland nur unzureichend zur Integration solcher nicht-psychoanalytischer Interventionen in die Technologie, in die Lehre von der psychoanalytischen Kunst, genutzt wurde.

Ein wissenschaftlich brachliegendes Feld stellt die Kinder- und Jugendlichen-Psychotherapie dar. Untersuchungen wie die von Bowlby, Spitz oder Mahler sind in Deutschland bislang noch nicht im Ansatz zu erkennen, ganz zu schweigen von systematischer Grundlagenforschung zur kindlichen Entwicklung, bei der Neurophysiologie, kognitive Psychologie und Familienforschung Hand in Hand arbeiten müßten.

Ein weiterer Bereich, in dem eine systematische Forschung erst am Anfang steht, betrifft die Weiterbildung und Supervision. Die von Balint inaugurierte Weiterbildungsmethode hat sich nicht nur für praktische Ärzte bewährt, sondern findet auch zunehmend Anwendung in Bereichen, in denen psychosoziale Veränderungen angestrebt werden. Seelsorger, Juristen, Lehrer, Sozialarbeiter entdecken die Balintgruppen-Methode als eine adäquate Methode der angewandten Psychoanalyse. Eine Balintgruppen-Forschung steht jedoch ebenso wie die Supervisionsforschung erst am Beginn.

Da viele Psychoanalytiker über ihre Supervisionsaufgaben für Sozialberufe gerade auf solche Patienten aufmerksam werden, die mit dem Etikett "nicht geeignet" für diese oder jene Behandlungsart versehen wurden, möchten wir am Schluß darauf hinweisen, daß hier Forschungsbemühungen eine besonders große praktische Relevanz haben könnten. Dieses Gebiet muß jedem Psychoanalytiker am Herzen liegen, der sich um sogenannte Unterschichtpatienten bemüht.

Mit dieser kurzen Übersicht möchten wir deutlich machen, daß sich unseres Erachtens die Psychoanalyse im Spannungsfeld der klinischen Grundlagenforschung, die sich auf ihrem "Mutterboden", nämlich der therapeutischen Situation, vollziehen muß, und ihren Anwendungen mit entsprechenden Variationen und Modifikationen entwickeln wird. In einigen dieser Bereiche können wissenschaftliche Beiträge deutscher Autoren sich im internationalen Vergleich wieder sehen lassen. Im Verhältnis zum Aufwand scheint uns der Ertrag sogar sehr positiv zu sein. Denn der Aufwand, gemessen am prozentualen Anteil z.B. der Drittmittelforschung in der Psychoanalyse im Vergleich zur Finanzierung wissenschaftlicher Arbeiten in anderen Bereichen, ist minimal. Was die Effektivität und deren Verbesserung angeht, haben wir bereits Vorschläge gemacht, die wir abschließend abrunden möchten: An Zentren, die sich eine Reputation erworben haben, sollte eine intensive Nachwuchsschulung gefördert werden. Wir glauben, daß auf diese Weise die noch bestehenden Mängel am ehesten beseitigt werden können. Durch die von uns betonte Verbindung von Prozeß- und Ergebnisforschung ist gewährleistet, daß sich die wissenschaftlichen Bemühungen auf die Optimierung der klinischen Praxis auswirken.

Literatur

Alexander F (1932-1937) Critical evaluation of therapeutic results. In: Five-Year Report 1932-1937. Institute for Psychoanalysis, Chicago, S 30-40

Boor C de, Künzler E (1963) Die psychosomatische Klinik und ihre Patienten (Erfahrungsbericht der Psychosomatischen Uni-Klinik Heidelberg). Klett, Stuttgart

Cremerius J (1962) Die Beurteilung des Behandlungserfolges in der Psychotherapie. Springer, Berlin Göttingen Heidelberg

Deutsche Forschungsgemeinschaft (1964) Denkschrift zur Lage der ärztlichen Psychotherapie und der Psychosomatischen Medizin. Franz Steiner Verlag, Wiesbaden

Dührssen A (1972) Analytische Psychotherapie in Theorie, Praxis und Ergebnissen. Vandenhoeck & Ruprecht, Göttingen

Eysenck HJ (1966) The effects of psychotherapy. Intern. Science Press, New York

Fenichel O (1930) Statistischer Bericht über die therapeutische Tätigkeit 1920-1930. In: 10 Jahre Berliner Psychoanalytisches Institut, Wien, S 13-19

Fisher S, Greenberg RP (1977) The scientific credibility of Freud's theories and therapy. Basic Books, New York

Flader D, Grodzicki W-D (1978) Hypothesen zur Wirkungsweise der psychoanalytischen Grundregel. Psyche 32:545-594

Freud S (1912) Ratschläge für den Arzt bei der psychoanalytischen Behandlung. GW, Bd 8. S. Fischer, Frankfurt, S 375

Freud S (1927) Nachwort zur "Frage der Laienanalyse". GW, Bd 14. S. Fischer, Frankfurt, S 287

Garfield S, Bergin AE (1978) The handbook of psychotherapy and behavior change, Second Edition. Wiley, New York

Glass G, Smith ML (1977) Meta-analysis of psychotherapy outcome studies. American Psychologist 32:752-760

Gurman AS, Razin AM (1977) Effective psychotherapy: A handbook of research. Pergamon Press, New York

Hohage R (1981) Probleme beim Übergang von der stationären zur ambulanten Psychotherapie. Prax Psychother Psychosom 30:1-8

Johnson DW, Matross R (1977) Interpersonal influence in psychotherapy: A social psychological view. In: Gurman und Razin (1977), S 395-432

Kächele H (1981) Ansätze und Ergebnisse psychoanalytischer Therapieforschung. In: Baumann U, Berbalk H, Seidenstücker G (Hrsg) Klinische Psychologie. Trends in Forschung und Praxis. Huber, Bern Stuttgart Wien

Kächele H, Mergenthaler E (eds) (1981) Computer-aided analysis of psychotherapeutic discourse. Papers presented to the First European Congress on Psychotherapy Research, Trier 1981

Kaminski G (1970) Verhaltenstheorie und Verhaltensmodifikation. Entwurf einer integrativen Theorie psychologischer Praxis am Individuum. Klett, Stuttgart

Kiesler DJ (1966) Some myths of psychotherapy research and the search for a paradigm. Psychological Bulletin 65:110-136

Kline P (1972) Fact and fantasy in Freudian theory. Methuen, London

Kris E (1947) The nature of psychoanalytic propositions and their validations. In: Freedom and experience. Essays. Cornell Univ. Press, Ithaca, NY

Lazarus AA (1978) Multimodale Verhaltenstherapie. Fachbuch für Psychologie. Frankfurt

Lenga G, Gutwinski J (1979) Sprache als Medium in Balint-Gruppen. Ein linguistischer Ansatz zur Untersuchung von Balint-Gruppen-Gesprächen. Gruppenpsychotherapie und Gruppendynamik 14:228-240

Luborsky L, Chandler M, Auerbach AH, Bachrach H, Cohen J (1971) Factors influencing the outcome of psychotherapy: A review of quantitative research. Psychological Bulletin 75:145-168

Luborsky L, Spence D (1978) Quantitative research on psychoanalytic therapy. In: Bergin AE, Garfield S (eds) Handbook of psychotherapy and behavior change. Wiley, New York, S 331-368

Meltzoff J, Kornreich M (1970) Research in psychotherapy. Atherton Press, New York

Meyer AE, Bolz W (1980) The Hamburg short psychotherapy comparison experiment. O. Foreword and introduction. Psychotherapy and Psychosomatics (in print)

Mitchell KM, Bozarth JD, Krauft CC (1977) A reappraisal of the therapeutic effectiveness of accurate empathy, nonpossessive warmth, and genuineness. In: Gurman und Razin, S 482-502

Office of Technology Assessment of the U.S. Government (1980) The efficacy and cost effectiveness of psychotherapy

Parloff MB, Waskow IE, Wolfe BE (1978) Research on therapist variables in relation to process and outcome. In: Garfield und Bergin, S 233-282

Petermann F, Hehl FJ (Hrsg) (1979) Einzelfallanalyse. Urban & Schwarzenberg, München

Ruberg W (1981) Untersuchungen sprachlicher Reaktionen von Patienten auf Tonbandaufnahmen psychoanalytischer Behandlungen. Vier Fallstudien. Dissertation

Schafer R (1976) A new language for psychoanalysis. Yale Univ. Press, New York London
Strotzka H (1964) Betrachtungen zur Frage des Psychotherapieerfolges. Acta psychother 12:341-353
Westmeyer H (1978) Wissenschaftstheoretische Grundlagen klinischer Psychologie. In: Baumann U, Berbalk H, Seidenstücker G (Hrsg) Klinische Psychologie. Trends in Forschung und Praxis, Bd 1, S 108-132

Psychotherapieforschung – Schwerpunkt psychologische Methoden

U. Baumann[1] und R.D. Stieglitz[2]

1 Einleitung

Wenn von Psychotherapie gesprochen wird, so werden heute darunter unterschiedlichste Aktivitäten subsumiert. Es läßt sich keine allgemein anerkannte Definition von Psychotherapie geben, sondern höchstens Bestimmungsstücke, die den Rahmen für eine Psychotherapiediskussion abgeben (vgl. Strotzka 1975, Bauman u. von Wedel 1981). Psychotherapeutisches Handeln sollte sich vor allem dadurch von Alltagshandeln unterscheiden, daß es theoretisch reflektiert wird und die Versprechungen empirisch überprüft sind.

Es ist einsichtig, daß unter Psychotherapie nicht nur die psychoanalytische Tätigkeit, aber auch nicht nur die heilkundliche Psychotherapie des Arztes zu verstehen ist, sondern daß der Begriff grundsätzlich weiter gefaßt ist. Eingrenzungen aufgrund berufsrechtlicher Überlegungen (Ausbildungs- und Berufszulassung) und finanzpolitischer Betrachtungen ("Was soll von der Solidargemeinschaft der Versicherten getragen werden") sind denkbar, ergeben sich aber nicht aus einer "Wesensschau" von Psychotherapie. Dies scheint trivial zu sein, doch widerlegen die entsprechenden Diskussionen diese Trivialität. Die durch die vorliegende Gliederung getroffene Unterscheidung in analytische Therapien und psychologische Methoden ist zwar berufssoziologisch und wissenschaftshistorisch einsichtig, aus grundsätzlichen Überlegungen heraus und prospektiv gesehen problematisch.

---

[1]Institut für Psychologie der Universität, Akademiestr. 22, A-5020 Salzburg

[2]Institut für Psychologie der Christian-Albrechts-Universität, Olshausenstr. 40/60, D-2300 Kiel

So wenig es eine Definition der Psychotherapie gibt, so wenig sind die psychologischen Methoden des Psychotherapiebereichs exakt umschrieben. Man könnte darunter alle jene Verfahren subsumieren, die sich auf Erkenntnisse der empirischen Psychologie stützen. Damit hätte man ein Therapieselbstverständnis, das für den Sammelbegriff Verhaltenstherapie (vgl. Baade et al. 1980) und zumindest teilweise auch für Gesprächspsychotherapie zutrifft.

Für die folgende Darstellung ist eine exakte Definition entbehrlich. Zur Vermeidung von Mißverständnissen sei im weiteren betont, daß die hier gebrauchten Kürzel Psychoanalyse, Verhaltenstherapie, Gesprächspsychotherapie usw. zur Darstellung der bisherigen Entwicklung im Therapiesektor einen pragmatischen Wert haben, für eine künftige Forschung aber infolge der mit den Begriffen verbundenen "Schulenzentriertheit" eher hinderlich sind.

2 Internationale Entwicklung des Therapiesektors

Die von Freud ausgegangene tiefenpsychologische Therapieforschung wird an anderer Stelle dargestellt, so daß hier nur auf die anderen Verfahren eingegangen werden soll (vgl. dazu Garfield 1981a). Nach Garfield arbeiteten 1942 272 Psychologen der APA (American psychological Association) in USA im klinischen Sektor, wobei Psychotherapie nur einen Teil des Arbeitsfeldes ausmachte. Dabei standen tiefenpsychologische Verfahren im Vordergrund. Durch das Buch von Rogers ("Counseling and Psychotherapy") im Jahre 1942 und durch die Veröffentlichungen von Skinner und Lindsey im Jahre 1954 und Wolpe im Jahre 1958 (vgl. Bergold u. Selg 1975) veränderte sich der Therapiesektor einschneidend, indem die von den Psychologen als "Psychologie-nahe" erlebten Therapieformen Gesprächspsychotherapie und Verhaltenstherapie ihren Anfang nahmen. Die eingetretene Änderung spiegelt sich in folgenden Zahlen (Garfield 1981a): 1961 erklärten sich 45% der befragten Psychologen als tiefenpsychologisch orientiert, 1976 waren es 19%.

Eine breitere empirische Forschung – vor allem im englischsprachigen Raum – ist bei der Gesprächspsychotherapie seit Ende der 50er Jahre zu beobachten. Die bis heute erfolgte Therapieforschung ist so umfangreich geworden, daß sie kaum mehr überblickbar ist. Aus verschiedensten Sammelreferaten, die sich vor allem auf kontrollierte Studien stützen, geht eindeutig hervor, daß entsprechende Therapieverfahren hilfreich sind, d.h. also zu Besserungen führen (vgl. Baumann 1980, Baumann 1981a, Bergin u. Garfield 1978, Smith et al. 1980, Marks 1981). Dennoch ist in letzter Zeit – nicht zuletzt unter dem Eindruck der Diskrepanz zwischen "Psychotherapie-markt" (vgl. Herink 1980) und Psychotherapieforschung – eine zunehmende Ernüchterung zu beobachten, die z.B. durch folgendes Zitat belegt wird (Barlow 1981, S. 147): "At present, clinical research has little or no influence on clinical practice" (vgl. auch Frank 1979). Andere Autoren sehen zwar die heutige Situation weniger pessimistisch (vgl. z.B. Strupp 1981), indem direkte Einflüsse der Forschung auf die Praxis konstatiert werden (z.B. zunehmende Sensibilisierung der Therapeuten für exaktes Beobachten, für Auseinandersetzung mit Zielen, für Evaluation des Therapieerfolges usw.). Dennoch bleibt auch hier eine deutliche Skepsis und Frage nach neuen Leitbildern unüberhörbar. So meint Strupp (1981, S. 218): "Perhaps the greatest collective failing in our field has been our inability to specify what psychotherapy is intended to do, what it can (and cannot) do, with whom, and under what circumstances" (vgl. Indikationsfrage: Baumann 1981b). Diese Kritik schließt aber nicht aus, daß sorgfältig ausgebildete Therapeuten verantwortungsbewußt und wirkungsvoll handeln können.

3 Entwicklung in der Bundesrepublik Deutschland

Die in Abschnitt 2 grob skizzierte Entwicklung hat in der BRD mit ca. 8 - 10 Jahren Verspätung eingesetzt. So ist der Beginn der gesprächspsychotherapeutischen Forschung in der BRD mit der Herausgabe des Buches von Tausch zur Gesprächspsychotherapie im Jahre 1960 anzusetzen. Der erste Trainingskurs in Verhaltenstherapie wurde nach Butollo (1980) 1966 in Müchen durchgeführt, doch setzte die entsprechende Forschung erst Ende der 60er Jahre ein.

Der konstatierte Rückstand gegenüber der internationalen Entwicklung ist nicht psychotherapie-spezifisch, sondern betrifft die gesamte Psychologie. Die einst für die Psychologie international führende deutsche Fachwelt hat im Laufe der 20er und 30er Jahre infolge Emigration bedeutender Gelehrter (z.B. Köhler, Wertheimer, Koffka usw. aber auch unzähliger Tiefenpsychologen) einen so großen Verlust erlitten, daß es nach dem Krieg längerer Zeit und größerer Anstrengungen bedurfte, um den Anschluß an die internationale Entwicklung wieder zu erreichen.

Man kann davon ausgehen, daß es in vielen Bereichen der Psychologie, so auch in der Psychotherapieforschung, geglückt ist, den Rückstand aufzuholen, was nicht ausschließt, daß in Teilgebieten immer noch Nachholbedarf an Forschung zu konstatieren ist (vgl. Abschnitt 6).

4 Forschungsorganisation des Psychotherapiesektors

Über den tiefenpsychologischen Forschungssektor werden an anderer Stelle Aussagen gemacht, hier soll auf die psychologischen Therapieverfahren eingegangen werden. Von ihrem Anspruch her, aber auch von ihrer Nähe zur psychologischen Grundlagenforschung sind vor allem die Abteilungen bzw. Lehrstühle für *Klinische Psychologie* der Psychologischen Universitätsinstitute als potentielle Orte der Psychotherapieforschung anzusehen (vgl. Wittchen u. Fichter 1980). Nach einer neuen Zusammenstellung (Kommission für Klinische Psychologie der Deutschen Gesellschaft für Psychologie; August 1981) sind an 35 Universitätsinstituten der BRD, die eine Ausbildung zum Diplompsychologen durchführen, ca. 57 Professoren und ca. 150 wissenschaftliche Mitarbeiter (Dozenten, akademische Räte, Assistenten) tätig. Nur ein Teil dieser Personen betreibt Psychotherapieforschung im engeren Sinn; andere sind in Psychophysiologie, Diagnostik, Prävention usw. forscherisch tätig. Als zweite

Gruppe kommen Ärzte und Psychologen in *psychiatrischen* und anderen *medizinischen Einrichtungen* (vorwiegend Universitätsinstitute und Forschungsinstitute) hinzu. Als dritte Gruppe sind die Abteilungen bzw. Lehrstühle für *medizinische Psychologie* an den medizinischen Fakultäten zu nennen, bei denen u.a. auch Psychotherapieforschung betrieben wird. Dagegen wird bei den medizinischen *Lehrstühlen für Psychotherapie* und *Psychosomatik* vorwiegend tiefenpsychologisch-orientierte Therapieforschung betrieben.

Innerhalb der Deutschen Forschungsgemeinschaft wird die Forschung an psychologischen Therapie-Methoden vor allem in den Sonderforschungsbereichen Hamburg und Ulm und im Schwerpunktprogramm Verhaltensmodifikation gefördert.

5 Beschreibung der Psychotherapieforschung in der BRD

Zur Beschreibung des Istzustandes wurden von uns 27 deutschsprachige Fachzeitschriften (davon 1 englischsprachige Zeitschrift mit deutschen Herausgebern) des klinischen Sektors auf Beiträge zur Therapieforschung durchgesehen. Um einen Überblick über neuere Entwicklungen zu bekommen, wurden die Jahrgänge 1978 bis 1981 (Oktober) miteinbezogen. Nicht berücksichtigt wurden diagnostische Beiträge, ätiologische Untersuchungen usw. (vgl. auch Petermann 1979).

Bei dem Vorgehen können verschiedene Punkte kritisiert werden; so z.B. fehlen Beiträge, die nur in Büchern oder nur in englischsprachigen Zeitschriften publiziert worden sind. Bei einer derartigen Analyse kann die heute vielfach beklagte Redundanz im Publikationswesen nicht berücksichtigt werden; ebenso ist auch eine Bewertung und Gewichtung der einzelnen Studien aufgrund ihrer Qualität nicht möglich (vgl. Köhnken et al. 1979, Baumann 1981a, Smith et al. 1980). Es sollen daher auch nicht Einzelwerte überinterpretiert, sondern nur Trends herausgearbeitet werden. Bezüglich der verwendeten Kürzel für Therapieeinrichtungen sei auf Abschnitt 1 verwiesen.

Von den insgesamt 383 Arbeiten konnten 371 im folgenden berücksichtigt werden (vgl. Tabelle 1). Die Hälfte der Arbeiten stammt aus dem Bereich Verhaltenstherapie und Tiefenpsychologie, während

Tabelle 1. Übersicht der analysierten Arbeiten (1978-1981) (N=371)

	GT	VT	PA etc.	Autog. Train.	Diverses	"Schulen"-Vergl.	Kombinationen	$\sum$
Empirische Arbeiten (Erfolgs- und Prozeßstudien)								
Gruppenstudien	16	33	21	8	16	6	7	107
Einzelfallstudien								
- statistisch	0	2	2	0	3	0	0	7
- kasuistisch	0	6	13	1	13	0	6	39
Praxis	2	4	19	2	25	0	4	56
Theorie (incl. Überlegungen zur Forschung	6	28	56	2	58	8	4	162
$\sum$	24	73	111	13	115	14	21	371

GT Gesprächspsychotherapie; *VT* Verhaltenstherapie; *PA* etc.: tiefenpsychologisch orientierte Verfahren; *Autog.Train.* Autogenes Training; *Diverses* andere psychotherapeutische Verfahren (z.B. Katathymes Bilderleben, Psychodrama); *"Schulen"-Vergl.* Vergleich verschiedener therapeutischer Richtungen (z.B. GT vs VT); *Kombinationen* Kombination oder Integration von verschiedenen therapeutischen Richtungen (z.B. GT+VS); 12 weitere Arbeiten konnten nicht klassifiziert werden, z.T. bedingt durch unzureichende Angaben

die Gesprächspsychotherapeutische Forschung von nur geringem Umfange ist. Ca. 30% der Beiträge bezieht sich auf Gruppenstudien (Ein- oder Mehrgruppenstudien). Verhaltenstherapeutische und tiefenpsychologische Beiträge unterscheiden sich deutlich in ihrer Empirie/Theorie-Relation. (VT: eher empirische Beiträge, tiefenpsychologische Richtungen: eher theoretische Beiträge). Bemerkenswert ist die geringe Zahl an statistischen Einzelfallstudien, obwohl die entsprechende Methodenliteratur diesen Ansatz seit einiger Zeit in verschiedensten Arbeiten als sinnvoll propagiert.

In der Psychotherapieforschung wird vielfach von Erfolgs- und von Prozeßforschung gesprochen, wobei auch die Kombination beider Ansätze möglich ist.

Tabelle 2. Gruppenstudien (pro Publikation 1 Nennung)

	Erfolgsstudien				Prozeßstudien	
			mit Prozeßstudie			
	1 Gruppe	≥2 Gruppen	1 Gruppe	≥2 Gruppen	1 Gruppe	≥2 Gruppen
GT	2	1	3	2	7	1
VT	14	19	0	0	0	0
PA etc.	9	5	0	0	7	0
Autog. Training	3	5	0	0	0	0
Diverses	4	6	2	1	2	1
"Schulen"-Vergleich	0	6	0	0	0	0
Kombinationen	5	2	0	0	0	0

1 Gruppe es wird nur eine therapeutisch behandelte Gruppe untersucht; *≥2 Gruppen* es werden mindestens zwei Gruppen miteinander verglichen, wobei eine Gruppe eine Warte-Kontrollgruppe, Placebo-Kontrollgruppe o.ä. sein kann

Nach Hartig (1975) hat die Erfolgsforschung das Ziel, den Erfolg psychotherapeutischen Bemühens zu untersuchen. Dazu werden vielfach die Eingangs- mit den Abschlußwerten einer Therapie verglichen und aus den Differenzen Schlüsse bezüglich des Erfolges gezogen. Die Prozeßforschung richtet sich auf das Geschehen *in* der therapeutischen Situation. So stellt z.B. die Analyse von Therapeuten- /Patientenäußerungen einer bestimmten Therapiesitzung eine typische Prozeßstudie dar. Verschiedene Autoren (s. Hartig 1975) haben für eine Kombination von Erfolgs- mit Prozeßforschung plädiert.

Tabelle 2 zeigt, daß es sich bei der analysierten, empirischen Therapieforschung (Gruppenstudien) vorwiegend um Erfolgsforschung handelt (81 von 107 Arbeiten). Nur ein kleiner Teil (18 von 107 Arbeiten) – vorwiegend gesprächspsychotherapeutischer Art – ist als Prozeßforschung anzusehen. Die methodisch anspruchsvolle und – seit Kieslers Gittermodell – immer wieder geforderte Kombination von Erfolgs- mit Prozeßforschung ist dagegen nur selten zu beobachten. Bei den Erfolgsstudien übertrifft die Zahl der Mehrgruppenstudien nur wenig die Zahl der methodisch unbefriedigenden Eingruppenstudien, bei denen die interne Validität beeinträchtigt ist (vgl. Köhnken et al. 1979).

Tabelle 3. Empirische Arbeiten (pro Publikation 1 Nennung)

		Gruppenstudien (Erfolgs- und/oder Prozeßstudien)	Einzelfallstudien statistisch	Einzelfallstudien kasuistisch
Patienten	ambulant	54	5	23
	stationär	21	2	16
	beides	4	0	0
Nicht-Patienten		28	0	0

Die empirische Therapieforschung stützte sich in ihren Aussagen vielfach auf sog. Analogstudien, bei denen bestimmte Parameter der Therapiesituation simuliert wurden (z.B. Probanden mit Problemen, die keine Beeinträchtigung zur Folge haben (vgl. die berühmte Schlangenphobie) Kazdin 1978). Bei den analysierten Studien (vgl. Tabelle 3) überwiegen Studien an Patienten, vor allem aus dem ambulanten Sektor; dennoch sind ca. ein Viertel der Studien an "Nicht-Patienten" durchgeführt worden (vor allem Studenten als freiwillige Versuchspersonen).

Weitere Charakteristika der 383 Beiträge sind: Mehr Studien zur Einzeltherapie gegenüber Gruppentherapie, wobei dies vor allem für die Verhaltenstherapie gilt, während bei den tiefenpsychologischen Verfahren Gruppentherapien vermehrt überprüft werden; mehr kontrollierte empirische Studien bei Erwachsenen als bei Kindern (Verhältnis 4 : 1); kaum Studien zu Partner- oder Familientherapie; in ca. 40% der empirischen Studien sind die Problembereiche bzw. Diagnosen der Patienten nicht spezifiziert, d.h. es wird letztlich der von Kiesler kritisierte Uniformitätsmythos des Patienten realisiert.

Es ließen sich noch weitere Details aus der Literaturanalyse herausarbeiten, doch soll hier nur ein grober Überblick gegeben werden, da weitere Einzelheiten den Rahmen sprengen würden.

6 Bewertung der beschriebenen Forschung

Eine Bewertung kann nur subjektiv und mit vielen Vorbehalten erfolgen, da sich fruchtbare Ansätze oft erst nach längerer Zeit als solche entpuppen und umgekehrt spektakuläre Forschung manchmal sich als Strohfeuer erweist.

Aus den in Abschnitt 5 angeführten Tabellen lassen sich mit einiger Vorsicht quantitative Defizite feststellen, die sich im Kontrast zur internationalen Literatur ergeben (vgl. Bergin u. Garfield 1978, Marks 1981):

- Geringe Zahl an kontrollierten Einzelfallstudien, obwohl deren Aussagekraft immer wieder betont wird und auch entsprechende Studien vorgelegt worden sind.
- Mangel an Studien zum Zusammenspiel Psychopharmaka/Psychotherapie.
- Wenig Studien zur Familien-/Partnertherapie. Eine Ausnahme bilden Untersuchungen zur Partnertherapie bei Sexualstörungen.

Weitere Defizite sind aus einer gründlichen Durchsicht der 383 Artikel zu entnehmen, aber nicht direkt aus den Tabellen ablesbar:

- Mangel an theoretischen Beiträgen zum therapeutischen Vorgehen bei unterschiedlichen Störungsgruppen. So stammen z.B. die verschiedenen kognitiven Ansätze von amerikanischen Autoren und wurden in der BRD im besten Falle modifiziert und leicht verbessert.
- Es sind nur wenig methodische Reflexionen zur Therapieforschung zu beobachten, wogegen im englischsprachigen Raum dieses Thema einen viel größeren Raum einnimmt (vgl. American Psychologist; Journal of consulting and clinical psychology usw.).
- Besonders auffallend ist die geringe Zahl an Untersuchungen zur "experimentellen Psychopathologie", die der Bedingungsanalyse psychischer Störungen dienen und auch für die Therapieforschung von großer Bedeutung sind (vgl. Untersuchungen zur Depression und davon abgeleitete Therapievorschläge).

- Es liegen zur Kinderpsychotherapie – im Verhältnis zu ihrer Bedeutung – zu wenig theoretische und empirische Beiträge vor.

Weitere Mängel der Therapieforschung sind nicht für die BRD spezifisch, sondern auch international feststellbar:

- methodische Mängel vieler Studien (z.B. keine exakte Beschreibung der Patienten; keine Randomisierung; keine Angaben über Patientenausfälle; wenig Überlegungen zur klinischen Relevanz der Ergebnisse; wenig Katamnesen usw.: vgl. Köhnken et al. 1979).
- Wenig Gruppen-Studien, bei denen konsequent Erfolgs- mit Prozeßforschung kombiniert wird.
- Fast keine Verbundstudien.
- Kaum Studien über die Struktur des Psychotherapie-Gesundheitswesens ("wie verläuft der Weg vom Auftritt von Störungen bis hin zur Behandlung oder Nichtbehandlung").
- Wenig Wissen über die Art, wie ein Therapeut handelt und woran er sich orientiert. Es wäre ein Trugschluß, zu glauben, daß für den Praktiker empirische Studien die wichtigste Handlungsdeterminante wäre. Vielmehr spielen Erfahrung und andere Einflußgrößen eine mindestens ebenso große Rolle. Daher wären diese Bereiche sorgfältiger zu erforschen, um therapeutisches Handeln zu verbessern.

Trotz der allgemein zu beobachtenden Mängel und Defizite sind in der BRD auch Beiträge zu nennen, deren Qualität dem internationalen Standard durchaus entspricht. Es handelt sich um Arbeiten zur Behandlung von Zwangsstörungen, Schizophrenien (Token-Programme, Verfahren zur Kompensation kognitiver Defizite), Neurosen (Flooding, Verfahren mit Kombination aus interpretativen und verhaltensübenden Elementen, Selbstsicherheitstraining), Depressionen (kognitive Therapie), Sexualstörungen, Süchte (Programme zur Behandlung übergewichtiger Personen, Raucher, Therapie von Alkoholikern). Auch die Biofeedbackforschung wäre hier zu nennen, doch liegt ihr Stellenwert eher bei der Grundlagenforschung als im Therapiesektor. Weitere Beiträge beziehen sich auf Therapievergleiche, auf Methodik (allgemeine Methodik der Psychotherapieforschung; statistische - vor allem verteilungsfreie - Methoden zur Analyse von Verlaufsdaten) und auf Therapiekonzepte (zielorientierte Betrachtungsweise).

Da nur wenige Artikel auf englisch erschienen sind, ist die internationale Rezeption der deutschen Psychotherapieforschung eingeschränkt. Im weiteren kommt dazu, daß aus Gründen, die in Abschnitt 7 zu diskutieren sind, viele Ansätze mit wenig Breitenwirkung (meist nur 1 kleine Arbeitsgruppe pro Thema) und mit eingeschränkter Kontinuität bearbeitet werden.

Insgesamt gesehen kann die BRD trotz der erwähnten Einzelprojekte, auch nicht in Teilbereichen, als führend in der Psychotherapieforschung bezeichnet werden, insbesondere als es sich bei den angeführten Projekten teilweise um Adaptation und Verbesserungen anderweitig entwickelter Verfahren handelt. Die allgemeine Forschungsrichtung wird eher in USA und England bestimmt als in Deutschland.

7 Gründe für die konstatierten Mängel der deutschen Psychotherapieforschung

Wie in Abschnitt 4 gezeigt, stellen die klinischen Abteilungen der Psychologischen Institute von ihrem Anspruch und ihrer Nähe zur empirischen Grundlagenforschung das wichtigste Forschungspotential dar. Umso erstaunlicher ist es, daß die wichtigeren Studien zu psychologischen Behandlungsmethoden vorwiegend *nicht* aus den Psychologischen Instituten stammen, sondern aus medizinischen Institutionen, bzw. aus einem Psychologischen Institut mit direktem Zugang in ein psychiatrisches Landeskrankenhaus. Es sind daher die Gründe für Forschungsdefizite vor allem in der Struktur der klinisch-psychologischen Abteilungen zu suchen. Die Forschungsmöglichkeiten dieser Abteilungen sind aus mehreren Gründen stark eingeschränkt:

- Die Abteilungen sind erst im Laufe der 70er Jahre errichtet worden, so daß an vielen Orten zuerst Aufbauarbeit betrieben werden mußte. Der Aufbau fiel zusammen mit der rapide anwachsenden Studentenzahl und dem immer größer werdenden Interesse der Studenten an Klinischer Psychologie. Da aus fachpolitischen Gründen die Expansionsmöglichkeiten für die Klinische Psychologie limitiert waren und sind, und zum anderen auch die seit einigen Jahren immer stärker wirkenden Finanzrestriktionen Erweiterungen ausschlossen, sind viele klinisch-psychologische Abteilungen der Psychologischen Institute gezwungen, mit unzureichenden Mitteln und zu geringer Personalausstattung Studenten auszubilden. Dadurch ist der Freiraum für Forschung massiv eingeengt worden.

- Das Fehlen von postgradualen Ausbildungsgängen führt dazu, daß bereits im Studium sehr zeitintensive Kurse in therapeutischem Basisverhalten (Gesprächsführung, Verhaltensanalyse usw.) durchgeführt werden müssen (nicht zu verwechseln mit Ausbildung zum Psychotherapeuten!), was wiederum zu Lasten der Forschung geht.

- Die angesprochene Expansionsphase hat dazu geführt, daß teilweise Personen in Positionen mit eigenständigen Forschungsmöglichkeiten gekommen sind, die keine breite Forschungserfahrung unter Anleitung von erfahrenen Forschern erwerben konnten. Die oben angeführten ungünstigen Randbedingungen erschwerten noch die Möglichkeit, sich als Forscher zu profilieren.

- Vielfach wurden an den Psychologischen Instituten die Personalauslese unter Lehrgesichtspunkten ("1 Assistent für VT, 1 für GT, 1 für Spieltherapie usw") und nicht unter Forschungsperspektive betrieben. Dadurch kam es zu einer Aufsplitterung des örtlichen Forschungspotentials, so daß komplexere Forschungsprojekte nicht ermöglicht wurden. Erschwerend kommt der Qualifikationsdruck für jüngere Mitarbeiter hinzu, der vielfach Forschungsquantität und Einmannforschung höher bewertet als geringere Zahlen an guten Veröffentlichungen und Teamleistungen.

- Ein besonders gravierender Mangel für die Forschung an psychologischen Instituten besteht im Fehlen von ausreichend dimensionierten klinischen Einrichtungen (Beratungsstellen, Ambulatorien usw.) Die potentiellen Psychotherapieforscher sind nicht kontinuierlich am "Patientenstrom" beteiligt, sondern erforschen punktuell ad-hoc-Stichproben mit der Gefahr von Überbetonung von Analogstudien (s. oben).

- Nicht zuletzt sind Schwierigkeiten für qualitativ gute Studien im Forschungsgegenstand selbst zu sehen (Garfield 1981b), Psychotherapiestudien benötigen komplexe Designs, die sich über Jahre hinwegziehen, wenn eine ausreichend lange Katamnesedauer miteinbezogen wird.

Aus all den genannten Gründen ist es nicht verwunderlich, wenn vor allem Institutionen, die direkten und kontinuierlichen Zugang zu Patienten haben und die nicht in größerem Umfang von Lehre und Verwaltung absorbiert sind, interessante und qualitativ befriedigende Forschung betreiben.

8 Folgerungen für die Verbesserung der Forschungsmöglichkeiten

Strukturelle Änderungen stellen notwendige, aber nicht hinreichende Voraussetzungen für eine Forschungsverbesserung dar, da Kreativität nicht erzwungen werden kann.

Die hier vorgebrachten strukturellen Änderungsvorschläge sind daher in ihrer Bedeutung nicht überzubewerten.

- Den in der Therapieforschung tätigen Personen der Psychologischen Institute ist stärker als bisher der Zugang zu Patienten zu ermöglichen. Dies kann durch eigene Einrichtungen geschehen, die aber genügend groß dimensioniert sein müßten (Psychologe, Arzt, Sozialpädagoge, Sekretärin). Es wäre aber auch denkbar, daß stärker als bisher Kooperationen zwischen Psychologischen Instituten und medizinischen Institutionen (Abteilungen für Psychotherapie, Psychiatrie, Landeskrankenhäuser usw.) realisiert würden. Es sollte sich dabei nicht nur um projektbezogene punktuelle Kooperationen handeln, die teilweise bereits realisiert sind, sondern um kontinuierliche Zusammenarbeit mit genügend großem Zugang der Psychologischen Institute zu Patienten. Die dabei entstehenden rechtlichen, ethischen und finanziellen Probleme bedürfen sicher weiterer Klärungen, doch sollte dieser Weg stärker als bisher beschritten werden.

- Durch Einrichtung von Spezialisierungsmöglichkeiten in Klinischer Psychologie nach dem Diplomabschluß würde eine spürbare Entlastung in der Diplom-Ausbildung ermöglicht, die der Forschung zugute käme, sofern nicht diese Spezialisierung durch die Universitätsangehörigen allein vermittelt werden müßten.

- Örtliche Forschungsaktivitäten sind stärker als bisher in Schwerpunkten auszurichten und überregional zu verknüpfen. Dazu sind Forschertreffen, wie sie z.B. in der Reimers-Stiftung zur Indikationsthematik durchgeführt worden sind, oder Verbundstudien von großer Wichtigkeit. Gleichzeitig sind diese überregionalen Netze auch mit der internationalen Fachwelt zu verknüpfen. Mit der Favorisierung von Schwerpunktsbildung und Verbund soll aber der kreative Einzelforscher nicht verunmöglicht werden, da auch diese Form von Forschung benötigt wird.

Inhaltlich sollten in nächster Zeit folgende Schwerpunkte gesetzt werden:

- Komplexe Therapiestudien, die als kombinierte Prozeß-/Efolgsstudien bei umschriebenen Störungsfeldern durchgeführt werden. Diese Studien könnten auf Einzelfallebene und als Gruppenstudien ausgewertet werden. Dabei wären die notwendigen methodischen Gesichtspunkte adäquat zu berücksichtigen und auch Kosten/Nutzen-Überlegungen miteinzubeziehen.

- Für die Therapieforschung notwendig ist eine stärkere Standardisierung der Untersuchungsverfahren und des therapeutischen Handlungsrahmens (keine "Kochbücher"), um so die Vergleichbarkeit der Forschungsansätze zu verbessern und die Transformation in die Praxis zu erleichtern.

- Neben empirischen Studien sollte vermehrt auch die Theorienbildung vorangetrieben werden. Es wäre sinnvoll, besonders qualifizierten Forschern die dazu notwendigen "Denkpausen" zu ermöglichen.

- Die Therapieforschung sollte sich stärker als bisher mit dem gesamten Feld der Psychotherapie befassen, d.h. mit der "Patientenkarriere" bis hin zu den Konzepten der einzelnen Therapeuten. Die Gesundheitsversorgung kann nur dann verbessert werden, wenn die Schwachpunkte an den unterschiedlichen Entscheidungsstellen erkannt sind.

- Die klinische Grundlagenforschung (Ätiologie usw.) muß breiter als bisher betrieben werden, damit die Therapieforschung langfristig inhaltlich angereichert und nicht mehr technologisch betrieben wird.

Psychotherapieforschung ist noch im Suchstadium, so daß auch in nächster Zeit nicht mit spektakulären Ergebnissen gerechnet werden kann. Die bisherige Forschung läßt, auch im Vergleich mit dem Wissensstand in verschiedenen medizinischen Disziplinen, verantwortungsvolles Handeln zu, wenn die Therapeuten gut ausgebildet sind. Deshalb ist zum einen der Forschungsstandard zu heben, wenn die Patientenversorgung verbessert werden soll, zum anderen muß aber auch dem Ausbildungsbereich entsprechende Beachtung geschenkt werden und den damit verbundenen gesetzlichen Implikationen.

Literatur

Baade FW, Borck J, Koebe S, Zumvenne G (1980) Theorien und Methoden der Verhaltenstherapie. — Eine Einführung — Sonderheft II/1980 der "Mitteilungen der DGVT". Steinbauer und Rau, München

Barlow DH (1981) On the relation of clinical research to clinical practice: current issues, new directions. Journal of consulting and clinical psychology 49:147-155

Baumann U (1980) Nutzen und Wirksamkeit psychischer Behandlungsmethoden in der Psychiatrie — einige grundsätzliche Überlegungen. In: Häfner H, Picard W (Hrsg) Psychiatrie in der Bundesrepublik Deutschland fünf Jahre nach der Enquête. Rheinland-Verlag, Köln

Baumann U (1981a) Differentielle Therapiestudien und Indikation. In: Baumann U (Hrsg) Indikation zur Psychotherapie. Urban und Schwarzenberg, München

Baumann U (Hrsg) (1981b) Indikation zur Psychotherapie. Urban und Schwarzenberg, München

Baumann U, Wedel B v (1981) Stellenwert der Indikationsfrage im Psychotherapiebereich. In: Baumann U (Hrsg) Indikation zur Psychotherapie. Urban und Schwarzenberg, München

Bergin AE, Garfield SL (eds) (1978) Handbook of psychotherapy and behavior change, 2nd ed. Wiley, New York

Bergold J, Selg H (1975) Verhaltenstherapie. In: Schraml WJ, Baumann U (Hrsg) Klinische Psychologie, Bd 1, 3. Aufl. Huber, Bern

Butollo W (1980) Behavior therapy in the german-speaking countries. German Journal of Psychology 4:247-262

Frank J (1979) The present status of outcome studies. Journal of Consulting and Clinical Psychology 47:310-316

Garfield SL (1981a) Psychotherapy. A 40-year appraisal. American Psychologist 36:174-183

Garfield SL (1981b) Evaluating the psychotherapies. Behavior therapy 12:295-307

Hartig M (1975) Probleme und Methoden der Psychotherapieforschung. Urban und Schwarzenberg, München

Herink R (ed) (1980) The psychotherapy handbook: the A to Z guide to more than 250 different therapies in use today. Meridian Book, New York

Kazdin A-E (1978) Evaluating the generality of findings in analogue therapy research. Journal of consulting and clinical psychology 36:673-686

Köhnken G, Seidenstücker G, Baumann U (1979) Zur Systematisierung von Methodenkriterien für Therapiestudien. In: Baumann U, Berbalk H, Seidenstücker G (Hrsg) Klinische Psychologie — Trends in Forschung und Praxis, Bd 2. Huber, Bern, S 72-128

Marks I (1981) Cure and care of neuroses. Wiley, New York

Petermann F (1979) Psychotherapy research. German Journal of Psychology 3:168-186

Smith ML, Glass GV, Miller ThI (1980) The benefits of psychotherapy. Hopkins Univ. Press, London

Strotzka H (ed) (1975) Psychotherapie: Grundlagen, Verfahren, Indikationen. Urban und Schwarzenberg, München

Strupp HH (1981) Clinical research, practice and the crisis of confidence. Journal of consulting and clinical psychology 49:216-219

Wittchen HU, Fichter MM (1980) Psychotherapie in der Bundesrepublik. Beltz, Weinheim

Zusammenfassung der Diskussion des 5. Rahmenthemas Psychotherapieforschung

Zunächst wurde von einigen Diskussionsteilnehmern davor gewarnt, die seit der "kognitiven Wende" in der Psychologie zu beobachtende Theorienkonvergenz über ein realistisches Maß hinaus in Anspruch zu nehmen. Eklektizistische Tendenzen würden letztlich die Möglichkeit einer differentiellen Indikationsstellung verhindern. Auf der anderen Seite sei die heutige Psychotherapieforschung aufgefordert, die Aufteilung in Schulen und deren strukturell verfestigte Paradigmen zu überwinden. Die Praxis des therapeutischen Handlungsraumes weise mehr Ähnlichkeiten auf als dies die klassischen Erfolgsstudien verschiedener Schulen erkennen ließen. Zukünftige Effektivitätsstudien hätten über globale Effektivitätsmaße hinaus, differentielle Aspekte des Therapieprozesses zu erfassen. Ziel der therapeutischen Prozeßforschung in der Psychotherapie sei es, die modifikatorischen Elemente des psychotherapeutischen Prozesses wie bestimmte Techniken, Therapeuten- und Patientenverhalten oder deren Interaktionsverhalten zu isolieren. Darüber hinaus gewännen aber auch die Prozesse vor der Therapie an Bedeutung. Dabei richte sich das Interesse auf soziale und Persönlichkeitsfaktoren, die einen Patienten überhaupt erst in eine Therapie führen oder ihn die Therapie frühzeitig abbrechen lassen. Nach Meinung der anwesenden Psychologen sollte Grundlage jeglicher Psychotherapieforschung – über alle Schulen und Paradigmen hinweg – der empirische Kanon sein. Für die Psychoanalyse gelte aber, daß z.B. das auf diesem Symposium vorgestellte contentanalytische Verfahren zur Evaluierung des psychoanalytischen Therapieprozesses nicht allgemein anerkannt sei.

Die in der klinischen Psychologie betriebene Psychotherapieforschung habe sich an mehreren Universitäten in der Bundesrepublik intensiv und fruchtbar weiterentwickelt. Sie kranke jedoch zur Zeit noch daran, sich überwiegend mit der Beeinflussung leichter psychischer Störungen zu beschäftigen. Die Frage, ob die den Psychiater interessierenden schweren psychischen Störungen psychotherapeutischen Interventionen überhaupt zugänglich seien, stelle sich heute so allgemein nicht mehr. Die Effektivität, insbesondere verhaltenstherapeutischer Techniken zur Modifikation schwerer psychischer Störungen, sei vielfach aufgezeigt worden. Im deutschsprachigen Raum gelte dies beispielsweise für R. Cohen in Konstanz. Erweiterte Therapieprogramme, die unter Ausnutzung kognitions- und wahrnehmungspsychologischer Erkenntnisse sowie kommunikationstheoretischer Aspekte am Zentralinstitut für Seelische Gesundheit, Mannheim, durchgeführt worden seien, hätten sich in der Therapie chronisch schizophrener Patienten ebenfalls als erfolgreich erwiesen. Insgesamt betrachtet fände aber dieses Forschungsfeld mit dem Schwerpunkt tertiär praeventiver und rehabilitativer Maßnahmen bei schweren psychischen Störungen nur an wenigen Stellen in der Bundesrepublik Beachtung.

Über ein akademisches Interesse hinaus habe dieser Problemkreis konkrete Auswirkungen für die betroffenen psychisch Kranken. Die von den Krankenkassen getragenen psychotherapeutischen Verfahren seien, mit Ausnahme der bei Angestellten- und Ersatzkrankenkassen möglichen Übernahme der Kosten von Verhaltenstherapie, durchweg analytisch orientiert. Bei schweren psychischen Störungen – insbesondere den Psychosen – seien psychoanalytische Verfahren jedoch eher kontraindiziert. Patienten mit schweren psychischen Störungen seien ebenfalls weit unterrepräsentiert innerhalb der Gesamtzahl derjenigen Kranken mit psychischen Störungen, für die von den Rentenversicherungsträgern finanzierte Kurmaßnahmen in die Wege geleitet worden seien. Auch hier führe die unzureichende Kostendeckung für spezifische psychologische Verfahren zu einer Unterversorgung der psychisch schwergestörten Patienten und möglicherweise auch zu einem ungenügenden Forschungsaufwand. Deshalb wurde die Entwicklung von Verfahren gefordert, die einer schweren psychischen Behinderung vorbeugen oder sie reduzieren, und somit die Lebensqualität der Betroffenen verbessern helfen.

Warum die in der klinischen Psychologie vorhandenen Resourcen so wenig genutzt würden, wurde unterschiedlich bewertet. Einerseits wurde dies auf das Fehlen eines Psychotherapeutengesetzes zurückgeführt, das Psychologen erst die praktische Anwendung ihrer theoretischen Konzepte gestatten würde. Andererseits wurde auf zwei große psychiatrische Forschungsinstitute und mehrere Universitätskliniken verwiesen, wo Psychologen an der Anwendung und Überprüfung psychotherapeutischer Methoden – teilweise auch bei schweren psychischen Störungen – entscheidend beteiligt seien. Darüber hinaus wurden psychologische Institute erwähnt, die eine enge und fruchtbare Kooperation mit psychiatrischen Kliniken in der Psychotherapieforschung pflegten. Die wissenschaftliche und klinische Zusammenarbeit von Psychologen und Medizinern sei gerade in dem Bereich der angesprochenen Fragestellungen durch gesetzliche Regelungen nicht behindert und könne auch durch ein Gesetz kaum verbessert werden. Hilfreich und auf längere Frist sicher fruchtbarer sei vielmehr eine engere Zusammenarbeit zwischen den psychologischen Instituten und besonders den neuen Lehrstühlen oder Abteilungen für medizinische oder klinische Psychologie einerseits und den Universitätskliniken für Psychiatrie, psychosomatische Medizin und Psychotherapie und Kinder- und Jugendpsychiatrie andererseits. Die engere Verbindung und der Praxisbezug müßten vor allem in der Aus- und Weiterbildung geschaffen werden. Trotzdem sei das Fehlen eines Psychotherapeutengesetzes zu bedauern. Eine zukünftige gesetzliche Regelung habe aber zur Voraussetzung, daß Psychologen hinreichend praktisch und theoretisch ausgebildet würden.

6 Forschungsprobleme in Spezialgebieten

Psychiatrische Genetik

F. Vogel[1]

1 Bestandsaufnahme der wichtigsten "anspruchsvollen" Forschungsaktivitäten

1.1 Hinweis auf die historische Entwicklung

Die psychiatrische Genetik ist eigentlich eine deutsche Gründung. Obwohl es natürlich schon viel früher Ärzte gegeben hat, die sich mit Vererbungsproblemen bei psychiatrischen Erkrankungen gelegentlich befaßt haben, wurde das führende Paradigma der psychiatrischen Genetik geschaffen durch die 1916 veröffentlichte Arbeit von Ernst Rüdin: "Studien über Vererbung und Entstehung geistiger Störungen. I. Zur Vererbung und Neuentstehung der Dementia praecox. Berlin, Springer 1916." Hier hat der Psychiater Ernst Rüdin, unterstützt von dem Biomathematiker Wilhelm Weinberg, zum ersten Male versucht, aufgrund einer statistischen Erhebung an den Verwandten einer nach damaligen Begriffen auslesefrei gewonnenen Serie von Schizophrenie-Patienten den Erbgang der Schizophrenie zu klären im Hinblick auf die praktische Prognose in der einzelnen Familie. Diese Arbeit wäre nicht möglich gewesen ohne die beiden führenden Paradigmen der humangenetischen Forschung: Das von

---

[1]Institut für Anthropologie und Humangenetik der Ruprecht-Karls-Universität, Im Neuenheimer Feld 328, 6900 Heidelberg

Prof. Dr. Friedrich Vogel hatte an der Tagung vom 16./17.11.1981 nicht teilgenommen. Er hat seinen Beitrag "Psychiatrische Genetik", den er als Gutachten ursprünglich im Auftrag der Arbeitsgruppe Klinische Forschung des Wissenschaftsrats nach dem gleichen Beschreibungsrahmen erstattet hatte, dankenswerterweise zum Abdruck in diesem Buch zur Verfügung gestellt.

Mendel (1865) begründete und 1900 wiederentdeckte Genkonzept und den von Galton (1865) inaugurierten biometrischen Ansatz.

Der Versuch, unter Anwendung des Mendel'schen Konzeptes den Erbgang zu klären, führte damals zu einer Hypothese, die später jedoch nicht bestätigt werden konnte. Dieser Versuch ist also damals – und bis zum heutigen Tage – gescheitert. Dagegen gelang es im Prinzip, das Erkrankungsrisiko für bestimmte Gruppen Verwandter von Schizophrenen festzulegen. Aus diesem Ansatz entwikkelte sich darüber hinaus eine Arbeitsrichtung innerhalb der deutschen psychiatrischen Genetik, die von da an über 2 1/2 Jahrzehnte, d.h. bis in die 40er Jahre hinein, in der Welt führend sein sollte. Die Kaiser Wilhelm-Gesellschaft gründete zur rechten Zeit die Abteilung für Genealogie an der Deutschen Forschungsanstalt für Psychiatrie in München; diese Abteilung stand bis zu ihrer Auflösung mit Kriegsende 1945 unter Rüdins Leitung. Sie hatte einen recht kleinen permanenten Stab, innerhalb dessen der "Methodiker" Bruno Schulz besonders hervorzuheben ist. Ein großer Teil der führenden deutschen Psychiater dieser Zeit ging jedoch durch diese Abteilung durch und führte dort Studien zur empirischen Erbprognose psychiatrischer Erkrankungen oder auch Zwillingsuntersuchungen aus. Die Namen von Baeyer, Conrad, Kolle, Panse mögen hier für eine größere Zahl stehen. Luxenburger begründete die psychiatrische Zwillingsforschung, indem er in auch heute noch vorbildlicher Arbeit viele der methodischen Grundlagen für sinnvolle Zwillingsstudien festlegte und u.a. die erste paradigmatische Zwillings-Arbeit über Schizophrenie durchführte.

Die internationale Ausstrahlung dieser Münchner Schule war entsprechend groß. Gäste aus mehreren Ländern arbeiteten vorübergehend in München; sie übertrugen die Arbeitsprinzipien der Münchner Schule in ihre Heimatländer, und manche von ihnen blieben dort bis in die letzten Jahre hinein erfolgreich tätig und gründeten ihrerseits Schulen. Für andere seien hier nur genannt: Slater, Großbritannien, Strömgren in Dänemark; Essen-Möller in Schweden; und vor allem der, zunächst durch die Münchener angeregt, in Berlin tätige, dann durch die Nazis zur Emigration in die USA gezwungene F.J. Kallmann. Man kann mit Recht sagen, daß das meiste, was in

Jahrzehnten seit dem zweiten Weltkrieg in vielen Ländern auf dem Gebiet der psychiatrischen Genetik gearbeitet wurde, sich in direkter Linie auf die Münchner Schule zurückführen läßt. Erst etwa im letzten Jahrzehnt hat sich – vor allem in den USA, aber auch in einigen anderen Ländern – eine von der Tradition der Münchner Schule großenteils unabhängige Arbeitsrichtung entwickelt, die sich bemüht, durch Analyse neurobiologischer und biochemischer Parameter bei psychiatrischen Patienten und ihren Blutsverwandten zu vertieften Aussagen zu kommen.

Nach dem Kriegsende 1945 brach die Entwicklung bei uns abrupt ab. Ernst Rüdin war politisch belastet und mußte seine Stellung in München verlassen; es blieb dort nur eine kleine Restgruppe zurück – zunächst unter Leitung von B. Schulz, jetzt seit vielen Jahren praktisch auf die Person von Edith Zerbin-Rüdin reduziert. Es wurden zunächst Daten der alten Abteilung in kleinem Umfange aufgearbeitet; z.Zt. arbeitet Frau Zerbin-Rüdin im wesentlichen literarisch, d.h. sie fertigt (hervorragende) Übersichtsartikel und Handbuchbeiträge an. Derweilen veralten die einzigartigen, in der Glanzzeit angehäuften Archivschätze an Familien- und Zwillingsdaten immer mehr, da die Aufarbeitung durch eine einzelne Person nicht möglich ist.

Was war die Ursache für den abrupten Abbruch 1945? Diese Ursache war politisch. Rüdin hatte in München schon früh (vor dem 1. Weltkrieg) dem Kreis um Ploetz und F. Lenz angehört. Es war das Ziel dieser Gruppe, "Rassenhygiene" zu treiben[2], d.h. durch eugenische Maßnahmen dem befürchteten genetischen Verfall der Bevölkerung vorzubeugen bzw. ihren Erbanlagen-Bestand zu verbessern. Durch diese Tendenz war Rüdin wohl letztlich auch zu seiner klassischen Arbeit von 1916 motiviert worden. Er hatte auch erheblichen Einfluß auf die Formulierungen des "Gesetzes zur Verhütung erbkranken Nachwuchses", das bereits 1933 verkündet wurde, bzw. die Vorer-

---

[2]Dabei darf "Rassenhygiene" nicht im Sinne der N.S.-Rassenpolitik (z.B. im Hinblick auf die Juden) verstanden werden. Ihre Vertreter hatten nicht die Systemrassen der Anthropologie im Auge, sondern verstanden unter "Rasse" die gute, gesunde Art *innerhalb* der Bevölkerung.

wägungen, die in den beteiligten Ministerien schon längst vor der "Machtergreifung" durch die Nationalsozialisten stattfanden. Bekanntlich sah das Gesetz die zwangsweise Sterilisierung von Kranken vor, bei denen eine Beteiligung genetischer Faktoren sicher war, oder angenommen wurde. Seine wissenschaftliche Grundlage bildeten großenteils die Arbeiten der Münchner Schule. Aufgrund dieses Gesetzes wurden m.W. ca. 250.000 - 300.000 Menschen zwangsweise sterilisiert. Der Name Rüdin taucht auch auf in dem offiziellen Kommentar zu diesem Gesetz (Gütt-Rüdin-Ruttke).

So ist es kein Wunder, daß man nach dem letzten Krieg vielfach auch die wissenschaftlichen Bemühungen um die Aufklärung der genetischen Grundlagen psychiatrischer Erkrankungen mit dem Gesetz zur Zwangs-Sterilisierung und seinen Anwendungen identifizierte und deshalb zunächst einstellte. Die Aufmerksamkeit richtete sich statt dessen – übrigens völlig berechtigterweise – vorwiegend auf psychosoziale Mitursachen psychiatrischer Krankheiten. Weniger zu verstehen ist dagegen, – insbesondere im Hinblick auf die wissenschaftlichen Bemühungen um die psychiatrische Genetik im westlichen und auch im östlichen Ausland, daß dieses Schweigen seit nunmehr 36 Jahren anhält.

1.2 Welche Forschungsgebiete sind zukunftsträchtig?

Die ausschließlich oder vorwiegend mit klassisch-genetischen und epidemiologischen Methoden arbeitende psychiatrische Genetik des Menschen ist – in den letzten Jahrzehnten besonders durch Studien in den angelsächsischen Ländern und in Skandinavien, aber auch in der Sowjetunion gefördert – an einem gewissen Endpunkt angekommen. Empirische Belastungsziffern aufgrund von Familienuntersuchungen, Zwillings-Konkordanzen und Häufigkeiten psychiatrischer Erkrankungen bei Adoptivkindern etc. sind inzwischen in recht differenzierter Form bekannt und werden sich aufgrund neuer Studien kaum noch wesentlich ändern. Einzelne Ergänzungen bleiben natürlich wünschenswert.

Wesentlich aussichtsreicher erscheint mir dagegen die Einführung von Konzepten und Techniken aus der neurobiologischen Grundlagenforschung. Untersuchungen an Neurotransmittern und den an ihrem Stoffwechsel beteiligten Enzymen – besonders in den USA ausgeführt – haben in letzter Zeit zu interessanten biologischen Hypothesen über die Disposition z.B. für affektive Erkrankungen und auch die Schizophrenie geführt. Wenngleich auf der Enzymebene das Problem besteht, daß man sich leicht in quantitative Unterschiede verliert, die durch Regulationsvorgänge bedingt oder auch als Sekundäreffekte durch medikamentöse Behandlung anzusehen sind, und wenn es auch auf diesem Gebiet gerade in letzter Zeit manche Enttäuschungen durch nicht bestätigte Befunde gegeben hat, so haben sich doch einige hoffnungsvolle Ansätze ergeben, die weiterzuverfolgen sich lohnt (Gershon, Weitkamp u.a.). Hier kann gerade die psychiatrisch-genetische Forschung (zusammen mit Klinik, Pharmakologie und Biochemie) Wesentliches leisten. Zur Zeit wird, besonders in den USA, versucht, auch neue genetische und molekularbiologische Techniken in die Analyse psychiatrisch-genetischer Probleme einzubeziehen (Einzelzellgenetik; genetic engineering mit Hilfe von Restriktionsenzymen etc.). Hier sehe ich im Augenblick allerdings noch nicht, wo – über ein etwas ungezieltes Probieren hinaus – spezifische, prüfbare Hypothesen aufgestellt werden könnten.

Aussichtsreicher erscheint mir dagegen eine bessere Ausnutzung neurophysiologischer Untersuchungsmethoden und Konzepte (außer dem Ruhe-EEG z.B. die Auslösung und Ableitung evozierter Potentiale). Hier haben Forscher, vor allem aus den USA und Schweden, interessante Ergebnisse vorgelegt (Buchsbaum, Perris etc.).

Interessant in diesem Zusammenhang erscheint mir auch der als "High-risk paradigm" bekannt gewordene Versuch, an Kindern von Schizophrenen schon vor dem Manifestationsalter Untersuchungen auf verschiedene neurobiologische und psychologische Parameter durchzuführen und die Ergebnisse später dazu in Beziehung zu setzen, ob die Person erkrankt oder nicht (Erlenmeyer-Kimling u.a.). Der Nachteil dieser Forschungsstrategie liegt allerdings darin, daß man nicht weiß, welcher Parameter untersucht werden soll, und man deshalb zunächst viele, z.T. sicher nicht relevante Daten akkumulieren muß.

Ich persönlich vermute, - aber diese Vermutung dürfte von Psychiatern meist nicht geteilt werden, - daß es erfolgversprechender ist, bei seinen Analysen besser *nicht* von so komplexen (und teilweise unbestimmten) Tatbeständen auszugehen, wie psychiatrische Diagnosen es sind. Man sollte vielmehr zunächst genetische Grundlagenforschung im Bereich des "Normalen" durchführen, da man nur so hoffen kann, genetisch determinierte Einzelkomponenten innerhalb der multifaktoriellen Systeme, welche zu einer Disposition für psychiatrisch relevante Krankheitsbilder beitragen, besser in die Hand zu bekommen. Aus ähnlichen Erwägungen heraus führen wir Untersuchungen über die Genetik des normalen EEG aus. Wünschenswert sind etwa auch Arbeiten über die genetische Determination von Neurotransmitter-Enzymen im Blut, Neurotransmitter-Rezeptoren und Ähnliches.

2 Qualität der Forschung

Aufgrund des bisher Gesagten erübrigt sich schon fast die Beantwortung der unter 2. gestellten Fragen.

Anspruchsvolle Forschung wird bei uns zur psychiatrischen Genetik *im engeren Sinne* fast nicht geleistet.

a) Neue Erkenntnis- und Methodenfelder: Ich betrachte die bei uns (Propping, Buselmaier etc.) verhaltensgenetische Grundlagenforschung als anspruchsvoll; sie ist jedoch nicht psychiatrisch-genetisch im engeren Sinne.

b) Als "neues" (in Wirklichkeit über ein Jahrhundert altes) Paradigma ist nun endlich die Mendel'sche Genetik mit all ihren Ausarbeitungen bis hin zur Molekularbiologie eingeführt; sie wird die biometrisch globale Betrachtung des Genotyps auch in der Verhaltensgenetik des Menschen und damit im weiteren Verlauf in der psychiatrischen Genetik ersetzen.

c) Praktisch bedeutsame Fortschritte: Die Anwendung des empirischen genetischen Wissens in der genetischen Beratung von Psychotikern und ihren Angehörigen ist auch bei uns deutlich zu beobachten (aufgrund von im Prinzip meist längst bekannten Daten oder von Untersuchungen im Ausland).

d) Die Gruppen von Angst und Perris in der Schweiz (Zürich) und Schweden waren unter den ersten, welche die Trennung der verschiedenen genetischen Typen von Affektpsychosen, – vor allem bipolare und monopolare Fälle – welche durch Leonhard (Ost-Berlin, DDR) 1957 zum ersten Mal klar formuliert worden war, durch Familienuntersuchungen untermauert haben; Untersuchungen der Gruppe von Angst halfen aufgrund unterschiedlicher Reaktionen auf bestimmte Gruppen von Psychopharmaka diese biologisch-genetischen Subtypen zu charakterisieren. Sie stand deshalb vor einigen Jahren – mit einigen anderen Gruppen zusammen – in der Welt führend da.

Auch die Bemühungen unserer eigenen Gruppe, mit Hilfe des EEG und ergänzender Neurotransmitter-Studien biologische Mechanismen für genetisch bedingte Unterschiede im Befinden und Verhalten zu finden, finden jetzt internationale Anerkennung. Das gleiche gilt für die Studien der Arbeitsgruppe Buselmaier in unserem Institut, in dem die genetische und hirnmorphologische Grundlage des Lernens am Modell der Maus erforscht wird. Aber das ist verhaltensgenetische Grundlagenforschung, die vielleicht einmal für die psychiatrische Genetik Bedeutung gewinnen könnte, nicht psychiatrische Genetik im engeren Sinne.

3 Aufwands- und Ertragsaspekte

Antwort erübrigt sich mangels Masse.

4 Gründe für Mängel

Die politischen Gründe wurden bereits auseinandergesetzt. Sie wirken auch jetzt noch nach. Ein weiterer Grund scheint mir die oft ideologisch bedingte Präokkupation zahlreicher deutscher

Psychiater der jüngeren Generation für die für psychiatrische Erkrankungen zweifellos ebenfalls bedeutsamen Milieufaktoren zu sein. Als dritten Grund nenne ich das Fehlen eines organisatorischen Zentrums für die seit eh und je bezüglich Zeitbedarf und Sachmitteln sehr aufwendige und anspruchsvolle psychiatrisch-genetische Forschung. Ich habe volles Verständnis dafür, daß die genealogische Abteilung in der Deutschen Forschungsanstalt für Psychiatrie in München 1945 bis auf einen geringen Rest abgeschafft wurde. Dagegen geht mir das Verständnis dafür vollständig ab, daß man in den seither vergangenen 36 Jahren nicht den Versuch gemacht hat, eine derartige Abteilung neu zu schaffen, sei es in der Max-Planck-Gesellschaft oder in einer anderen Institution. Leider entspricht es der Struktur psychiatrisch-genetischer Forschung, daß sie in normalen Universitätskliniken nur mit großen Schwierigkeiten durchführbar ist.

5 Die Frage nach förderungswürdigen Schwerpunkten

Die Frage nach förderungswürdigen Schwerpunkten und Fragestellungen ist mangels Masse sehr schwer zu beantworten. Ich möchte sie dahingehend beantworten, daß humangenetisch-neurobiologische *Grundlagenforschung* mit dem Ziel, biologische Mechanismen der Funktion des Zentralnervensystems und insbesondere die in diesen Mechanismen vorkommenden genetischen Unterschiede zwischen verschiedenen Menschen zu erforschen, z.Zt. die besten Aussichten bietet. Da auch international auf diesem Gebiet *mit genetischer Fragestellung* nicht viel getan wird – mit biochemischer, pharmakologischer etc. Fragestellung wird sehr viel geforscht – besteht ja auch die Aussicht, "zu überholen, ohne einzuholen", d.h. eine international konkurrenzfähige oder sogar führende Position zu gewinnen. Die Frage der "kritischen Masse" ist allerdings auch auf diesem Gebiet sehr heikel.

Epidemiologie

H. Dilling[1]

Sollte ganz zufällig das Forschungsgebiet der psychiatrischen Epidemiologie auf dieser Tagung unter die Spezialgebiete gerückt sein? In der Tat wäre die psychiatrische Epidemiologie in Deutschland noch vor 15 oder 20 Jahren auf einem entsprechenden Symposion nicht einmal genannt worden. Zwar gab es eine Zeit, in der Deutschland wesentliche Ergebnisse zur psychiatrisch-epidemiologischen Forschung beitrug, in den letzten Jahrzehnten bis vor 10 Jahren waren wir jedoch von der internationalen Entwicklung ausgeschlossen, und erst in den letzten Jahren ist dieser Forschungsbereich auch in unserem Lande wieder aktuell geworden.

Gehen wir zunächst auf die Entwicklung ein, so finden wir im vorigen Jahrhundert hier wie in anderen Ländern Prävalenzuntersuchungen, das heißt Zählungen von psychisch Kranken, die sich allerdings damals nur an den schwersten Fällen orientierten, so daß sehr niedrige Prävalenzziffern unter 1% resultierten (Eschenburg 1855). Mit der zunehmenden nosologischen Verfeinerung und besseren Deskription der psychischen Krankheiten war es dann in der ersten Hälfte dieses Jahrhunderts möglich, auch im Forschungsbereich, der sich mit der Häufigkeit seelischer Erkrankungen und deren Beziehung zu biologischen und soziodemographischen Faktoren befaßte, weitergehende Studien durchzuführen. Hier spielten Rüdin und Mitarbeiter eine wichtige Rolle, die in der damaligen Deutschen Forschungsanstalt für Psychiatrie in München genetische

---

[1]Klinik für Psychiatrie der Medizinischen Hochschule Lübeck, Ratzeburger Allee 160, 2400 Lübeck 1

Studien durchführten. In diesem Zusammenhang wurden in den 30er Jahren von Brugger, der zu dem Arbeitskreis gehörte, in Thüringen und Bayern eine Reihe von epidemiologischen Studien durchgeführt (Brugger 1931, 1938). Brugger sprach damals von biologischer "Inventarisierung" der Bevölkerung und betrieb seine Studien vor allem unter Gesichtspunkten der Erbbiologie. Eine weitere Untersuchung aus der Rüdinschen Schule ist die von Klemperer (1933), der für die Münchener Bevölkerung, bezogen auf ein mittleres Lebensalter, die Krankheitserwartung für Psychosen ermittelte. Die damaligen Studien kann man als international führend betrachten, zu einer Zeit, da überall erst Ansätze zu einer Methodik der Epidemiologie erarbeitet werden mußten.

Der gewaltsame Einschnitt, den die Zeit des Nationalsozialismus für die deutsche Forschung brachte, ist auf dieser Tagung immer wieder erwähnt worden. Auch im Bereich der Epidemiologie bestand im Dritten Reich keine Tendenz zu intensiverer Forschung, hätte man dadurch ja möglicherweise die Verschleierung der Verbrechen an psychisch Kranken verhindert!

Nach Kriegsende erholte sich die epidemiologische Forschung in unserem Lande erst sehr spät von den Einbußen, die sie erlitten hatte. Von der Erstellung institutionsbezogener Statistiken abgesehen, kam es lange Zeit zu keiner echten Forschung. Als eigentlicher Neubeginn auf diesem Gebiet muß die Etablierung des Sonderforschungsbereichs 116 Psychiatrische Epidemiologie an der Universität Heidelberg in Mannheim angesehen werden. Vorausgegangen war 1965 eine administrative Inzidenzerhebung in Mannheim, die Häfner, Reimann und Mitarbeiter als erste größere deutsche Untersuchung dieser Art durchführten (Häfner et al. 1969). Bei der Gründung des SFB, der auf die erwähnten epidemiologischen Forschungserfahrungen aufbauen konnte, sicherte Häfner diesem gute Startbedingungen. So gelang es ihm, einen englischen Epidemiologen, Brian Cooper, von Anfang an zur Mitarbeit zu gewinnen, und er stimulierte auch Münchener Kollegen an Projekten in einer Außenstelle im Rahmen der Münchener Psychiatrischen Universitätsklinik mitzuwirken, eine für die DFG ganz ungewohnte Konstruktion, da Sonderforschungsbereiche sich in der Regel auf einen Ort beschränken.

Nach Cooper und Morgan (1977) befaßt sich die Epidemiologie generell mit der Verteilung von Krankheit in Raum und Zeit, im einzelnen mit der Vervollständigung der Beschreibung von Krankheitsbildern, mit der Suche nach Kausalfaktoren und der Planung und Evaluation von Diensten. Die genannten Themen wurden im Sonderforschungsbereich 116 mit unterschiedlicher Akzentuierung bearbeitet. Besonderen Stellenwert hatten Fragen zur Inanspruchnahme von Diensten in verschiedenen Ebenen, ökologische Fragestellungen und multidisziplinäre Untersuchungen an verschiedenen Patientengruppen.

Als anfängliches zentrales Projekt wurde ein psychiatrisches Fallregister (Jakubaschk et al. 1977) in Mannheim aufgebaut, das vergleichbar denen in angelsächsischen Ländern die psychiatrisch behandelte Bevölkerung in Mannheim erfaßt. Auf diesem Projekt lag und liegt insofern ein besonderer Akzent, als sich zahlreiche Folgeprojekte an dieses umfangreiche Unternehmen anschließen können. Desweiteren wurden Fragen zur Versorgung psychisch Kranker durch den Allgemeinarzt in Zusammenhang mit Fragen des psychiatrischen Behandlungsbedarfs bearbeitet, so in einer Parallelstudie in Mannheim (Zintl-Wiegand et al. 1978) und in Praxen in Oberbayern im Landkreis Traunstein (Dilling et al. 1978). Im Anschluß an die früher von Häfner durchgeführte Studie wurden ökologische Fragestellungen angegangen, so etwa zum Selbstmord und seinen sozialräumlichen Bedingungen (Moschel u. Häberle 1978) sowie zur Jugenddelinquenz und psychischen Störungen in Mannheim (Moschel et al. 1977). Besonders umfangreich war ein Projekt über geistig behinderte Kinder (Liepman u. Marker 1978), dem später eine kinderpsychiatrische Studie über zerebrale Dysfunktion folgte (Schmidt 1979). Weitere Studien wurden durchgeführt zur Frage von psychischen Störungen bei Gastarbeitern (Häfner 1980) und und zum internationalen Vergleich diagnostischer Urteile (v. Cranach u. Strauss 1978).

In den folgenden Bewilligungszeiträumen wurden desweiteren Problembereiche zur Häufigkeit psychischer Erkrankungen bei älteren Menschen (Cooper 1979), zur Prävalenz von Neurosen (Schepank 1979) und zum Einfluß schizophrener Erkrankungen auf die Angehörigen (v. Cranach 1976) bearbeitet.

An einige Projekte schlossen sich Nachfolgestudien an, so beispielsweise an die Studie über die Morbidität in Hausarztpraxen eine Untersuchung über die Häufigkeit psychischer Störungen in der Bevölkerung mit vergleichender Erhebung der Beurteilung dieser Probanden mit psychischen Störungen durch den Hausarzt (Dilling u. Weyerer 1980), die zu einer Längsschnittstudie ausgebaut wurde (Fichter 1979). Eine zusätzliche Morbiditätsuntersuchung an Kindern wurde in derselben Region parallel zur Erwachsenen-Studie durchgeführt (Castell et al. 1980).

Der Sonderforschungsbereich 116 mit seinen epidemiologischen Forschungsprojekten in Mannheim und in den Außenstellen – derzeit ist Lübeck mit einem Projekt zur administrativen Prävalenz des Alkoholismus als weitere Außenstelle vorübergehend hinzugekommen – dürfte gegenwärtig die größte Institution in der Bundesrepublik sein, in deren Rahmen psychiatrische Epidemiologie betrieben wird. Daneben wurden und werden einige weitere Untersuchungen am Zentralinstitut in Mannheim durchgeführt, beispielsweise zur Ökologie des Selbstmords (Welz et al. 1978) und zum Verlauf kognitiver Störungen bei Schizophrenen (Rey 1979). Zu erwähnen wären auch einige Landeskrankenhäuser, in denen psychiatrisch-epidemologische Forschung betrieben wird, wie etwa Mainkofen (Bienert 1976).

Sieht man von dem SFB 116 ab, so spiegelt sich das Problem der relativ geringen Anzahl von Projekten in der BRD auch in der Literatur wieder. Obwohl Ausdrucke des Deutschen Instituts für Medizinische Datenverarbeitung und Information nur einen Teil der Literatur zur Kenntnis bringen, habe ich einen solchen Ausdruck analysiert, in dem nach Arbeiten zur Epidemiologie psychischer Störungen – Drogensucht und Alkoholismus ausgenommen – gesucht wird. Von den übrigen deutschsprachigen Ländern haben auch bei Berücksichtigung ihrer geringeren Größe Österreich und die DDR in den letzten 15 Jahren relativ wenige Veröffentlichungen zu bieten, jeweils unter 10. Vergleicht man die Zahl der Publikationen, die genannt sind, zwischen der Schweiz und der Bundesrepublik, so zeigt sich, daß in der Schweiz 29 Arbeiten zum Thema erschienen, davon 14 kinderpsychiatrische, das sind bezogen auf die Größe des Landes dreimal mehr als in der Bundesrepublik mit

57 Arbeiten, von denen 10 zum Bereich der Kinder- und Jugendpsychiatrie zu rechnen sind. – Aus Österreich sind besonders die Prävalenzstudien von Strotzka (1969) und Mitarbeitern und die Untersuchungen von Katschnig zum stationären Versorgungsbereich (1974) zu nennen, aus der Schweiz die Arbeitsgruppe um Angst, die den Zusammenhang zwischen Hospitalisierung und Sozialschicht untersuchte (Gisin et al. 1978). Besonders bemerkenswert ist die Studie "Alpendorf" von Guntern (1974), eine Längsschnittuntersuchung, die den sozialen Wandel eines Dorfes durch mehrere Jahrzehnte zu objektivieren sucht.

Bei der Literaturanalyse der letzten 15 Jahre in der Bundesrepublik zeigt sich, daß kaum Veröffentlichungen über größer angelegte epidemiologische Studien existieren. Dagegen finden sich eine Reihe von kleineren Studien, in deren Verlauf klinikaufgenommene Patienten mit psychischen Störungen oft auch retrospektiv bezüglich bestimmter Variablen analysiert wurden, beispielsweise nach Geburtsmonat, Aufnahmemonat oder meteorologische Daten zum Zeitpunkt der Krankenhausaufnahme. Derartige Studien bieten sich an aus dem Material, das ohnehin in psychiatrischen Universitätskliniken und Landeskrankenhäusern archiviert wird. Nur ganz wenige Arbeiten beziehen sich auf prospektive Untersuchungen, die eigens zur Beantwortung bestimmter Fragestellungen ausgearbeitet wurden oder auf eigenständige Erhebungen. Zu erwähnen sind etwa die Studie von Böker und Häfner (1973) über psychisch kranke Gewalttäter in der Bundesrepublik, eine größere gerontopsychiatrische Untersuchung aus Göttingen (Krauss 1976), wie auch die von der WHO initiierte Studie, die in Oberbayern zur regionsbezogenen Bestimmung der administrativen psychiatrischen Morbidität durchgeführt wurde (Dilling u. Weyerer 1978) oder eine Kohortenstudie an chronisch Schizophrenen im Rahmen eines WHO-Programms in Mannheim.

Während des Analysezeitraumes in den Jahren 1966 - 81 zeigte sich ein deutlicher Trend zu mehr Veröffentlichungen im epidemiologischen Bereich, ein Erfahrung, die auch der Augenschein bestätigt. Die Relativität einer solchen Art von Literaturübersicht wird besonders deutlich, wenn man beispielsweise feststellt, daß DIMDI die in "Sozialpsychiatrie" veröffentlichten Arbeiten nicht registriert: dennoch gehe ich davon aus, daß ein repräsentativer Eindruck vermittelt wird.

Mit meiner eindeutigen Akzentuierung der durch den Sonderforschungsbereich 116 geleisteten Forschung ist bereits ausgedrückt, daß diese Arbeiten in ihrem Rang deutlich über denen liegen, die ohne größere Mittel im Rahmen der üblichen Arbeitsbedingungen in Kliniken entstanden.

Immer deutlicher zeigt sich, daß ernstzunehmende Forschung nicht mehr nebenbei oder nächtens von während des Tages überlasteten Klinikern zu schaffen ist. Forschung, hier epidemiologische Forschung, benötigt einen Freiraum des Denkens und Planens, des Vorbereitens und Ausführens, des Auswertens und Schreibens, der nur dem zur Verfügung steht, der nicht durch Routine blockiert wird. Es müssen also Forschungsstellen geschaffen werden oder die Arbeit an den Institutionen muß so organisiert sein, daß den Mitarbeitern längere Perioden zugestanden werden, in denen sie Forschung betreiben können.

Dabei gilt gerade für den Forschungsbereich der Epidemiologie, daß hier im Unterschied zur biologischen Psychiatrie keine Förderung durch pharmazeutische Firmen möglich ist, da diese Art von Forschung für die Industrie wenn überhaupt nur von geringem Interesse ist. Soll also hier geforscht werden, so müssen öffentliche oder zweckbestimmte private Mittel zur Verfügung stehen.

Die Frage nach dem internationalen Standard der Forschung in Deutschland ist nicht schwierig zu beantworten. Die quantitative Entwicklung in unserem Bereich bleibt weit hinter der in den skandinavischen und angelsächsischen Ländern zurück, geschätzte 10 bis 20 Jahre (Cooper 1981). – Dennoch kann festgestellt werden, daß ein Teil der in der BRD geleisteten psychiatrisch-epidemiologischen Forschung qualitativ aufgeholt hat und unsere Forschungsergebnisse inzwischen wieder international zur Kenntnis genommen werden.

Mehrere für die Bundesrepublik neue Untersuchungen sind allerdings in anderen Ländern bereits vor langer Zeit durchgeführt worden. Als Beispiel für Verlaufsuntersuchungen im Felde sei das Lundby-Projekt (Hagnell 1966) aus Schweden erwähnt, eine Forschungsregion, in der die Bewohner seit Jahrzehnten in mehreren Querschnitten nach Prävalenz und Inzidenz untersucht wurden. In der BRD wurde erst kürzlich durch Fichter (1979) mit einer solchen Verlaufsuntersuchung begonnen, nachdem unsere Münchener Arbeitsgruppe vor fünf Jahren eine Prävalenzstudie durchgeführt hatte.

Im Vergleich zu den Vereinigten Staaten, aber auch zu Großbritannien, den Niederlanden und Skandinavien, ist das allgemeine Bewußtsein und der Kenntnisstand der Psychiater für epidemiologische Fragestellungen auf einem wesentlich niedrigeren Niveau. Das wirkt sich vor allem auf den wissenschaftlichen Nachwuchs ungünstig aus. Im Sinne der internationalen Arbeitsteilung könnten natürlich viele Ergebnisse vom Ausland übernommen werden, andererseits sind aber gerade Epidemiologie und transkulturelle Psychiatrie Bereiche, in denen bevölkerungsspezifische Arten des Krankseins zu erforschen sind und in denen unterschiedliche Versorgungssysteme berücksichtigt werden müssen.

Ergebnisse von versorgungsbezogenen Studien aus Ländern mit verstaatlichten Gesundheitssystemen sind beispielsweise nicht ohne weiteres übertragbar auf Länder mit überwiegend privat finanzierter medizinischer Versorgung der Bevölkerung. Bezüglich der Ergebnisse biologisch-psychiatrischer Forschung dagegen dürften derartige Ländergruppen keine großen Unterschiede aufweisen.

Ein wesentlicher Grund für die späte Einführung der Epidemiologie in die psychiatrische Forschung der Bundesrepublik und die mangelnde Qualität mancher Arbeiten liegt darin, daß die Epidemiologie als in erster Linie anwendungsbezogenes Fach nur dort wesentlich gefördert wird, wo auch das Interesse an den Versorgungsstrukturen geweckt ist, eine Voraussetzung, die bei uns bis vor recht kurzer Zeit nicht gegeben war. Man stellte die vorhandenen Strukturen kaum in Frage und lebte mit ihnen.

Ein weiterer Grund für den international gesehen unzureichenden Standard der Epidemiologie in der BRD liegt in der mangelhaften methodischen Vorbildung während des Studiums, aber auch in der Ausbildung danach in einem Wissensbereich, den man als Arzt vorwiegend den Sozialwissenschaftlern überläßt. – Die notwendige Länge und Komplexität der in der Regel sehr arbeitsintensiven epidemiologischen Untersuchungen bedingt, daß in den meisten Fällen die Ergebnisse erst nach Jahren zu veröffentlichen sind. Für jüngere wissenschaftlich Interessierte, die sich rasch sichtbare Sporen verdienen möchten, ein frustrierendes Unterfangen!

Sicherlich ist es auch als Handicap anzusehen, daß in den letzten Jahren, als die epidemiologische Forschung hier deutliche Fortschritte machte, die zur Verfügung stehenden Mittel wieder geringer werden, so daß es größere Schwierigkeiten macht, die notwendige Förderung zu erhalten. So sehr etwa die Tendenz der DFG und ihrer Gutachter nach Untersuchungen, die qualitativ hohen Ansprüchen genügen, bejaht werden muß, so sehe ich doch eine gewisse Gefahr darin, daß die geforderten Voraussetzungen zu einer Entmutigung der Beteiligten führen. Nur wenn man durch verhältnismäßig großzügige Förderung vieler eine größere Anzahl von wissenschaftlich Interessierten an diesen Forschungen beteiligen kann, besteht die Chance, daß in einem Kernbereich qualitativ besonders hochwertige Arbeit geleistet wird. Voraussetzung dafür wäre systematischer als bisher die Vermittlung von methodischen Kenntnissen und das Erlernen der interdisziplinären Kooperation. Insgesamt muß der gegenwärtige Aufwand für epidemiologische Forschung gerade auch im Vergleich zur biologisch-psychiatrischen als viel zu gering eingeschätzt werden.

Eine ganz besondere Erschwerung epidemiologischer Forschung trat vor allem im Laufe des Jahres 1981 durch den Datenschutz ein, nachdem sich in den letzten Jahren bereits erste Schwierigkeiten abgezeichnet hatten. Insbesondere in Baden-Württemberg, aber letztlich in der ganzen Bundesrepublik, werden verschiedene Bestimmungen der Datenschutzgesetze und sogar die alten Rechtsgrundsätze der ärztlichen Schweigepflicht, so extensiv ausgelegt, daß die epidemiologische Forschung entweder objektiv stark behindert oder aus Furcht vor Mißbrauch oder Beanstandungen in vielen Fällen kaum noch in Angriff genommen wird. Wenn die anfallenden Daten nicht mehr miteinander in Beziehung zu setzen sind, können auch keine Zusammenhänge mehr untersucht werden. Die von der Landesdatenschutzbeauftragten für Baden-Württemberg verlangte absolute Nichtidentifizierbarkeit der übermittelten Daten erschwert beispielsweise extrem oder macht es unmöglich, Doppelzählungen zu vermeiden, so daß die Effektivität eines regionalen Versorgungssystems bzw. einer therapeutischen Kette nicht mehr untersucht werden kann. Kürzlich wurde sogar das Fallregister des Zentralinstitutes für Seelische Gesundheit in Mannheim stillgelegt, was auf die Forschung im Rahmen des SFB 116 eine lähmende Wirkung ausüben wird.

Zur Frage zukünftiger inhaltlicher Schwerpunkte epidemiologischer Forschung: Auch in Zukunft werden Feldstudien zur Bestimmung der Häufigkeit psychischer Störungen in der Bevölkerung erforderlich sein; es erscheint aber nicht sinnvoll, in diesem Bereich mehrere ähnliche Studien durchzuführen, so daß nach wenigen solcher aufwendigen Untersuchungen das Bedürfnis nach dieser Art von Projekten geringer wird, die übrigens zum Teil in der BRD noch durchzuführen sind.

Wenn wir davon ausgehen, daß die Epidemiologie eine anwendungsbezogene Wissenschaft ist, daß sie sich also in ihren Fragestellungen meist danach richten wird, wie eine Integration ihrer Methoden in allgemeinere Konzepte möglich ist, so muß in erster Linie ihre Rolle bei der Evaluationsforschung betont werden, Untersuchungen, die inzwischen einen großen Teil der epidemiologischen Forschung ausmachen (Biefang 1980, Wing u. Häfner 1973, Häfner 1979).

Hier werden die Resultate verschiedener Versorgungsstrategien und Behandlungsmethoden auf Institutionsebene in Bezug auf eine zur versorgende Bevölkerung miteinander verglichen, so daß die Planung von Gesundheitsdiensten auf rationaler Basis erfolgen kann. Unter Einbeziehung epidemiologischer Gesichtspunkte werden Verlaufstudien erforderlich sein, wie sie v. Zerssen, Wittchen und Mitarbeiter derzeit am Max-Planck-Institut für Psychiatrie an stationär behandelten Patientengruppen durchführen. Darüberhinaus befaßt man sich in der Evaluationsforschung aber auch mit Erfolgsstudien von Therapieprogrammen, bei denen keine epidemiologische Fragestellung auftaucht.

Voraussetzung für eine erfolgreiche evaluative Forschung ist neben der guten Zusammenarbeit zwischen Forschern und untersuchten Einrichtungen ein genereller Konsensus über Diagnosen und deskriptive Instrumente. Die Erhebungsinstrumente für Institutionen und Probanden sollten vergleichbar sein; hier hat v. Zerssen (1979) mit seinen Selbstbeurteilungsskalen wesentliche Vorarbeit geleistet; auch das methodische Konzept, nach dem erhoben wird, muß übereinstimmen. Ist es schon eine anspruchsvolle Aufgabe, einzelne Patienten bezüglich ihres Behandlungserfolges miteinander zu vergleichen, so wächst die Zahl möglicher Variablen bei der Evaluation von Institutionen oder ganzen Versorgungssystemen.

Entsprechend den Enquête-Vorschlägen, die auch international beträchtliche Resonanz gefunden haben, wird derzeit von der Bundesregierung ein großes Vorhaben zur Verbesserung der psychiatrischen Versorgung, das sogenannte Modellprogramm Psychiatrie verwirklicht. Dieses Programm muß auf seine Effektivität und Effizienz hin untersucht werden. Immerhin sind gegenwärtig mehr als 40 Wissenschaftler im Auftrage des BMJFG, koordiniert von der Firma Prognos, damit beschäftigt, eine Begleitforschung aufzubauen. Als Mitglied der beratenden Kommission sind mir in letzter Zeit die ungeheuren Schwierigkeiten einer solchen Arbeit vor Augen geführt worden. Diese beginnen bei der Motivation der Mitarbeiter von Einrichtungen, beziehen sich weiter auf Probleme des Datenschutzes, der Verschlüsselung von Daten bis hin zur differenzierten Auswertung der Ergebnisse, Anforderungen, die ein beträchtliches Maß von methodischer Einarbeitung in die Praxis epidemiologischer Forschung verlangen. Mit Bedauern ist festzustellen, daß bisher offenbar keine Integration mit dem Forschungsförderungsprogramm der Bundesregierung erfolgte. Andererseits sollten die bei Prognos zentral oder in den Regionen tätigen Wissenschaftler möglichst viel Feedback aus der Praxis erhalten. Trotz etlicher, sicherlich berechtigter Bedenken an dem Unternehmen möchte ich wünschen, daß diese Chance einer Evaluation von einer Reihe von Regionen voll genutzt wird, dazu gehört auch die moralische Unterstützung der in diesem Bereich bereits Tätigen.

Aus meinen Ausführungen dürfte deutlich geworden sein, daß in der Epidemiologie die sehr deutliche Tendenz zu beobachten ist, neben dem klassischen Schwerpunkt der Feldforschung die Evaluationsforschung zu etablieren, die zunehmende Komplexität erreicht. Dabei kann man einen Trend beobachten von der zunächst naheliegenden deskriptiven Forschung, die an die klassischen Zählungen von Kranken anknüpft, hin zu einer hypothesengesteuerten Forschung, in der versucht wird, ätiologische Fragen zu beantworten wie auch komplexere Zusammenhänge evaluativen Charakters zu begreifen. Die Erkenntnis des zunehmenden Anspruchs der Forschung führt zur abschließenden Feststellung, daß der Forschungsbedarf in quantitativer und qualitativer Hinsicht bei weitem noch nicht erfüllt ist, und daß gerade jetzt bei der im Gange befindlichen Reform unseres Versorgungssystems vermehrte Anstrengungen gemacht werden müßten, um den Ansprüchen einer wissenschaftlichen Epidemiologie gerecht zu werden.

Literatur

Biefang S (1980) Evaluationsforschung in der Psychiatrie: Fragestellungen und Methoden. Enke, Stuttgart

Bienert H (1976) Zur täglichen Krankenbewegung (Uhrzeit und Wochentag) in zwei psychiatrischen Großkrankenhäusern. Arzt und Krankenhaus 1:21-24

Böker W, Häfner H (1973) Gewalttaten Geistesgestörter. Eine psychiatrisch-epidemiologische Untersuchung in der Bundesrepublik Deutschland. Springer, Berlin Heidelberg New York

Brugger C (1931) Versuch einer Geisteskrankenzählung in Thüringen. Z ges Neurol Psychiat 133:352-390

Brugger C (1938) Psychiatrische Bestandsaufnahme im Gebiet eines medizinisch-anthropologischen Zensus in der Nähe von Rosenheim. Z ges Neurol Psychiat 160:189-207

Castell R, Artner K, Biener A, Scheiner D (1980) Psychiatrische Epidemiologie im Kindes- und Jugendalter. Bericht an die Deutsche Forschungsgemeinschaft, Projekt A 10, Sonderforschungsbereich 116, München

Cooper B (1979) Psychische Erkrankungen bei älteren Allgemeinkrankenhauspatienten: Früherkennung, Verlauf und Evaluation eines Nachsorgeprogramms. In: Sonderforschungsbereich 116. Finanzierungsantrag 1980-1982, Mannheim, S 628-693

Cooper B (1981) Persönliche Mitteilung
Cooper B, Morgan HG (1977) Epidemiologische Psychiatrie. Urban & Schwarzenberg, München Wien Baltimore
Cranach M v (1976) Katamnestische Untersuchung schizophrener Patienten unter besonderer Berücksichtigung des Einflusses der Erkrankung auf das Wohlbefinden der Angehörigen der Erkrankten. In: Arbeitsbericht 2. - Sonderforschungsbereich 116, Mannheim
Cranach M v, Strauss A (1978) Internationaler Vergleich diagnostischer Urteile und Entwicklung der deutschen Fassung eines international angewandten standardisierten Befunderhebungssystems. Bericht an die Deutsche Forschungsgemeinschaft über das Projekt A 3 des Sonderforschungsbereichs 116, München
Dilling H, Weyerer S (1978) Epidemiologie psychischer Störungen und psychiatrischer Versorgung. Urban & Schwarzenberg, München Wien Baltimore
Dilling H, Weyerer S (1980) Behandelte und nicht behandelte psychiatrische Morbidität in der Bevölkerung. Bericht an die Deutsche Forschungsgemeinschaft über das Projekt A 10 im Sonderforschungsbereich 116, München
Dilling H, Weyerer S, Enders I (1978) Patienten mit psychischen Störungen in der Allgemeinpraxis und ihre psychiatrische Überweisungsbedürftigkeit. In: Häfner H (Hrsg) Psychiatrische Epidemiologie. Springer, Berlin Heidelberg New York
Eschenburg BG (1855) Die Irren-Statistik des Lübeckischen Staates. Neue Lübeckische Blätter 21:329-331
Fichter MM (1979) Fünf-Jahres-Follow-up-Untersuchung der Feldstudie A 10 an einer repräsentativen Bevölkerungsstichprobe in 3 ländlichen Gemeinden: eine prospektive Untersuchung zu wahrer Inzidenz, Krankheitsverlauf und Inanspruchnahme. In: Sonderforschungsbereich 116. Finanzierungsantrag 1980-1982, Mannheim, S 775-813
Gisin S, Meyer H, Binder J, Scharfetter C (1978) Soziale Schicht und psychische Erkrankung. Eine empirische Studie im Kanton Zürich. Schweiz Arch Neurol Neurchir Psychiatr 122:253-269
Guntern G (1974) Sozialer Wandel und seelische Gesundheit. Der Wandel eines Bergdorfes von der Agrikultur zum Gastgewerbe. Psychiatr Clin (Basel) 7: 287-313
Häfner H (ed) (1979) Estimating needs for mental health care. Springer, Berlin Heidelberg New York
Häfner H (1980) Psychiatrische Morbidität von Gastarbeitern in Mannheim. Nervenarzt 51:672-683
Häfner H, Reimann H, Immich H, Martini H (1969) Inzidenz seelischer Erkrankungen in Mannheim 1965. Soc Psychiat 4:126-135
Hagnell O (1966) A prospective study of the incidence of mental illness. Svenska Bokförlaget, Lund
Jakubaschk J, Klug J, Rey ER (1977) Aufbau eines kumulativen psychiatrischen Fallregisters. Abschlußbericht von Projekt A 1. Sonderforschungsbereich 116, Mannheim
Katschnig H, Grumiller I, Strobl R (1974) Daten zur stationären psychiatrischen Versorgung der österreichischen Bevölkerung. Eine Untersuchung über die Inzidenz in den Psychiatrischen Universitätskliniken und Krankenhäusern Österreichs. Österreich, Bundesinstitut für Gesundheitswesen, Wien
Klemperer J (1933) Zur Belastungsstatistik der Durchschnittsbevölkerung, Psychosenhäufigkeit unter 1000 stichprobenmäßig aus den Geburtsregistern der Stadt München (Jahrgang 1881-1890) ausgelesenen Probanden. Z ges Neurol Psychiat 146:277-316
Krauss B (1976) Epidemiologische Befunde zur sozialen Situation und gesundheitlichen Verfassung 70jähriger und Älterer unter besonderer Berücksichtigung des psychischen Gesundheitszustandes. Manuskript. München

Liepmann MC, Marker KR (1978) Zur Epidemiologie der geistigen Behinderung. Vorläufige Ergebnisse einer Felderhebung in Mannheim. In: Häfner H (Hrsg) Psychiatrische Epidemiologie. Springer, Berlin Heidelberg New York, S 163-192

Moschel G, Häberle H (1978) Selbstmord und seine sozialräumlichen Bedingungen in Mannheim. In: Häfner H (Hrsg) Psychiatrische Epidemiologie. Springer, Berlin Heidelberg New York, S 59-80

Moschel G, Häberle H, Welz R (1977) Soziale Morphologie der Jugenddelinquenz und psychischen Störungen in Mannheim. Bericht an die Deutsche Forschungsgemeinschaft über das Projekt A 8 des Sonderforschungsbereichs 116, Mannheim

Rey ER (1979) Identifizierung und Verlauf von kognitiven Störungen Schizophrener. In: Sonderforschungsbereich 116. Finanzierungsantrag 1980 - 1982, Mannheim, S 350-456

Schepank H (1979) Kohortenuntersuchung und Follow-up-Studie über die Erkrankungen gemäß ICD-Ziffer 300 bis 307. In: Sonderforschungsbereich 116. Finanzierungsantrag 1980 - 1982, Mannheim, S 159-246

Schmidt M (1979) Prävalenz und Bedeutung zerebraler Dysfunktion bei 8jährigen Kindern in Mannheim. In: Sonderforschungsbereich 116. Finanzierungsantrag 1980 - 1982, Mannheim, S 110-158

Strotzka H (1969) Kleinburg. Österreichischer Bundesverlag, Wien

Welz R, Klug J, Häfner H, Rey ER (1978) Selbstmordversuche in Mannheim. Ein ökologischer Mehrebenenvergleich. In: Häfner H (Hrsg) Psychiatrische Epidemiologie. Springer, Berlin Heidelberg New York, S 81-98

Wing JK, Häfner H (eds) (1973) Roots of evaluation. Oxford University Press, London New York Toronto

Zerssen D v (1976) Klinische Selbstbeurteilungs-Skalen (KSb-S) aus dem Münchener Psychiatrischen Informations-System (PSYCHIS München). Beltz, Weinheim

Zintl-Wiegand A, Schmidt-Maushart Ch, Leisner R, Cooper B (1978) Psychische Erkrankungen in Mannheimer Allgemeinpraxen. Eine klinische und epidemiologische Untersuchung. In: Häfner H (Hrsg) Psychiatrische Epidemiologie. Springer, Berlin Heidelberg New York, S 111-134

Versuch einer Bestandsaufnahme der gegenwärtigen Situation der Forschung auf dem Gebiet der Kinder- und Jugendpsychiatrie in der Bundesrepublik Deutschland

M.H. Schmidt[1]

1 Vorbemerkungen

Auf die Rolle der Kinder- und Jugendpsychiatrie weisen ein Bevölkerungsanteil von etwa 25% für die unter 18jährigen und die für diese Altersgruppe angegebenen Auffälligkeits- bzw. Morbiditätsraten zwischen 7 und 16% hin. Trotzdem kann dieser Versuch einer Bestandsaufnahme nicht die gesamte kinder- und jugendpsychiatrische Forschung umfassen. Forschung in diesem Fachgebiet ist – insbesondere wo es um allgemeinere Fragen geht – mit der Arbeit auf verschiedenen Teilgebieten psychiatrischer Forschung verknüpft: so bei manchen Studien zur Klassifikation und Diagnostik, bei verschiedenen Untersuchungen zu Ätiologie, Pathogenese und Verlauf – die biochemische, neuropsychologische und psychosomatische Fragestellungen ebenso berühren wie die Rolle individueller und Umgebungsfaktoren bei Krankheitsmanifestation und -weiterentwicklung –, auch in der Versorgungsforschung und der evaluativen Forschung, speziell in der Psychotherapieforschung. In anderen Bereichen ist die Kinderpsychiatrie auf eigene Forschungsansätze angewiesen, vorzugsweise dort, wo es um das altersbedingt andere Störungs- und Krankheitsspektrum, um Entwicklungseinflüsse und um die Rolle der Familie geht.

Der Versuch einer schwerpunktmäßigen Zuordnung zu solchen generellen Forschungsgebieten oder zu spezifisch kinderpsychiatrischen Fragen, kann ebenso wie eine Wertung von Forschungstätigkeit

[1]Zentralinstitut für Seelische Gesundheit, J 5, 6800 Mannheim 1

von subjektiven Momenten nicht frei sein. Es liegt nahe, sich dabei auf Forschung zu konzentrieren, die von Kinderpsychiatern bzw. von den in der Kinder- und Jugendpsychiatrie etablierten Forschern betrieben wird. Auch werden Überschneidungsgebiete der Kinderpsychiatrie etwa mit der Entwicklungspsychologie, der Sonderpädagogik oder der Kriminologie nur ausschnittsweise berücksichtigt. Insgesamt ist der Blick in die Vergangenheit bei einem solchen Unternehmen entsprechend der kürzeren Wissenschaftsgeschichte der Kinder- und Jugenpsychiatrie weniger aufwendig.

2 Bestandsaufnahme und Rückblick

Eine Auflistung der Problemkreise, in denen in der Bundesrepublik anspruchsvolle Forschung betrieben wird, ergibt vier Bereiche, innerhalb derer allerdings unterschiedliche Fragestellungen verfolgt werden; bei der Übersicht wird auf die Nennung von Namen, Institutionen und Orten verzichtet:

Erwähnenswert ist die epidemiologische Forschung: Sie geht der Verteilung von Erkrankungen und Störungen im Kindes- und Jugendalter in Gebieten unterschiedlicher Bevölkerungsstruktur, unterschiedlichen Altersklassen und Bevölkerungsgruppen nach. Sie verfolgt weiter die Entwicklung delinquenten Verhaltens auf der Basis einer Kohortenstudie zur Kinderdelinquenz und überschneidet sich in diesem Bereich mit dem Grenzgebiet der Kriminologie. Schließlich bemüht sie sich um die Prävalenz, die Inzidenz und um Korrelate besonderer Syndrome, nämlich der geistigen Behinderung und von Hirnfunktionsstörungen. Die qualitative Beurteilung dieser Arbeiten resultiert aus der Anwendung der im Fachgebiet im deutschen Sprachraum lange Zeit ungenutzten epidemiologischen Vorgehensweisen. Der klare Vorsprung insbesondere britischer, aber auch amerikanischer Arbeitsgruppen wird auf lange Sicht nicht aufzuholen sein. Zu nennen ist weiter die Forschung zur Entstehung früher Kommunikationsstrukturen in der Mutter-Kind-Beziehung – ein Überschneidungsbereich mit der Entwicklungspsychologie. Diese Arbeitsrichtung war zeitweise international führend. Es handelt sich um Grundlagenforschung, von der aber Anwendungen für die Überprüfung bestimmter Konzepte der frühen Genese psychischer Störungen zu erwarten sind. Die Arbeitsrichtung ist sowohl durch die Entwicklung bzw. Verfeinerung der Mikroanalyse des Verhaltens wie durch ihre spezifische Betrachtungsweise der Mutter-Kind-Interaktion charakterisiert. Parallel dazu entwickelt sich ein Arbeitsbereich der Objektivierung von Beziehungsstrukturen in Familien, der Fragen der Kommunikation an klinischen Gruppen mit kritisch-empirischen Methoden nachgeht.

Das genannte Arbeitsgebiet hat Querverbindungen zu neuropsychologisch-kinderpsychiatrischen Arbeiten. Die Aktivitäten in dieser Forschungsrichtung sind zwar inselhaft, dürfen aber zum Teil anspruchsvoll genannt werden, schon weil neuropsychologische Methoden im Kindesalter bislang international wenig benutzt werden. Sieht man von den zahlreichen Studien über evozierte Potentiale ab, dann liegt der Schwerpunkt einschlägiger Arbeiten in Kanada und den Vereinigten Staaten. In der Bundesrepublik wurden bzw. werden bearbeitet die Folgezustände von Schädel-Hirntraumen im Kindesalter, die neurometrische Diagnostik und multimodale Beeinflussung articulomotorischer Vorgänge und die Korrelationen zwischen Hirnstrombild und sprachlicher sowie intellektueller Entwicklung, letzteres besonders im Hinblick auf die Rolle sogenannter Erwartungspotentiale. Hinzuweisen ist auch auf Ansätze in der Erforschung dysphasischer und dyspraktischer Störungen. Teilweise kann die neuropsychologische Arbeitsrichtung unter dem Aspekt der Einführung des Paradigmas der Teilleistungsschwächen bzw. partiellen Entwicklungsverzögerungen betrachtet werden. Im übrigen gibt es insbesondere in diesem Arbeitsbereich Überschneidungen mit dem Nachbargebiet Sonderpädagogik.

Praktisch bedeutsam scheint die Forschung über kinderpsychiatrische Klassifikation. Hier wird das von britischen Autoren entworfene Multiaxiale Klassifikationsschema benutzt und unter verschiedenen Aspekten (Reliabilität, Überschneidungsbereiche von Diagnosen, Einfluß diagnostischer Gewohnheiten, Beschreibbarkeit von Behinderungen) – auch im internationalen Kontext – überprüft; gearbeitet wird auch an der quantifizierenden Klassifikation von Behinderungen. Diese Arbeiten bilden die Basis für eine einheitliche Dokumentation und damit nicht nur für institutionsübergreifende Studien, sondern auch für Therapieevaluationen und die Versorgungsforschung, die der Entwicklung bedürfen.

Die Würdigung anspruchsvoller Forschung im weiteren deutschen Sprachraum ist mangels ausreichender Kenntnis sicher unvollständig. Aus dem Bereich des Bekannten hervorzuheben sind die Untersuchungen zur Pathogenese neuropsychiatrischer Störungen bei Kindern im Zusammenwirken hirnorganischer Beeinträchtigungen mit Umweltfaktoren aus der Rostocker Arbeitsgruppe und schweizerische Arbeiten zur Epidemiologie psychischer Auffälligkeiten in der Adoleszenz.

Soweit ein vergleichender Rückblick möglich ist, war die deutschsprachige kinderpsychiatrische Forschung nach dem 2. Weltkrieg auf den Gebieten der Psychopathologie und Nosologie, der Pathogenese psychogener Erkrankungen und Störungen, der Psychotherapie, der psychischen Begleitsymptome endokriner Störungen und der Untersuchung von Hirnschädigungsfolgen erfolgreich tätig, auch wenn die Bedeutung dieser Arbeiten im Ausland sehr verzögert zur Kenntnis genommen wurde. Diese Arbeiten waren großenteils Frucht klinischer Forschung, ihr Rückgang fällt zusammen mit der aktiven und passiven Distanzierung der Kinderpsychiatrie von anderen Fächern. Die Trennung von Neurologie und Psychiatrie auch im Kindesalter zugunsten der Neuropädiatrie ließ die neuropsychiatrische Tradition abreißen; sie wird sich über die Neuropsychologie nur langsam wieder aufbauen lassen. Die Trennung von der Pädiatrie traf nicht nur die Forschung über Begleitumstände somatischer Erkrankungen (sie wurde nur zu Einzelproblemen, z.B. zur psychischen Situation von Dialysepatienten wiederaufgenommen und ist in verschiedenen Bereichen in der Hand von Psychologen), sondern auch die Psychosomatik des Kindesalters. Hatte schon vor dem Krieg die Abwanderung von Kinderpsychiatern die psychopathologische Forschung eingeschränkt, so führte der Auszug der Psychotherapie aus den Kliniken teilweise zu einem Auseinanderklaffen von Kinderpsychiatrie und Kinderpsychotherapie; es gab eine Zeitlang Kliniken, die Psychotherapie nicht zu ihren Zielen zählten. Eine Reintegration psychotherapeutischer Forschung zeichnet sich jetzt nur im erwähnten Bereich der klinischen Forschung über innerfamiliäre Beziehungen und in einigen Arbeiten zur multimodalen Behandlung ab, während Kinderpsychotherapieforschung im engeren Sinne weitgehend von klinischen Psychologen außerhalb der Psychiatrie betrieben wird.

Aus den genannten und anderen Gründen sind einige Forschungsrichtungen in der Bundesrepublik praktisch nicht vertreten oder so unterentwickelt, daß sie nicht nur im internationalen Vergleich nicht bestehen können, sondern auch dem notwendigen Qualitätsstandard nicht genügen. Formal fällt dabei auf, daß anspruchsvolle klinische Forschung nur in sehr geringem Umfang existiert. Thematisch bestehen Mängel vor allem in fünf Bereichen:

Forschung über Pathogenese und Verlauf kinderpsychiatrischer Erkrankungen kann wegen des Entwicklungsaspekts und der elterlichen Einflüsse durch Analogieschlüsse aus der Psychiatrie kaum ersetzt werden. Protektive Faktoren sind für diese Altersgruppe kaum untersucht, sie wäre dafür aber eine geeignete Population. Entsprechende Untersuchungen müssen allerdings durch Feldstudien abgesichert werden. Modelle und Methoden für pathogenetische Forschung liegen ansatzweise vor. Untersuchungen zu Pathogenese und Verlauf bilden eine notwendige Voraussetzung für sinnvolle Therapieevaluation und für Versorgungsforschung.

Viele Erkenntnisse evaluativer Forschung aus der Psychiatrie lassen sich auf die Kinderpsychiatrie übertragen, eigene Ansätze der Psychotherapieforschung sind schmal, die dringend notwendigen Erkenntnisse über multimodale Therapien, die ja in der klinischen wie in der ambulanten Behandlungswirklichkeit einen hohen Stellenwert einnehmen, sind nicht nur für das Kindes- und Jugendalter gering.

Darüber hinaus erscheint die Versorgungsforschung unzureichend bzw. nur ansatzweise vorhanden. Sie hat sich auch mit Selbsteinschätzung, Inanspruchnahmeverhalten, Therapieerwartungen und mit der Mitarbeit der Eltern auseinanderzusetzen, um auf dieser Basis zu realistischen Planungen zu gelangen. Im übrigen fehlt ein differenziertes extramurales Angebot, das evaluiert werden könnte, weithin.

Spezifisch für das Kindesalter sind die Erforschung von Familienstrukturen und die Evaluation familientherapeutischen Vorgehens. Generalisierbare Ergebnisse sind hier wesentlich dürftiger als die Zahl der Publikationen vermuten läßt. Vor allem mangelt es an Methoden, deren Basis nicht auf ein hermeneutisches Vorgehen beschränkt ist.

Ähnlich wie dieser Arbeitsbereich muß Forschung über kinderpsychiatrische Klassifikation und Nosologie zur Abgrenzung einzelner Störungsbilder wesentlich als Methodenforschung betrachtet werden. Die Klassifikation auf Syndromebene muß sich vor allem dem Bedeutungsfeld häufiger Symptome widmen, weiter den Fragen der sogenannten Entwicklungsstörungen, schließlich der Überschneidung zwischen Erkrankung und Behinderung.

Für andere Bereiche, vor allem für die biologische Psychiatrie und die Psychophysiologie des Kindesalters, gelten die Ausführungen der entsprechenden Autoren in diesem Band. Sie eingeschlossen werden Ergebnisse sogenannter anspruchsvoller deutscher kinderpsychiatrischer Forschung im Ausland nur zögernd zur Kenntnis genommen. Zwischen 1975 und 1980 erschienen jährlich nur 4 oder 5 Arbeiten deutscher Autoren in renommierten fremdsprachigen Sammelbänden oder Zeitschriften.

3 Versuch einer Analyse

Bezieht man in die Betrachtung auch die vorstehend nicht beschriebenen Aktivitäten kinder- und jugendpsychiatrischer Forschung in der Bundesrepublik ein, dann wird leicht sichtbar, daß insgesamt wenig hypothesentestende Forschung existiert. Zahlreiche und aufwendige Ansätze bleiben im Deskriptiven stecken, beschreiben bereits bearbeitete Bereiche im Sinne sogenannter Gelegenheitsforschung oder leisten eine unzureichende Beschreibung, so daß die aus ihr generierten Hypothesen nicht sinnvoll testbar sind. Daneben und in Verbindung damit gibt es zahlreiche methodisch unzureichende Forschungsprojekte. Mangelnde Planung und mangelnde interne oder externe Validierungsstrategien vernichten den finanziellen Aufwand.

Während die Gründe für das Existieren anspruchsvoller Forschung rasch gennant werden können, sind die Ursachen der Mängel mannigfaltig: Die lange und umständliche Weiterbildung zum Kinder- und Jugendpsychiater beeinträchtigt Initiativen zur wissenschaftlichen Weiterbildung außerhalb des engeren Fachgebiets und in bestimmten Methoden. Die Zahl der Kinder- und Jugendpsychiater ist darüber hinaus klein. Damit ist es schwer, aus diesem Potential den gleichen und in der zweiten Generation einen gleichguten Forscher- und Hochschullehrernachwuchs zu generieren, wie ihn andere Fächer aus einem weit größeren Fundus aufbringen. Potentielle Nachwuchsforscher müssen nicht nur den Trend zur praxisnahen oder Aktionsforschung überwinden, sie haben es auch nicht leicht, sich über Forschungsmethoden und Forschungsdesigns zu informieren. Infolgedessen werden originelle Fragestellungen mit unzureichenden Methoden angegangen, an denen die Einwerbung an Drittmitteln scheitert.

Unter anderem solche Gründe reduzieren die Arbeit an verschiedenen Institutionen auf klinische Forschung. Neben den genannten Problemen impliziert diese bestimmte Beschränkungen. Sie kann in der Regel nur an Inanspruchnahmepopulationen durchgeführt werden. Das Spektrum der zugänglichen und gut untersuchten Patienten ist oft auf schwerer Kranke oder Auffälligere, meist stationar Behandelte beschränkt; der höhere Schweregrad der untersuchten Krankheitsbilder kann zu einer eingeengten Symptomatik führen. Im Rahmen der klinischen Forschung sind Krankheitsverläufe nur begrenzt zu verfolgen. Kontrollgruppen sind nur beschränkt konstituierbar. Außerdem unterliegt klinische Forschung den Besonderheiten des Krankenguts und des Arbeitsstils der jeweiligen Institutionen.

Auch unter günstigen Bedingungen fehlen für bestimmte Fragestellungen, etwa für die Verlaufsbeobachtung, geeignete Methoden.

Nicht zu übersehen ist weiterhin, daß die Kinderpsychiatrie ausgesprochen arm an Konzepten paradigmatischen Charakters oder gar Theorien ist; selbst bei der Verwendung von Modellen handelt es sich häufig um Rückgriffe auf andere Humanwissenschaften. Ein deutliches Defizit besteht auch bezüglich der Dokumentation von Angaben, Symptomen und Befunden; nur zögernd werden internationale Klassifikationssysteme eingeführt. Das schafft Probleme der Falldefinition. Die Fallidentifikation scheitert bei kleinen Patientenzahlen und der Notwendigkeit längsschnittlicher Beobachtung häufig am Fehlen irgendwelcher Register oder an der institutionellen Trennung zwischen Gesundheitswesen und Jugendhilfe.

Die Institutionen sind häufig klein, ihre Grundausstattung womöglich durch mehrere Hochschullehrstellen zersplittert, Methodenspezialisten fehlen. Mit Fragestellungen überfrachtete Projekte werden auf zu kleine Patientenzahlen und Querschnittsbetrachtungen bezogen, multizentrische und längsschnittliche Fragen sind durch Datenschutzbarrieren behindert.

Die oben als anspruchsvoll bezeichnete kinderpsychiatrische Forschung in der Bundesrepublik hat verschiedene Gemeinsamkeiten: Sie wird bzw. wurde weitaus überwiegend aus Drittmitteln finanziert, darüber hinaus zu einem nicht unterheblichen Teil im Rahmen von Sonderforschungsbereichen und Schwerpunktprogrammen; ein Großteil der Forscher hat eine psychologische und damit methodische Vorbildung, die Arbeitsgruppen verfügen wenigstens über eine kleine für Forschung freigestellte personelle Grundausstattung – wie andere erfolgreiche Institutionen in den U.S.A., Kanada oder Großbritannien – und über eigene Datenverarbeitungsanlagen bzw. enge Kooperation mit solchen. Die gute Zusammenarbeit zwischen Psychiatern und Psychologen in der Kinder- und Jugenpsychiatrie begünstigt qualifizierte Forschung (räumt allerdings Psychologen häufig einen unverhältnismäßig großen Einfluß auf sie ein). Klinische Forschung hat bislang an den genannten Bereichen nur einen geringen Anteil.

4 Desiderata

Bei der geschilderten Ausgangslage müßten und könnten konsequenterweise Projekte der Versorgungsforschung vorrangig unterstützt werden. Fragen objektiven Behandlungsbedarfs und subjektiver Behandlungsbedürftigkeit, der Inanspruchnahme einzelner Angebote durch unterschiedliche Patientengruppen, Behandlungserwartungen, -abbrüche und -mißerfolge sowie der Rolle der Eltern erscheinen als unerläßliche Basis für Therapieevaluation im engeren Sinne. Die ihr gegenüber der Versorgungsforschung zugeschriebene Rolle gründet sich auf die mangelnde Spezifität vieler therapeutischer Vorgehensweisen in der Kinderpsychiatrie und den häufigen Wechsel der in Anspruch genommenen Institutionen und der angewandten therapeutischen Strategien, vor allem bei ernsteren und langwierigen Erkrankungen. Zumindest parallel zur Wirkungsforschung muß Versorgungsforschung betrieben werden; dabei ist nicht nur an Effizienz-, sondern auch an Effektivitätsfragen gedacht. Eine solche Prioritätssetzung führt mit hoher Wahrscheinlichkeit zu der zwar aufwendigen Überprüfung multimodaler Therapien, zur Betrachtung unterschiedlicher therapeutischer Settings (wie z.B. des home-treatments) und zur Beurteilung von Institutionen (wie etwa bei dem System der Erziehungsberatungsstellen), für welche die Ziele und der Grad der Annäherung an diese noch zu operationalisieren sind.

Als praxisrelevant, aber auch unter anderen Gesichtspunkten zukunftsträchtig, erscheint die Förderung neuropsychologischer Forschung ebenso wie die der kinderpsychiatrischen Familienforschung.

Hohe Praxisrelevanz kommt schließlich klinischen Kohortenstudien zu, die anhand retrospektiver Arbeiten gut zu planen sind; prospektiv sollten sie als multizentrische Projekte durchgeführt werden, so daß die Verfolgung bestimmter Patientengruppen, die sich nötigenfalls anhand von Registern identifizieren lassen müßten, bis ins Erwachsenenalter möglich wird.

Forschung über kinderpsychiatrische Klassifikation sollte schon aus methodischen Gründen als Basis für verschiedenste Arbeitsrichtungen weiter unterstützt werden; sie verbessert nicht nur die Forschungsplanung innerhalb des deutschsprachigen Bereichs, sondern macht auch Ergebnisvergleiche innerhalb und außerhalb unseres Sprachraums möglich. Dabei ist auch an die Klassifikation von Lebensumständen und live-events im Kindesalter zu denken.

Aus grundsätzlichen Erwägungen, aber auch wegen des Interesses an Prävention, verdient pathogenetische Forschung Beachtung. Die Erkenntnisse über das Zusammenwirken genetischer Dispositionen, früh erworbener Verhaltensmuster, alterstypischer Faktoren und familiärer, schulischer und sozialer Einflüsse bedürfen der Differenzierung, weil sonst neue ätiologische Erkenntnisse nur schwer zu erwarten sind.

Neben der Bildung solcher Schwerpunkte muß die Verbesserung der Möglichkeiten der Forscher treten. Vordringlich bedarf es methodischer Ausbildung von Nachwuchswissenschaftlern; solche Forschungsausbildung ist bei dem bestehenden Bedarf nur institutionsübergreifend zu leisten. Unterstützt werden muß die Publikation überdurchschnittlicher Forschungsresultate im In- und Ausland.

Die sachlichen Voraussetzungen für das Betreiben von Kinderpsychiatrie als kritischer Erfahrungswissenschaft sind hinreichend große und lenkbare Abteilungen mit ausreichender Dokumentation, Zugang zu Datenverarbeitungsmöglichkeiten und eigenen Arbeitsschwerpunkten im Sinne von Programmforschung, auf die gegebenenfalls die labormäßige Ausstattung zugeschnitten sein muß. Solche Abteilungen müssen durch ein Minimum an gemeinsamer Dokumentation zur Kooperation fähig sein, die auch nicht durch das Verbot der Speicherung und des Austauschs personenbezogener Daten beeinträchtigt werden darf.

Von seiten forschungsfördernder Institutionen liegt die Förderung von Projekten im Rahmen von Förderungsinstrumenten nahe, die mittelfristige Programme und gleichzeitig einen institutionalisierten Austausch zwischen den Beteiligten am besten sicherstellen können. Außerdem sollten Arbeitsgruppen, die sich durch realistische Forschungsplanung und durch ein gutes Verhältnis von eingesetzten Mitteln zu erzielten Ergebnissen auszeichnen, besonders unterstützt werden.

Anmerkung: Ausdrücklich wurde der Übersicht kein Literaturverzeichnis beigefügt. Es hätte vornehmlich die als anspruchsvoll beurteilte Forschung zitieren müssen, denn Literatur über kinderpsychiatrische Forschung im deutschen Sprachraum existiert nicht. Berücksichtigt wurden die seit 1952 erschienenen Jahrgänge der Praxis der Kinderpsychologie und Kinderpsychiatrie, die 1956 1971 herausgegebenen Bände des Jahrbuchs für Kinder- und Jugendpsychiatrie und die seit 1972 erscheinende Zeitschrift für Kinder- und Jugendpsychiatrie samt der darin enthaltenen Zeitschriftenübersicht, von ausländischen Periodika besonders das Journal of Child Psychology and Psychiatry and allied disciplines sowie das Journal of the American Academy of Child Psychiatry, die einschlägigen Kapitel in Psychiatrie der Gegenwart, der Bericht über die Enquête zur Lage der Psychiatrie, die deutschen Lehrbücher des Faches und das von Rutter & Hersov herausgegebene Lehrbuch Child Psychiatry.

Zusammenfassung der Diskussion des 6. Rahmenthemas Forschungsprobleme in Spezialgebieten

Die Diskussion zu diesem Rahmenthema beschäftigte sich im wesentlichen mit der epidemiologischen Forschung.

Einigkeit bestand darüber, daß die deutsche psychiatrisch-epidemiologische Forschung dem internationalen Vergleich standhalten könne. In diesem Zusammenhang fand der Sonderforschungsbereich 116 in Mannheim mit seinen Außenstellen in München und Lübeck mehrfach Erwähnung. Qualitativ anspruchsvolle Beiträge seien aus diesem Forschungsbereich hervorgegangen. Auch das psychiatrische Fallregister in Mannheim, das in seiner Art einmalig für den deutschsprachigen Raum sei, lasse wegen seines heuristischen Wertes für die Zukunft wichtige Beiträge erwarten. Wenn überhaupt von einem Rückstand gesprochen werden könne, sei dieser eher quantitativer als qualitativer Art.

Insgesamt seien für die nahe Zukunft gute Voraussetzungen für epidemiologische Forschung in der Bundesrepublik gegeben, sofern nicht überzogene Forderungen der "Datenschützer" das Erreichte gefährdeten. Geringere Verweigerungsquoten bei Felduntersuchungen als in vergleichbaren anderen Ländern ließen auf eine insgesamt positive Einstellung der deutschen Bevölkerung zu dieser Art der Forschung rückschließen.

Darüber hinaus sei in der Bundesrepublik noch eine gewisse Konstanz innerhalb der Forschungsgruppen festzustellen, was Grundlage einer in größeren Zeiträumen denkenden epidemiologischen Forschung sei. Die psychiatrisch-epidemiologische Forschung werde allenfalls gegenwärtig durch die Tatsache erschwert, daß in der Routineversorgung tätige, ärztliche Mitarbeiter nur wenig kontinuierliche Forschungsarbeit zu leisten imstande seien. Regelungen, die die Freistellung für Forschungsaufgaben ermöglichten, könnten de facto wegen der knappen Stellenpläne der Kliniken nicht wahrgenommen werden. Deshalb sei die in einem psychiatrischen Forschungsinstitut und an einzelnen Universitätskliniken (z.B. München und Berlin) praktizierte Regelung vorzuziehen, wo Forschung einerseits und klinische Tätigkeit andererseits getrennt verliefen. Durch zeitliche Abordnung wissenschaftlicher Mitarbeiter – insbesondere der Ärzte – versuche man dort die unerwünschte Auseinanderentwicklung von klinischer Arbeit und Forschung zu verhindern und einen fruchtbaren Wechsel wissenschaftlicher und klinischer Tätigkeit zu fördern.

Um den Anschluß an die internationale Forschung zu halten, müsse in Zukunft mehr auf Repräsentanz der untersuchten Populationen geachtet werden. Durch den sich immer deutlicher abzeichnenden Prozeß der Spezialisierung der Universitätskliniken auf Akut- und Schwerkrankenversorgung mit sinkenden Verweildauern stellten die dort gewonnenen Stichproben ein immer einseitigeres Krankheitsspektrum dar, das kaum noch Rückschlüsse auf die Gesamtheit der Kranken einer Diagnosegruppe oder dergleichen erlaube. Das Repräsentanzproblem sei jedoch noch aus einem anderen Grunde bedeutsam. Die klassische, psychiatrische Nosologie baue auf Beobachtungen an klinischen Patienten auf. Für die epidemiologische Forschung lägen hierin große Chancen, über anwendungsorientierte Fragen hinaus, Fragen der Pathogenese und der Verlaufsbeeinflussung psychischer Erkrankungen durch Fallregister und durch longitudinale Feldstudien aufklären zu helfen. Methodische Probleme der Feldforschung sollten dabei in interdisziplinär arbeitenden Forschungsgruppen angegangen werden.

Ähnliche Aussagen wurden auch für den Bereich der kinderpsychiatrischen Forschung getroffen, die im übrigen in der Bundesrepublik in sehr kurzer Zeit eine erstaunliche Aufbauleistung vollbracht habe. Auch hier richte sich das Augenmerk auf eine engere Verbindung von klinischer und epidemiologischer Forschung. Längsschnittuntersuchungen gewännen zunehmend an Bedeutung, insbesondere dann, wenn die untersuchten psychisch kranken Kinder auch im Erwachsenenalter weiter verfolgt würden.

Breiten Raum in der Diskussion nahmen schließlich die Besorgnisse um den Fortbestand der epidemiologischen Forschung in der Bundesrepublik im Hinblick auf die Datenschutzgesetze ein. Aus dem Kreis der anwesenden Politiker (Dr. Adam Schwaetzer, MdB) wurde durchaus Verständnis für die schwierige Situation der Forschung geäußert. Dabei wurde auf die historische Entwicklung der Datenschutzgesetze verwiesen. Ausgangspunkt dieser Gesetze sei die Gefahr der mißbräuchlichen Verwendung elektronisch gespeicherter Daten gewesen. Es habe nicht in der Absicht des Gesetzgebers gelegen, notwendige Forschung zu beeinträchtigen. Eine Novellierung der bestehenden Gesetze sei aber zur Zeit nur dann denkbar, wenn die beteiligten Forscher deutlich aufzeigen könnten, daß durch eingeschränkte Forschungstätigkeit erwünschte Entscheidungsgrundlagen nicht mehr erreichbar wären. Ganz besonders gelte dies für die psychiatrische Forschung, da die hier verwendeten Daten psychiatrischer Patienten in erhöhtem Maße schutzwürdig seien.

Von psychiatrischer Seite wurde dieser engen Auslegung des Datenschutzgedankens zum Nachteil der Grundrechte der Wissenschaftsfreiheit und der körperlichen Unversehrtheit energisch widersprochen. Derzeit seien unverzichtbare Forschungsstrategien, etwa das Monitoring schädlicher Arzneimittelwirkungen oder vergleichbarer gesundheitsschädlicher Substanzen und die Krankheits- bzw. Inanspruchnahmeregister formale Gesetzesverstöße. Forschung für die seelische Gesundheit könne nicht einfach weitgehend eingestellt werden, weil es bequemer sei, den Datenschutzbeauftragten und den von ihnen bemühten Verbotserlassen einiger Ministerien und Universitätsverwaltungen widerstandslos nachzugeben. Die Verantwortung für den Grundrechtsgehalt von Forschungszielen und, konkret gesprochen, für bessere Möglichkeiten von Prävention und Therapie psychischer Erkrankungen in der Zukunft bleibe bei den Wissenschaftlern, sie liege nicht bei den Datenschutzbeauftragten. Das ganze Ausmaß einschneidender Behinderungen der medizinischen, aber auch der psychologischen, soziologischen und zeitgeschichtlichen Forschung durch einen "offensiven Datenschutz" hätten erst die Berichte und Stellungnahmen der Beauftragten für den Datenschutz des Landes Baden-Württemberg erkennen lassen. (Bericht über die Begehung des Sfb 116 - psychiatrische Epidemiologie - und des ZISG vom 29./30.06.1981)[1].

Sie habe damit eine Rechtsunsicherheit erheblichen Ausmaßes deutlich gemacht, die dringend der Regelung bedürfe. Eine Novellierung mit dem Ziel einer besseren Regelung des angesprochenen Grundrechtskonfliktes sei nicht mehr zu umgehen. Sie läge in erster Linie in der Verantwortung der betreffenden Länder. Die betroffenen Forscher seien nun aufgefordert, den entscheidungstragenden Politikern die Auswirkungen der derzeitigen gesetzlichen Regelungen zu verdeutlichen. Es wurde davor gewarnt, für einzelne Forschungsinstrumente, etwa für den Spezialfall "Krebsregister", Sonderregelungen treffen zu wollen. Dieses Vorgehen werde den unerläßlichen medizinischen und sozialwissenschaftlichen Forschungsmethoden und Fragestellungen nicht gerecht. Multizentrische Studien, nicht vorgeplante Anschlußprojekte und viele anerkannte wissenschaftliche Vorgehensweisen seien derzeit nicht mehr vom Gesetz gedeckt. Es sei zu befürchten, daß unter den gegebenen Umständen die medizinische Forschung in der Bundesrepublik vermehrt auf tierexperimentelle Forschung ausweichen würde. In anderen Forschungsgebieten seien nicht weniger schwerwiegende Fehlentwicklungen zu befürchten.

---

[1]Nach dieser Diskussion erschien am 10.1.82 der zweite Tätigkeitsbericht der Landesbeauftragen für den Datenschutz in Baden-Württemberg. Er hat die hier wiedergegebenen Besorgnisse der Wissenschaftler in vollem Umfang bestätigt.

Ergebnisse und Empfehlungen

H. Häfner[1]

Zur Einleitung des Schlußgespräches habe ich die ebenso reizvolle wie schwierige Aufgabe zu lösen, Ihnen über die Ergebnisse der Tagung einen Überblick zu geben. Wir haben mit diesem ungewöhnlichen Symposion zweierlei unternommen, was mindestens für die psychiatrische Forschung nicht alltäglich ist:

1. den Versuch der Evaluation eines ganzen Forschungsfeldes hinsichtlich seines Qualitätsstandes und seiner Mängel in in der Bundesrepublik und

2. den Versuch, das Gespräch über dieses komplexe Thema zwischen erfolgreichen Wissenschaftlern, Praktikern des Faches, Wissenschaftsjournalisten und Entscheidungsträgern aus Politik und Verwaltung zu führen.

1 Wurden die Ziele der Tagung erreicht?

Das Wagnis scheint gelungen zu sein: Die Konfrontation der Wissenschaftler mit den Fragen, den Erwartungen und der Kritik aus Praxis und Politik ließ Annäherung und wachsendes Verständnis für einander von beiden Seiten erkennen. Das Bemühen um größere Wirklichkeitsnähe, um stärkere Berücksichtigung der Kosten-Nutzen-Aspekte in der Forschung wurde ebenso erkennbar wie die Einsicht

[1]Zentralinstitut für Seelische Gesundheit, J 5, 6800 Mannheim 1

in die Grenzen der Nutzbarkeit guter Forschung als Begründungsinstrument für rasch zu fällende Entscheidungen. Nachdenklich hat in diesem Zusammenhang gestimmt, daß die sechs wichtigsten Fragen an die psychiatrische Forschung aus dem Munde eines Kommunalpolitikers (Martini) mit den Ergebnissen eines kosten- und zeitintensiven Vorhabens der Forschungsplanung im öffentlichen Auftrag nahezu identisch waren. Solche Erfahrungen ermutigen dazu, den Erkenntnisgewinn kollektiver Forschungsplanung kritischer zu sehen und das vorhandene Wissen Einzelner, die sich durch Kompetenz und Leistungen ausgewiesen haben, besser zu nutzen.

Die Analyse von insgesamt zwölf Teilgebieten, die sich teilweise durch einen hohen Spezialisierungsgrad auszeichnen, hat trotz der nach Beruf, Interessen und Fachdisziplin unterschiedlichen Herkunft der Gesprächsteilnehmer ein erstaunliches Maß an Verständigung hinsichtlich der diskutierten Forschungsaufgaben, Forschungsleistungen und -mängel erkennen lassen. Die Beteiligung von Mitgliedern des Bundestages, von Verantwortungsträgern der psychiatrischen Versorgung auf Landes- und kommunaler Ebene, von Wissenschaftsjournalisten und Praktikern der psychiatrischen Versorgung hat wesentlich zum Gelingen dieses Gespräches beigetragen. Sie haben über differenzierte Analysen und Vorschläge hinaus den Wissenschaftlern die Einbindung ihres Tuns in den Dienst am Gemeinwohl und die daraus folgende Verpflichtung der nutzbaren Darstellung ihrer Arbeit nahe gebracht.

2 Nationalsozialismus, Emigration, Krieg und deren Folgen

Nationalsozialismus und Krieg hatten lang nachwirkende Folgen für die psychiatrische Forschung in der Bundesrepublik. Wenn man dieses Gespräch als Versuch einer Bilanz der gegenwärtig in der Bundesrepublik Deutschland geleisteten Forschung auf dem Gebiet der seelischen Gesundheit wertet, dann kann dies – wie mehrfach betont wurde – nicht ohne Rückblick auf die Geschichte dieses Faches geschehen. Einstmals waren vom deutschen Sprachgebiet aus entscheidende Beiträge zur Entwicklung des gesamten Fachgebietes geleistet worden, wofür Emil Kraepelin und Sigmund Freud mehrfach als historische Zeugen aufgerufen wurden. Bis zum Beginn der nationalsozialistischen Ära war deutsch die meistgebrauchte Sprache der psychiatrischen Wissenschaft.

Der Exodus hochqualifizierter Wissenschaftler während der Zeit des Nationalsozialismus' und die Isolierung von praktisch allen internationalen Veröffentlichungen und Kontakten während des Zweiten Weltkrieges haben die Psychiatrische Wissenschaft in Deutschland schwer getroffen. Dazu kam die moralische Hypothek des Erbgesundheitsgesetzes und der Euthanasie, die auch das Ansehen der unbeteiligten Wissenschaftler und die Attraktivität des Fachgebiets in der Nachkriegsperiode wesentlich beeinträchtigt hat. Der Wiederaufbau psychiatrischer Forschung nach dem Zweiten Weltkrieg ist zudem durch die sehr kleine Zahl herausragender akademischer Lehrer und Wissenschaftler bestimmt gewesen, die Wissen, Erfahrung und Motivation an eine neue Generation weitergeben konnten.

Qualitativ anspruchsvolles wissenschaftliches Potential ist, gerade im personellen Bereich, nicht beliebig rasch vermehrbar. Gezielte Förderungsmaßnahmen hat es überdies nur mit begrenzten Schwerpunkten und größtenteils sehr spät gegeben (Max-Planck-Gesellschaft: Wiederbelebung des MPI für Psychiatrie in München; Deutsche Forschungsgemeinschaft: Förderung der psychotherapeutischen Ausbildung von Wissenschaftlern im Anschluß an die Denkschrift "Zur Lage der ärztlichen Psychotherapie und der psychosomatischen Medizin" (1964); Land Baden-Württemberg, Bund und Volkswagenstiftung: Errichtung des Zentralinstituts für Seelische Gesundheit in Mannheim (1975); Bundesministerium für Forschung und Technologie: Programm der Bundesregierung zur Förderung der Forschung und Entwicklung im Dienste der Gesundheit (1980)).

3 Der Anschluß an die internationale Entwicklung scheint auf Teilgebieten endlich wieder erreicht zu sein

Die Öffnung der Grenzen nach dem Kriege, der Wiederaufbau der Universitäten, der wiedergewonnene Zugang zu internationalen Zeitschriften und Kongressen, die Ausbildung junger Wissenschaftler im Ausland haben schließlich dazu beigetragen, daß die psychiatrische Forschung in der Bundesrepublik inzwischen den Anschluß an die internationale Entwicklung teilweise wiedergewinnen konnte.

Auf einigen abgehandelten Teilgebieten kann davon gesprochen werden, daß Forschungsgruppen wieder einen anspruchsvollen Standard erreicht haben, der dem internationalen Vergleich standhält. Das haben die Referenten deutlich gemacht und die Diskussionsteilnehmer aus dem In- und Ausland bestätigt. Das gilt beispielsweise für die Forschung auf einzelnen Themengebieten in dem noch jungen Fach der Kinder- und Jugendpsychiatrie, in der Psychophysiologie und biologischen Psychiatrie sowie in der psychiatrischen Epidemiologie und Versorgungsforschung. Ein besonderer Vorteil ist, wie das Referat "Psychiatrische Klassifikation, Krankheits- und Verlaufsforschung"(Helmchen) zeigt, in der Tatsache zu sehen, daß sich ein großer Teil der deutschsprachigen Psychiatrie aus der kraepelianischen Tradition heraus teilweise im Rahmen der Regeln einer klassischen Wissenschaft entwickelt hat. Beobachtung und Beschreibung klinischer Phänomene bleiben, im Gegensatz zur psychologischen und psychodynamischen Basis der amerikanischen Psychiatrie, die Grundlage für die Entwicklung und Validierung von Krankheitskonstrukten und für die Konstruktion standardisierter, klinisch-relevanter Meßinstrumente für den psychopathologischen Befund. Es ist deutlich geworden, daß die Weiterentwicklung des empirischen Ansatzes und des darauf gründenden kraepelianischen Klassifikationssystems, dem sich die amerikanische Psychiatrie mit dem "neo-kraepelianischen" Diagnostic and Statistic Manual No. 3 in jüngster Zeit beachtlich angenähert hat, der klinischen Forschung in der deutschsprachigen Psychiatrie einen Vorteil einräumt. Er liegt einmal im Training einer größeren Zahl von Wissenschaftlern in der Anwendung eines klinisch relevanten und zuverlässigen Forschungsinstrumentariums, zum anderen im Vorhandensein eines großen, einheitlich klassifizierten klinischen Materials in den Psychiatrischen Krankenhäusern der Bundesrepublik begründet. Die Möglichkeit wissenschaftlicher Auswertung dieses umfangreichen Krankenguts ist umso aussichtsreicher, je zuverlässiger und vollständiger die Dokumentation der psychopathologischen Merkmale und Merkmalskategorien erfolgt ist.

Das von deutschen und schweizer Kliniken entwickelte AMDP-System ist ein gutes Beispiel für den wissenschaftlichen Wert standardisierter Dokumentationssysteme, die eine Zusammenführung klinischer Daten über die einzelnen Einrichtungen und über Landesgrenzen hinweg, und damit auch eine erhebliche Verbesserung der Verallgemeinerungsfähigkeit klinischer Forschungsergebnisse erlauben. Dieses System ist inzwischen in die wichtigsten Weltsprachen, einschließlich des Englischen, Russischen und Spanischen, übersetzt und wird vor allem im europäischen Raum sehr häufig und mit fruchtbaren Ergebnissen angewendet. Im Hinblick auf die wachsende Spezialisierung von Forschungsinstituten und Universitätskliniken und die damit verbundene Einengung des Krankheitsspektrums in der einzelnen Einrichtung, im Hinblick auch auf die Notwendigkeit breiter, auf repräsentative Untersuchungsgruppen abgestützte Prüfung der Wirkung und der langfristigen Folge- und Nebenwirkungen von Arzneitmitteln ist eine dieserart abgestützte Multicenter- oder Verbundforschung unterläßlich. Man kann unschwer voraussehen, daß sie in der Zukunft noch erheblich an Bedeutung gewinnen wird, nicht zuletzt, weil der Anspruch an die Verbesserung von Vorbeugungs-, Behandlungs- und Rehabilitationsverfahren und an das Wissen um ihre Erfolgswahrscheinlichkeit und ihre Risiken diese erzwingen werden. Die Weltgesundheitsorganisation hat diesen Weg bei der Prüfung der Wirkung und der Risiken wichtiger Langzeitmedikamente (z.B. "Clofibrat Studie") oder bei der Entwicklung oder Überprüfung präventiver Methoden (z.B. Schizophrenie-Studie) bereits mit Erfolg eingeschlagen. Deutsche Forschungszentren sind an dieser internationalen Zusammenarbeit beteiligt. Diese voraussehbare Entwicklung legt eine *Empfehlung* mit besonderer Dringlichkeit nahe, die in der deutschsprachigen psychiatrischen Forschung auf besonders günstige Voraussetzungen stößt: *Weiterentwicklung eines standardisierten klinischen und psychopathologischen Befunddokumentationssystems und seine Einführung in allen psychiatrischen Forschungsstätten, Universitätskliniken und Krankenhäusern. Damit wären gute Voraussetzungen für hypothesengenerative Studien zu vielen grundlagennahen und praxisrelevanten Fragestellungen und eine zuverlässige Basis für diejenige Klinische Forschung geschaffen, die auf langfristige Krankheitsverläufe, Therapiewirkungen und Risiken zielt.*

Voraussetzung für die Verwirklichung eines solchen Vorschlags, Voraussetzung aber auch für die Anwendung des größten Teils der hier diskutierten Forschungsstrategien und -methoden ist die Sicherung ihrer gesetzlichen Zulässigkeit. Durch das gesamte Symposion hat sich die Besorgnis gezogen, die gegenwärtige Datenschutzgesetzgebung und die einer sorgfältigen Grundrechtsabwägung entbehrende Interpretation von Datenschutzgesetzen (beispielsweise durch die Landesdatenschutzbeauftragte von Baden-Württemberg) führe zu einer einschneidenden und nicht verantwortbaren Behinderung der Forschung für die seelische Gesundheit bzw. der medizinischen Forschung überhaupt. Diese Besorgnis ist begründet.
In den Datenschutzgesetzen der Länder Baden-Württemberg, Hessen, Nordrhein-Westfalen und Rheinland-Pfalz ist die Zulässigkeit der Speicherung personenbezogener Daten für Forschungszwecke auf "bestimmte Forschungsvorhaben" beschränkt. Man muß davon ausgehen, daß das Bundesdatenschutzgesetz und die Datenschutzgesetze der übrigen Länder singngemäß zu interpretieren sind. Diese Vorschrift hat zur Folge, daß jede Art der Übermittlung und Speicherung personenbezogener Daten für noch nicht im einzelnen bestimmbare wissenschaftliche Fragestellungen unzulässig ist. Hier hat der Gesetzgeber die Folgen für die medizinische, aber auch für die humanwissenschaftliche Forschung insgesamt, nicht ausreichend bedacht. Alle Systeme des personenbezogenen wissenschaftlichen Monitoring, beispielsweise die langfristige Registrierung schädlicher Arzneimittelwirkungen, Behandlungs- und Krankheitsregister sind deshalb derzeit ihrer gesetzlichen Zulässigkeit beraubt. Damit sind zweifellos die Grundrechte der körperlichen Unversehrtheit und der Wissenschaftsfreiheit tangiert, denn eine so erhebliche Einschränkung der medizinischen Forschung hat mindestens mittel- bis langfristig ein Absinken der Arzneitmittelsicherheit und der Entwicklungs- und Überprüfungsmöglichkeit neuer Behandlungsmethoden zur Folge.

Die Landesbeauftragte für den Datenschutz von Baden-Württemberg hat der medizinischen Forschung nahegelegt, vermehrt auf Aggregatdaten auszuweichen. Jeder, der über eine ausreichende Forschungserfahrung verfügt, weiß, daß Zusammenhänge etwa zwischen Behandlungsmaßnahmen, Behandlungserfolgen und Behandlungsrisiken oder zwischen Umweltfaktoren und Krankheitsrisiken nur auf Individualdatenebene angehbar sind. Das juristische Schrifttum um den Grundrechtskonflikt zwischen den notwendigen Regelungen zum Schutz der Individualsphäre und den für die Sicherung der Volksgesundheit und der körperlichen Unversehrtheit unerläßlichen Erfordernissen der medizinischen Forschung ist gegenwärtig von den Datenschutzbeauftragten und ihren rechtskundigen Mitarbeitern beherrscht. Die Diskussion ist dadurch gekennzeichnet, daß die Forderungen dieser Seite einer differenzierten und kenntnisreichen Abwägung der durch die Behinderung der Forschung tangierten Grundrechte weitgehend entbehren und den Wissenschaftlern in einem schwer nachvollziehbaren Mangel an Selbstbescheidung ohne zureichende Kompetenz nicht gangbare Wege zur Lösung ihrer Aufgaben nahegelegt werden.

Nachdem sich die medizinische Wissenschaft über längere Zeit hin in dem Glauben gewiegt hat, bei sorgfältiger Wahrung der Patientenrechte und Sicherung des Datenzugangs gäbe es keine datenschutzrechtlichen Probleme für die klinische Forschung, haben nunmehr die Beanstandungen einiger Datenschutzbeauftragter das Ausmaß der Behinderung der Forschung und der damit verbundenen Rechtsunsicherheit deutlich gemacht. Diese Rechtsunsicherheit hängt einmal mit der bereits erwähnten Beschränkung der Zulässigkeit der Speicherung personenbezogener Daten zu Forschungszwecken auf "bestimmte Forschungsvorhaben" zusammen. Dies bedeutet, daß die Speicherung personenbezogener Daten für offene Fragestellungen und für fortlaufende Dokumentationsverfahren, wie für "Drug-Monitoring" oder für Krankheitsregister erforderlich, unzulässig geworden ist. Diese Rechtsunsicherheit betrifft aber auch alle Formen der Übermittlung personenbezogener Daten zu Forschungszwecken ohne Einwilligung des Kranken. Sie stellt sich bei den Anforderungen an Anonymisierungsverfahren, an Form und Inhalt informierter Einwilligungen ein. Mindestens problematisch, wenn nicht prohibitiv für die Aufklärung wichtiger Forschungsfragen, ist auch die Unzulässigkeit von "record-linkage", und der Zwang zur Vernichtung personenbezogener Daten, wenn Aufbewahrungsfrist und

Verwendung (z.B. Anschlußstudie) nicht mehr durch die Einwilligung gedeckt sind. Mit der Einführung des Datenschutzrechts ist es außerdem zu einer Verschärfung der standesrechtlichen Ausfüllung (Ärztliche Schweigepflicht) oder der Interpretationen vorgängiger gesetzlicher Regelungen zum Schutz der Individualsphäre (z.B. Berufliche Schweigepflicht § 203 STGB) gekommen.

Von den im Rahmen des Symposions besprochenen Forschungsempfehlungen sind vor allem die Sammlung standardisierter klinischer Daten für später zu bearbeitende Fragestellungen, die Multicenterstudien und die gesamte epidemiologische und Versorgungsforschung betroffen. Die wachsende Unsicherheit und Beunruhigung, die sich gegenwärtig unter medizinischen Wissenschaftlern ausbreitet, ist demnach nicht unbegründet. Im Hinblick auf die Tatsache, daß während der gesamten Datenschutzdiskussion kein Fall mißbräuchlicher Offenbarung personenbezogener Informationen zum Schaden eines Kranken aus dem Bereich der medizinischen Forschung bekannt geworden ist, steht man fassungslos vor der Feststellung, daß in keinem Land der Erde derzeit gleich restriktive Regelungen des ärztlichen Geheimnisses und des Datenschutzes gegenüber der medizinischen Forschung erlassen wurden wie in der Bundesrepublik.

Gegenwärtig ist es in der Bundesrepublik gesetzlich nicht zulässig, diejenigen Forschungsstrategien anzuwenden, die zur Aufklärung etwa einer Contergan-Katastrophe oder der kürzlich aus Spanien berichteten Speiseölvergiftungen notwendig wären. *Deshalb müssen der Bundes- und die Landesgesetzgeber in ihrer jeweiligen verfassungsrechtlichen Zuständigkeit auf eine sehr rasche Novellierung der bestehenden Datenschutzgesetze angesprochen werden: Die eingetretene Rechtsunsicherheit muß durch eine bessere Regelung des Grundrechtskonflikts zwischen dem Schutz der Individualsphäre kranker Menschen und den unabdingbaren Erfordernissen der für die Volksgesundheit notwendigen medizinischen Forschung bzw. der Wissenschaftsfreiheit beseitigt werden. Ohne eine solche Änderung der bestehenden Gesetzeslage gibt es für die klinische Forschung im allgemeinen und für die Forschung für die seelische Gesundheit im besonderen in der Bundesrepublik Deutschland derzeit keine sinnvolle Zukunft.*

5 Rückstand der Forschung auf einzelnen Teilgebieten

Referenten und Diskussionsteilnehmer waren sich darüber einig geworden, daß es auf verschiedenen Teilgebieten der psychiatrischen Forschung bisher noch nicht wieder gelungen ist, Anschluß an den internationalen Standard zu gewinnen. Dabei ist durchaus berücksichtigt worden, daß die Forschung nicht mehr alleine als nationale Aufgabe gesehen werden darf, sondern im Zeitalter weltweiter Kommunikation auch im Sinne internationaler Arbeitsteilung organisiert werden muß. Keinesfalls darf jedoch darauf verzichtet werden, aus dem von der Gemeinschaft zur Verfügung gestellten Forschungspotential auch angemessene, qualitativ anspruchsvolle wissenschaftliche Leistungen zu erwarten.

5.1 Psychosomatische Medizin

Man ist sich beispielsweise darüber einig geworden, daß auf dem Gebiet der psychosomatischen Medizin in der Bundesrepublik bei beachtlichem Mittelaufwand derzeit nur relativ bescheidene Ergebnisse erarbeitet werden. Dieses Fach leidet, wie J. Fahrenberg dargestellt hat, an einem Theorieüberschuß mit einem Mangel an empirienahen, überprüfbaren Modellen. Ein Grund dieser Entwicklung ist in der Überschätzung der Fruchbarkeit empirieferner psychoanalytischer Theorien zu suchen, die zu kurzschlüssigen Analogiemodellen verleiten, beispielsweise zur Erklärung von Erkrankungen des Verdauungstrakts durch Verhaltensstörungen auf der oralen oder analen Stufe der Triebentwicklung. Auch wenn die wissenschaftliche Fruchtbarkeit der Subjektivität und der ihr zugeordneten hermeneutischen Methoden in der Diskussion teilweise positiv beurteilt wurde, ist man sich über zwei Ziele einig geworden: *Psychosomatische Forschung soll sich stärker um die Entwicklung und Überprüfung von Modellen bemühen, die menschliches Verhalten in Zusammenhang bringen mit Risikofaktoren, physiologischen Fehlsteuerungen und Erkrankungswahrscheinlichkeiten.* Psychosomatische Forschung soll außerdem verstärkt psychophysiologische Mehrebenenmodelle der Grundlagenforschung an klinischen Fragestellungen überprüfen. Unabhängig davon sind an der psychosomatischen Medizin auch strukturelle Mängel deutlich geworden: Sie haben sich – wie in den Medizinempfehlungen des Wissenschaftsrats (1976) bereits dargelegt – aus dem raschen Aufbau eines neuen Fachgebiets ohne hinreichende wissenschaftliche und personelle Ressourcen zur Erfüllung der Auflagen der Approbationsordnung ergeben. Ähnliche Probleme haben sich übrigens auch für das Fach Medizinische Soziologie gestellt, während der Medizinischen bzw. Klinischen Psychologie aus dem wissenschaftlichen Potential der Psychologischen Institute und der Klinisch-Psychologischen Abteilungen an den psychiatrischen Forschungseinrichtungen eine wesentlich breitere fruchtbare Entwicklung gelungen ist.

5.2 Psychiatrische Genetik

Als Teilgebiet mit dem größten Forschungsdefizit hat sich nach der übereinstimmenden Beurteilung mehrerer Referenten und Diskutanten die psychiatrische Genetik erwiesen (Vergleiche auch den nachträglich aufgenommenen Bericht von F. Vogel). Der Grund dafür ist der ideologische und staatliche Mißbrauch der ursprünglich beispielhaften psychiatrisch-genetischen Forschung in Deutschland während der Zeit des Nationalsozialismus. Er hat dazu geführt, daß sich in der Nachkriegszeit eine Welle der Ablehnung gegen den Wiederaufbau genetischer Forschung in Psychiatrie und Psychologie gewandt hat. Der irrationale Anteil dieser Gegenreaktion ist, was sich in schwächerem Umfang auch am Teilgebiet der Biologischen Psychiatrie gezeigt hat, durch eine ideologisch begründete Abneigung gegen die Anerkennung genetischer Faktoren im menschlichen Verhalten überhaupt genährt worden. Dadurch ist die psychiatrisch-genetische Forschung auch außerhalb der Bundesrepublik bis in die jüngste Vergangenheit hinein beeinträchtigt worden.

Die biologische Genetik und ihr wichtigstes medizinisches Anwendungsgebiet, die klinische Genetik, haben in den letzten zwei Jahrzehnten einen eindrucksvollen Aufschwung genommen. Die Kenntnisse über die Vielfalt genetischer Determinanten, physiologischer und pathologischer Prozesse sind in außerordentlichem Umfang angewachsen, ebenso die Einsicht in das Zusammenwirken von genetischen und Umweltfaktoren in der Entwicklung stabiler Reaktionsmuster des Organismus. Im Hinblick auf den unschwer zu vermutenden Erkenntniszuwachs, den auch die Psychiatrie und Psychologie durch eine Intensivierung der genetischen Forschung auf ihren Gebieten zu erwarten hätten, ist die Vernachlässigung der psychiatrischen Genetik auf längere Sicht hin nicht mehr zu verantworten. Unter den gegenwärtigen Umständen gelingt es nur schwer, junge Wissenschaftler für diese Disziplin überhaupt zu gewinnen, da sie noch keine unmittelbaren Erfolgsaussichten, sowohl hinsichtlich konkreter Forschungsergebnisse als hinsichtlich ihrer eigenen Laufbahn, vor sich sehen. Als Ergebnis der Diskussion zu diesem Thema ist der Wunsch nach einer ausdrücklichen Förderung des Aufbaus psychiatrisch-genetischer Forschung unter Anbindung an geeignete interdisziplinäre Forschungsstätten und unter Heranbildung von wissenschaftlichem Nachwuchs auf diesem Gebiet festzuhalten.

6 Strukturelle Probleme psychiatrischer Forschung in der Bundesrepublik Deutschland

Aus den Referaten und besonders aus der Diskussion sind einige strukturelle Aspekte deutlich geworden, die über die einzelnen Spezialgebiete hinaus von allgemeiner Bedeutung für die Forschung auf dem Gebiet der gesamten Psychiatrie sind.

6.1 Die Bedeutung der kreativen Einzelnen in der Forschung

Man ist sich darin einig gewesen, daß für den Einzelforscher nach wie vor ein hinreichendes Maß an Förderung zu Verfügung stehen muß, damit er originäre Ideen, die er mit begrenzten Mitteln angehen und auf einem soliden methodischen Niveau zu lösen vermag, sinnvoll beantworten kann.

Dafür eignet sich das Normalverfahren der Deutschen Forschungsgemeinschaft und die analogen Förderungsformen der Stiftungen in bevorzugter Weise. Die bedauerliche Tatsache, daß der Deutschen Forschungsgemeinschaft auf dem gesamten Gebiet der Psychiatrie nur eine vergleichsweise geringe Zahl qualitativ hinreichender Projektanträge vorgelegt werden, spiegelt eher den unzureichenden Stand der Forschungsausbildung eines großen Teils der wissenschaftlichen Mitarbeiter und vielleicht auch eines Teils dafür verantwortlicher Hochschullehrer und nicht einen Mangel an bedeutsamen Fragestellungen wider. Grundsätzlich muß die Bedeutung des einzelnen, vor allem des herausragenden und zur Weitergabe seiner Kenntnisse und Anregungen befähigten Wissenschaftlers gegenüber der Überschätzung der Fruchtbarkeit von Forschungskollektiven gesehen werden. Dieser Grundsatz ist auch bei der Förderung von Forschungsgruppen nach Möglichkeit zu beachten. Es sollte sich beispielsweise in einer klaren Definition der Verantwortung des Leiters für eine Forschungsgruppe niederschlagen.

6.2 Anbindung von Forschungsgruppen und Bildung von Schwerpunkten universitärer Forschung

Qualitativ anspruchsvolle Forschung gedeiht, von Ausnahmen abgesehen, in der Zusammenarbeit mit fähigen Wissenschaftlern benachbarter Forschungsgebiete, insbesondere bei der Verfolgung interdisziplinärer Fragestellungen. Das bedeutet, daß eine erfolgreiche Forschergruppe in der Regel in ein Geflecht interdisziplinärer wissenschaftlicher Zusammenarbeit und kritischer Herausforderung durch ihre wissenschaftlichen Gesprächspartner eingebettet sein muß. *Aus diesem Grund soll die Forschung auf dem Gebiet der seelischen Gesundheit außer an den beiden großen interdisziplinären Forschungsinstituten ihren Platz an den Universitäten behalten.* Da die Universitäten trotz ihrer, durch Approbationsordnung und staatliche Trägerschaft gewährleistete Einheitlichkeit der Lehre über ein sehr unterschiedliches personelles und apparatives Potential auf verschiedenen Forschungsgebieten verfügen, ist eine differenzierte Forschungsförderung unvermeidbar. Das gilt umso mehr, als die schrumpfenden finanziellen Möglichkeiten eine großzügige Förderung nach dem Gießkannenprinzip in Zukunft ausschließen werden. *Nur durch eine Schwerpunktbildung auf bestimmten Teilgebieten der Forschung für die seelische Gesundheit an den Universitäten der Bundesrepublik wird es möglich werden, einen angemessenen Beitrag zur internationalen Spitzenforschung zu leisten.*

6.3 Engere Zusammenarbeit von Psychiatrie und Psychologie

Als dringend verbesserungsbedürftig hat sich dabei, wie bereits in den Medizinempfehlungen des Wissenschaftsrats (1976) dargelegt, *die Verbindung zwischen Psychologie und Psychiatrie in der Forschung für die seelische Gesundheit erwiesen.* Nach wie vor führt die weite Distanz zwischen Psychologie und Medizin in der universitären Ausbildung dazu, daß Psychologen kaum Erfahrungen und Erkenntnisse am kranken Menschen und Mediziner kaum Kenntnisse in psychologischer Theorie und Methodik erlernen. *Hier ist bereits im Studium eine engere Zusammenarbeit anzustreben, die sich vielleicht durch die Verlegung des Unterrichts in Medizinischer Psychologie vom Vorklinischen in den Klinischen Studienabschnitt und durch die Anbindung dieses Faches an die Psychiatrische oder die Psychosomatische Klinik erleichtern ließe* (vgl. Empfehlungen des Wissenschaftsrats zur Änderung der Approbationsordnung 1981).

Im Rahmen der Forschung und bei der Ausbildung wissenschaftlicher Mitarbeiter für Forschungsaufgaben ist es in den beiden großen Forschungsinstituten des Fachgebiets, in den Sonderforschungsbereichen und in mehreren Psychiatrischen und Psychosomatischen Universitätskliniken bereits zu einer sehr weit entwickelten, fruchtbaren Zusammenarbeit zwischen Psychologen und Medizinern gekommen. Darüber soll jedoch nicht übersehen werden, daß der größere Teil der in den Philosophischen oder Sozialwissenschaftlichen Fakultäten angesiedelten Lehrstühle für Klinische Psychologie nach wie vor eine mit den Fragen der Vorbeugung, Behandlung und Rehabilitation psychischer Erkrankungen nur unzureichend verknüpfte Forschungsausbildung betreibt. In der Ausbildung der Psychologiestudenten zeigt sich naturgemäß der gleiche Mangel. Unabhängig vom Thema Forschungsausbildung ist man sich deshalb darüber einig, daß eine heilberufliche Tätigkeit von Psychologen eine geeignete Weiterbildung voraussetzt.

6.4 Forschung an psychiatrischen Landeskrankenhäusern

Im Hinblick auf die besonderen Aufgaben und Möglichkeiten der Forschung an den Psychiatrischen Landeskrankenhäusern wurde übereinstimmend betont, daß eine generelle Ausstattung dieser Einrichtungen mit Forschungspotential weder finanzierbar noch – im Sinne anspruchsvoller Forschung – erfolgversprechend erscheint. Sinnvoll sind hingegen Forschungsunits an einzelnen Psychiatrischen Landeskrankenhäusern, in den schwerpunktmäßig Forschungsthemen bearbeitet werden, die sich aus den besonderen Fragestellungen und Möglichkeiten an diesen Krankenhäusern ergeben: Etwa Entwicklung und Überprüfung von Interventions- und Rehabilitationsmethoden an psychisch Kranken mit schweren Störungen oder Behinderungen und die Untersuchung von Langzeitverläufen psychischer Erkrankungen. *Solche Forschungsunits sollten aber ihre Anbindung an ein Forschungsinstitut oder eine universitäre Forschungseinrichtung des Fachgebiets beibehalten, um nicht aus der qualitätsfördernden Kooperation und Herausforderung mit Wissenschaftlern der eigenen und benachbarten Disziplinen herauszufallen.* Als Beispiel für die fruchtbare Kooperation einer Universität mit einem Landeskrankenhaus in Form eines solchen Forschungsunits ist die Abteilung für Klinische Psychologie (R. Cohen) der Universität Konstanz am Landeskrankenhaus Reichenau (H. Siedow) genannt worden.

7 Wissenschaftliche Mitarbeiter

Die Diskussion hat deutlich gemacht, daß der Anteil an kompetenten wissenschaftlichen Mitarbeitern einer der wesentlichen Gründe für die Mängel in der Effektivität der psychiatrischen Forschung ist. *Aus diesem Grunde muß die Forschungsausbildung mit besonderem Nachdruck gefördert werden.* Notwendige Voraussetzungen einer erfolgreichen Forschungsausbildung sind *Motivation und Anregung*, die einmal durch *das Vorbild erfolgreicher Wissenschaftler*, zum anderen durch *eine Atmosphäre fruchtbarer Diskussion in Forschungseinrichtungen* vermittelt werden. Gleichzeitig spielen auch die Möglichkeiten wissenschaftlicher Weiterqualifikation und die eigenen Berufschancen in der Forschung, die sich gegenwärtig generell nicht günstig darbieten, eine wesentliche Rolle. Zum zweiten ist eine *gründliche Ausbildung in Forschungsmethodik* und durch *Vermittlung von Erfahrung in der praktischen Durchführung von Forschungsvorhaben* notwendig. Schließlich – an dritter Stelle – sind *ständige Auseinandersetzungen und kritische Diskussionen mit anderen Wissenschaftlern* unerläßlicher Bestandteil einer fundierten Weiterbildung zu erfolgreicher selbständiger Forschungstätigkeit.

Die Ausbildung in Forschungsmethodik kann auch in einem postgraduierten Seminarprogramm oder in Kursen vermittelt werden, wie sie beispielsweise die Weltgesundheitsorganisation in Epidemiologie und Sozialpsychiatrie über zwei Monate in mehreren Forschungsstätten (Psychiatric Departement, University of Aarhus, Dänemark; Zentralinstitut für Seelische Gesundheit, Mannheim, Deutschland; Institute of Psychiatry, London, Großbritannien; Psychiatric Departement, University New Dehli, India; National Institute of Mental Health, Prague, CSSR) oder H. Remschmidt und M. Schmidt über eine Woche im Jahr für deutschsprachige Teilnehmer am Zentralinstitut für Seelische Gesundheit in Mannheim für Forschungsmethodik auf dem Gebiet der Kinder- und Jugendpsychiatrie durchführen. Der *durchführungsbezogene Teil der Forschungsweiterbildung muß jedoch projektbezogen erfolgen, um schrittweise zur Übernahme wachsender Verantwortung bis hin zur selbständigen Forschungstätigkeit im Sinne der eigenständigen Konzeption eines Forschungsprojekts bzw. zur Übernahme der Leitung zu führen.* Die strukturelle Voraussetzung dafür, daß die Mitarbeit an einem Forschungsprojekt auch eine hinreichend breite Forschungsausbildung vermittelt, ist in dem interdisziplinären wissenschaftlichen Rahmen zu suchen, in den das Projekt eingebunden ist. Auch aus diesen Überlegungen heraus kommt man zu der Forderung, anspruchsvolle Forschung in der Regel innerhalb entsprechender Forschungsschwerpunkte der Universitäten oder an interdiziplinären Forschungsinstituten, in Sfb oder Schwerpunktprogramme der DFG zu fördern, damit zugleich günstige Voraussetzungen für eine qualifizierte Forschungsausbildung wissenschaftlicher Mitarbeiter geschaffen werden. *Die Voraussetzung für eine hinreichende Forschungsweiterbildung wissenschaftlicher Mitarbeiter ist auch eine kritische Masse, deren Unterschreiten zwangsläufig Erfahrungs- und Ausbildungsdefizite zur Folge hat.*

8 Arbeitsrechtliche Aspekte der Forschungsausbildung

Kritische Anmerkungen haben in der Diskussion auch den starren rechtlichen Regelungen des Arbeits- und Vertragsrechts gegolten. Die Begrenzung befristeter Verträge für wissenschaftliche Mitarbeiter durch Rechtsprechung des Bundesarbeitsgerichts bzw. durch den Tarifvertrag für Angestellte auf maximal fünf Jahre wird weder den Bedürfnissen der wissenschaftlichen Mitarbeiter selbst noch den Erfordernissen der Forschung auf dem Gebiet der seelischen Gesundheit gerecht. Gerade der interdisziplinäre Charakter zahlreicher Forschungsthemen auf diesem Gebiet setzt voraus, daß wissenschaftliche Mitarbeiter in mehr als einer Teildisziplin Kenntnisse in wissenschaftlicher Methodik und Praxis erwerben. Interdisziplinäre Forschungsprojekte auf dem Gebiet der klinischen Forschung sind zudem häufiger auf Mitarbeiter angewiesen, die eine gründliche klinische Ausbildung und Erfahrung bereits hinter sich gebracht haben. In besonderem Maße gilt dies für längerfristige Projekte (beispielsweise prospektive Studien, deren Qualität darunter leidet, wenn es zu einem größeren Wechsel der Mitarbeiter von Untersuchungsabschnitt zu Untersuchungsabschnitt kommt). Man darf nicht übersehen, daß die Fähigkeit, differenzierte wissenschaftliche Untersuchungsinstrumente, etwa ein komplexes Rating des psychopathologischen Befunds, an psychisch kranken Menschen anzuwenden, einer längeren Erfahrungs- und Trainingsphase bedarf. Hier sind die Erfordernisse vor allem der klinischen Forschung für die seelische Gesundheit von jenen der experimentellen, auf kurzfristige Projektdauer ausgerichteten Forschung sehr verschieden. *Es soll deshalb darauf hingewirkt werden, die starre Fünfjahresgrenze für befristete Verträge wissenschaftlicher Mitarbeiter aufzulockern, entweder durch verbesserte rechtliche Regelungen oder durch eine weniger rigide Rechtsprechung des Bundesarbeitsgerichts* (vgl. Stellungnahme des Wissenschaftsrats zur Problematik befristeter Arbeitsverhältnisse mit wissenschaftlichen Mitarbeitern (1982)).

9 Finanzierungsfragen

Das Gespräch mit Politikern, Verwaltung und Wissenschaftsjournalisten hat den Wissenschaftlern deutlich gemacht, daß es in Zukunft noch mehr als in der Vergangenheit darum geht, sparsam zu arbeiten, ohne die Effektivität zu vermindern. Es ist deshalb in besonderem Maße die Aufgabe aller Wissenschaftler, in ihrer täglichen Arbeit, und vor allem bei Anträgen auf Förderungsmittel, die Kosten-Nutzen-Aspekte sorgfältig zu bedenken. Bei der Projektplanung ist diese Abwägung und das Bemühen um den sparsamsten Weg der Durchführung besonders wichtig.

Andererseits hat unter dem Zwang zu größerer Sparsamkeit die Forderung von Politik und Verwaltung um eine Intensivierung der evaluativen und Versorgungsforschung bei den Wissenschaftlern ein offenes Ohr gefunden. Erfreulicherweise scheinen auf diesem Teilgebiet auch international anerkannte Ansätze und ein entwicklungsfähiges Forschungspotential vorhanden zu sein. Die Tagungsteilnehmer sind sich darüber einig geworden, daß die Untersuchungen der Wirksamkeit von Einrichtungen und Programmen und der Veränderungen im gesamten Versorgungssystem gegenwärtig besonders wichtige Aufgaben der Versorgungsforschung sind. Dabei kann eine Zusammenarbeit zwischen Forschungseinrichtungen, die auf diesem Gebiet spezialisiert sind und der sog. Eigenforschung der Träger Psychiatrischer Krankenhäuser – etwa dem Planungsreferat für Psychiatrie beim Landschaftsverband Rheinland – zu fruchtbaren Ergebnissen führen, zumal die letztgenannten nicht nur über den Zugang zu wichtigen Daten, sondern auch über einige Praxisnähe für diese Fragestellungen verfügen.

10 Anwendung von Forschungsergebnissen

Das Gespräch über die Grenzen der Fächer und der Berufe hinweg hat auch deutlich gemacht, daß Forschungsergebnisse verständlicher, praxisnäher dargestellt und für die Öffentlichkeit besser zugänglich gemacht werden müssen. Diese Vorstellung von Öffentlichkeitsarbeit folgt letztlich aus der Verantwortung der Wissenschaft, sich für die erhaltenen Mittel, für den von der Gemeinschaft geleisteten Konsumverzicht, auch in einer für die Gemeinschaft verständlichen Weise zu rechtfertigen. Darüber hinaus ist es offenbar notwendig, den Dialog zwischen Politik und Verwaltung einerseits und Wissenschaft andererseits nicht abreißen zu lassen, um die Nutzbarkeit anwendungsbezogener Forschung bereits bei der Projektplanung mit aufzunehmen und hinreichend zu bedenken. Die Diskussion hat keinen Zweifel darüber gelassen, daß wichtige Ergebnisse anwendungsbezogener Forschung nicht oder zu spät in die Praxis umgesetzt werden, weil sie zu wenig auf die vorhandenen Interventionsmöglichkeiten hin geplant oder nicht in verständlicher und praktikabler Weise vermittelt worden waren. Andererseits ist deutlich geworden, daß anspruchsvolle Forschung nicht ohne Schaden in die Zwänge politischen Entscheidens integriert werden kann. Sie müßte andernfalls die Anwendung der operationalisierten Instrumente wissenschaftlicher Beweisführung erheblich einschränken und würde damit letztlich die Nutzbarkeit der Ergebnisse über ihre Gültigkeit stellen.

11 Zum Verhältnis auftragsbezogener und selbstbestimmter Forschung

Wissenschaft steht überdies im Spannungsfeld zwischen Grundlagenforschung und anwendungsbezogener Forschung. Dort wo der Anwendungsbezug in Gestalt der Auftragsforschung festgelegt ist – was beispielsweise bei evaluativen Fragestellungen durchaus legitim ist – obliegt dem Wissenschaftler die besondere Pflicht aufzuzeigen, ob das verfügbare Forschungsinstrumentarium die Erarbeitung hinreichend gültiger Antworten auf die gestellten Fragen aussichtsreich erscheinen läßt. Dabei muß die Verbindung zur anwendungsferneren Grundlagenforschung im Auge behalten werden. Grundlagenforschung kann überdies, wenn sie zum Erkenntnisfortschritt beitragen soll, nicht an einen kurzfristigen Anwendungsbezug gebunden werden. Grundsätzlich folgt daraus, daß sich Auftragsforschung – auch als Anteil der Aufgaben einer einzelnen Forschungseinrichtung – immer in ausgewogenem, besser in untergeordnetem Verhältnis zur selbstbestimmten Forschung halten sollte. Ein hinreichender Anteil an unabhängiger Forschung ist eine unerläßliche Voraussetzung wissenschaftlicher Qualität, und damit auch ein wichtiges Moment im Prozeß des wissenschaftlichen Fortschritts. Die letztgenannte Position der Wissenschaftler unter den Gesprächsteilnehmern hat uneingeschränkte Zustimmung auch von seiten der Politiker gefunden. Politiker und Verwaltung, so wurde formuliert, geraten zwangsläufig in Versuchung, aus kurzfristigen Entscheidungszwängen heraus unmittelbar umsetzbare Forschungsergebnisse zu fordern, ohne um die Folgen dieses Vorgehens für die Dignität der Ergebnisse eines solchen Forschungsauftrags zu wissen. Man sprach sich deshalb ebenfalls nachdrücklich für eine bessere Kommunikation zwischen Auftraggebern in Politik und Verwaltung und erfahrenen Wissenschaftlern aus mit dem Ziel, auch hier Kosten für möglicherweise unfruchtbare und qualitativ unzureichende Forschungsarbeit zu vermeiden. Generell wurde es als ein ermutigendes Faktum bezeichnet, daß auf diesem Symposion Anwendungs-, Nutzen- und Kostenaspekte immer wieder in die Überlegungen der Wissenschaftler mit einbezogen worden sind. Nochmals wurde betont, daß unter diesem Blickwinkel bei der Verbesserung der Versorgung psychisch Kranker die bewährten Einrichtungen und Programme Vorrang vor Experimenten haben und Modellprogramme einer plausiblen Begründung ihres Nutzens und einer qualitativ zureichenden wissenschaftlichen Auswertung bedürfen. Schlechte Modellevaluation, die nur als Feigenblatt dient, ist nicht mehr vertretbar.

Schlußdiskussion

Resümierend drückten die Gesprächsteilnehmer ihre Befriedigung über den Verlauf dieses ungewöhnlichen Symposions – des ersten seiner Art im deutschen Sprachgebiet – aus. Es sei, so wurde noch einmal unterstrichen, zu einer erstaunlich informativen Darstellung der Teilgebiete aus dem Gesamtgebiet der Forschung für die seelische Gesundheit gekommen. Es sei gelungen, über den Stand der Forschung in diesem Bereich einen Überblick zu gewinnen, Leistungen und Mängel sichtbar zu machen und wichtige Hinweise auf deren strukturelle und personelle Ursachen zu gewinnen. Die Diskussion habe über die Grenzen der Fächer und Berufe hinweg zu einer gemeinsamen Sprache und zu einem erstaunlichen Maß an Verständnis und Verständigung geführt. Schließlich seien auch die dargestellten Sachverhalte in der Diskussion analytisch vertieft worden. Für die Forschungsförderung auf dem Gebiet der seelischen Gesundheit habe sie das Feld klarer abgesteckt und wichtige Wege für die nächste Zukunft gewiesen.

Teilnehmerverzeichnis

Symposion des Stifterverbandes für die Deutsche Wissenschaft und der Breuninger Stiftung GmbH am 16. und 17. November 1981 im Internationalen Institut für wissenschaftliche Zusammenarbeit Schloß Reisensburg, Günzburg/Donau

Adam-Schwaetzer, Irmgard, Dr.
Mitglied des Deutschen Bundestages, Bonn

Angst, Jules, Prof. Dr.
Psychiatrische Universitätsklinik Zürich

Baumann, Urs, Prof. Dr.
Institut für Psychologie der Universität Salzburg

Beck, Peter, Dipl.-Volkswirt
Stifterverband für die Deutsche Wissenschaft, Essen

Beckmann, Helmut, Prof. Dr.
Psychiatrische Klinik am Zentralinstitut für Seelische Gesundheit, Mannheim

Biefang, Sibylle, Dr.
Internationales Institut für wissenschaftliche Zusammenarbeit e.V.
Schloß Reisensburg, Günzburg

Breuninger, Helga, Dr.
Breuninger Stiftung GmbH, Stuttgart

Dilling, Horst, Prof. Dr.
Klinik für Psychiatrie der Medizinischen Hochschule Lübeck

Dührssen, Annemarie, Prof. Dr.
Abteilung für Psychotherapie und Psychosomatische Medizin,
Universitätsklinikum Charlottenburg, Freie Universität Berlin

Fahrenberg, Jochen, Prof. Dr.
Psychologisches Institut der Universität Freiburg i.Br.

Finzen, Asmus, Prof. Dr.
Niedersächsisches Landeskrankenhaus Wunstdorf

Firnkorn, Hans-Jürgen, Dipl.-Kaufmann
Robert-Bosch Stiftung GmbH, Stuttgart

Fliedner, Theodor M., Prof. Dr.
Abteilung für Klinische Physiologie und Arbeitsmedizin
Universität Ulm

Flöhl, Rainer, Dr.
Frankfurter Allgemeine Zeitung

Häfner, Heinz, Prof. Dr. Dr.
Zentralinstitut für Seelische Gesundheit, Mannheim

Heimann, Hans, Prof. Dr.
Abteilung Allgemeine Psychiatrie mit Poliklinik, Zentrum für Psychiatrie und Neurologie, Universität Tübingen

Helmchen, Hanfried, Prof. Dr.
Psychiatrische Klinik und Poliklinik, Universitätsklinikum Charlottenburg, Freie Universität Berlin

Hippius, Hans, Prof. Dr.
Psychiatrische Klinik und Poliklinik der Universität München

Kächele, Horst, Prof. Dr.
Abteilung für Psychotherapie, Zentrum Psychiatrie, Psychotherapie und Psychosomatik, Universität Ulm

Katschnig, Heinz, Univ.Doz. Dr.
Psychiatrische Universitätsklinik Wien

Kind, Hans, Prof. Dr.
Psychiatrische Universitäts-Poliklinik Zürich

Kulenkampff, Caspar, Landesrat Prof. Dr.
Landschaftsverband Rheinland, Köln

Kunze, Heinrich, Dr.
Landeswohlfahrtsverband Hessen, Kassel

Lamprecht, Friedhelm, Prof. Dr.
Abteilung für Psychosomatik und Psychotherapie, Universitätsklinikum Steglitz, Freie Universität Berlin

Lauter, Hans, Prof. Dr.
Psychiatrische Klinik und Poliklinik rechts der Isar der Technischen Universität München

Lungershausen, Eberhard, Prof. Dr.
Psychiatrische Klinik und Poliklinik der Universität Erlangen/Nürnberg

Martini, Hans, Dr.
Bürgermeister der Stadt Mannheim

Möller, Hans-Jürgen, Priv.Doz. Dr.
Psychiatrische Klinik und Poliklinik rechts der Isar der Technischen Universität München

Nedelmann, Carl, Dr.
Abteilung für Psychoanalyse, Psychotherapie und Psychosomatik, Nervenklinik der Universität Tübingen

Niemeyer, Horst, Dr.
Generalsekretär des Stifterverbandes für die Deutsche Wissenschaft, Essen

Penschuck, Horst, Dipl.-Ing.
Stiftung Volkswagenwerk, Hannover

Picard, Walter
Mitglied des Deutschen Bundestages, Bonn

Preuss, Kristine, Dr.
Deutsche Forschungsgemeinschaft, Bonn

Propping, Peter, Prof. Dr.
Institut für Anthropologie und Humangenetik der Universität Heidelberg

Rave-Schwank, Maria Dr.
Landeswohlfahrtsverband Hessen, Psychiatrisches Krankenhaus Philippshospital, Riedstadt

Remschmidt, Helmut, Prof. Dr.
Klinik für Kinder- und Jugendpsychiatrie der Universität Marburg

Rössler, Wulf, Dr.
Psychiatrische Klinik am Zentralinstitut für Seelische Gesundheit, Mannheim

Ruß-Mohl, Stephan, Dr.
Robert-Bosch Stiftung GmbH, Stuttgart

Schepank, Heinz, Prof. Dr.
Psychosomatische Klinik am Zentralinstitut für Seelische Gesundheit, Mannheim

Thomä, Helmut, Prof. Dr.
Abteilung für Psychotherapie, Zentrum Psychiatrie, Psychotherapie und Psychosomatik, Universität Ulm

Tölle, Rainer, Prof. Dr.
Psychiatrische und Nervenklinik der Universität Münster

Wittmann, Werner, Priv.Doz. Dr.
Psychologisches Institut der Universität Freiburg i.Br.

v. Zerssen, Detlev, Prof. Dr.
Max-Planck-Institut für Psychiatrie, München

Verzeichnis von Forschungsstätten in der Bundesrepublik Deutschland

I Überregionale Forschungsinstitute und Sonderforschungsbereiche der Fachrichtung Psychiatrie, Psychosomatik und Psychotherapie, Kinder- und Jugendpsychiatrie und Medizinischer Psychologie

I.1 Sonderforschungsbereiche der Deutschen Forschungsgemeinschaft[1]

Sonderforschungsbereich 115

Psychosomatische Medizin, klinische Psychologie und Psychotherapie (Universität Hamburg)

Sprecher 1980: Prof. Günter Schmidt, Martinistr. 52,
2000 Hamburg 20
(ab Oktober 1980): Prof. Adolf-Ernst Meyer

Forschungsprogramm

Aufgabe des Sonderforschungsbereiches 115 ist die Forschung und Koordination klinischer und Grundlagenforschung auf dem Gebiet der psychosomatischen Medizin, der klinischen Psychologie und der Psychotherapie. Übergeordnetes Ziel des Sonderforschungsbereiches 115 ist ein Beitrag zur Verbesserung der Versorgung von Patienten mit psychosomatischen und psychischen Erkrankungen bzw. Problemen sowie den Patienten, die aufgrund schwerer organischer Krankheiten oder eingreifender medizinischer Behandlungsmethoden psychisch besonders belastet sind.

Der Sonderforschungsbereich 115 wendet sich diesen Fragen zu durch klinische Grundlagenforschung, durch pragmatische Therapiefor-

---

[1]entnommen dem Jahresbericht der Deutschen Forschungsgemeinschaft 1980

schung und durch Projekte, die auf eine Erweiterung und Verfeinerung der Forschungsmethodologie auf psychosomatischem und psychotherapeutischem Gebiet zielen. Formal gliedert sich das Sonderforschungsbereich 115 in drei Projektbereiche:

Projektbereich A: Die fünf A-Projekte bearbeiten diagnostische Aspekte und analysieren Bedingungsfaktoren von Psychosomatosen bzw. von psychopathologischen Reaktionen auf extreme medizinische Situationen oder chronische Krankheiten. Sie liefern die Grundlagen für therapeutische oder präventive Strategien und können, wenn diese Grundlagen erarbeitet sind, in B-Projekt überführt werden.

Projektbereich B: B-Projekte entwickeln und evaluieren psychotherapeutische Ansätze für bestimmte Patientengruppen (B4, B5, B6, B9), beforschen also Therapieentwicklung und -effizienz; die anderen beiden Projekte untersuchen die Wirkungsmechanismen verschiedener Therapieformen oder bestimmter therapeutischer Interventionen (B0, B1), sind also als Therapieprozeßforschung einzuordnen.

Projektbereich C: Die beiden C-Projekte sind die methodischen Grundlagenprojekte des Sonderforschungsbereiches 115. Sie dienen der Entwicklung und Weiterentwicklung zuverlässiger und valider psychophysiologischer (C2) und psychologischer (insbesondere sprachanalytische Verfahren, Fragebögen zur Affektmessung, Verfahren zur Messung von Interaktionsprozessen) Meßmethoden für die Diagnose und Veränderungsmessung im psychosomatischen/psychotherapeutischen Bereich. Beide Projkete erfüllen darüber hinaus Service-Funktionen für die A- und B- Projekte.

Sonderforschungsbereich 116

Psychiatrische Epidemiologie
(Universität Heidelberg - Mannheim)

Sprecher (1982): Prof. Martin H. Schmidt, Zentralinstitut für Seelische Gesundheit, Postfach 5970, 6800 Mannheim 1.

Forschungsprogramm

Psychiatrische Epidemiologie wird als interdisziplinäres Forschungsgebiet verstanden, in dem die Fachrichtungen Psychiatrie, Soziologie, Statistik bei speziellen Fragestellungen innere Medizin, Pädiatrie und andere medizinische Fächer zusammenarbeiten.

Der Sonderforschungsbereich untersucht die Morbidität (Inzidenz und Prävalenz) psychischer Erkrankungen und Behinderungen in definierten Populationen und versucht die demographischen, ökologischen und sozialen Faktoren, die auf Erkrankungsrisiken, Verteilungsmuster, Verlauf und Ausgang psychischer Störungen Einfluß haben, zu ermitteln. Er versucht fernerhin Zusammenhänge zwischen körperlicher und psychischer Morbidität zu klären und Populationen mit erhöhtem Morbiditätsrisiko zu ermitteln. Die Zielsetzungen sollen zukünftig durch evaluative Untersuchungen ergänzt werden, die die Prüfung des Erfolgs und der Wirksamkeit von Behandlungsprogrammen und Versorgungssystemen mit epidemiologischen Methoden thematisieren.

Sonderforschungsbereich 129

Sozialwissenschaftliche und psychophysiologische Analysen psychotherapeutischer Prozesse
(Universität Ulm, Forschungsstelle für Psychotherapie, Stuttgart, Nervenkrankenhaus Günzburg, Psychiatrisches Landeskrankenhaus Weissenau)

Sprecher (1980): Prof. Helmut Baitsch, Am Hochsträß 8, 79 Ulm

Forschungsprogramm

Die in diesem Sonderforschungsbereich zusammengeschlossenen Wissenschaftler gehen von einer Konzeption psychotherapeutischen Handelns aus, die gekennzeichnet ist durch Vielfältigkeit. Die Analyse solcher Vielfältigkeit erfordert Methodenvielfalt; der Sonderforschungsbereich orientiert sich deshalb an einem breiten Methodenspektrum, das folgende Schwerpunktsetzungen aufweist: Sozialwissenschaften, Textanalyse, Psychophysiologie.

Der Begriff "Psychotherapie" wird somit weit gefaßt. "Psychotherapeutisches Handeln" ist dabei nicht eingeengt auf ein einziges akademisches Fach oder eine einzelne Methode. Vielmehr kennzeichnet dieser Begriff im weiteren Sinne sowohl die Interaktionen zwischen psychisch kranken Menschen und der therapeutisch tätigen Umwelt als auch im Bereiche der Prävention, der Beratung und der Rehabilitation; darüber hinaus kann Psychotherapie nicht losgelöst gesehen werden vom institutionellen Kontext, in welchem sie stattfindet.

Das Problemfeld wird in drei Projektionsbereichen angegangen; Ordnungsprinzip dieser drei Bereiche ist die Orientierung an den jeweils gesetzten Methoden:

Im Projektbereich A kommen sozialwissenschaftliche Methoden zur Anwendung, wozu auch klinisch-psychologische und sozialpsychologische Methoden gerechnet werden.

Im Projektbereich B nehmen inhalts- und textanalytische Methoden eine zentrale Stellung ein. Der psychophysiologische Projektbereich C ist in einzelnen Fragen eng mit dem Bereich B verbunden, auch wenn seine Schwerpunktsetzung sich an den psychophysiologischen Methoden orientiert.

I.2 Außeruniversitäre überregionale Forschungsinstitute

<u>Mannheim:</u>

Zentralinstitut für Seelische Gesundheit
Stiftung des öffentlichen Rechts[2]
Collaborating Center for Research and Training in Mental Health der Weltgesundheitsorganisation
6800 Mannheim, J5
Dir. Prof. Dr. Dr. H. Häfner

Psychiatrische Klinik
Prof. Dr. Dr. H. Häfner

Schwerpunkt - Biologische Psychiatrie
Prof. Dr. H. Beckmann

[2] Das Institut hat zugleich Lehre und Forschung in den Fächern Psychiatrie, Psychosomatik und Psychotherapie sowie Kinder- und Jugendpsychiatrie an der Fakultät für Klinische Medizin, Mannheim der Universität Heidelberg wahrzunehmen.

Schwerpunkt - Epidemiologie und Versorgungsforschung
Prof. Dr. Dr. H. Häfner

Psychosomatische Klinik
Prof. Dr. H. Schepank

Kinder- und jugendpsychiatrische Klinik
Prof. Dr. Dr. M. Schmidt

Abteilung Biostatistik
Prof. Dr. T. Gasser

Abteilung Epidemiologische Psychiatrie
Prof. Dr. B. Cooper

Abt. Gemeindepsychiatrie und Psychohygiene
Prof. Dr. H. Schneider

Abt. Gesundheitserziehung und Öffentlichkeitsarbeit
Dr. G. Fischer

Abt. Klinische Psychologie
Prof. Dr. E.-R. Rey

Abt. Medizinsoziologie
Dr. G. Moschel

Abt. Neuroradiologie
Prof. Dr. K. Kohlmeyer

Abt. Evaluative Forschung in der Psychiatrie
Berufungsverfahren im Gange

Arbeitsgruppen:
- Behinderungsforschung
  PD Dr. G. Krüger
- Wissenschaftliche Dokumentation
  Dr. W. Häfner-Ranabauer
- Kumulatives psychiatrisches Fallregister
  Dr. St. Haas
- Neuropsychiatrie des Kindes- und Jugendalters
  Dr. J. Esser

<u>München:</u> Max-Planck-Institut für Psychiatrie
Deutsche Forschungsanstalt für Psychiatrie
8000 München 40, Kraepelinstr. 2 + 10
Gf. Dir.: Prof. Dr. D. Ploog

Theoretisches Institut
Prof. Dr. H. Thöönen

Abt. Neuromorphologie
Prof. Dr. G. Kreuzberg

Abt. Verhaltensforschung
Prof. Dr. D. Ploog

Abt. Neurochemie
Prof. Dr. H. Thöönen

Abt. Neurophysiologie
Prof. Dr. H.-D. Lux

Abt. Neuropharmakologie
Prof. Dr. A. Herz

Arbeitsgruppe Genealogie
Dr. E. Zerbin-Rüdin

Arbeitsgruppe Chronobiologie
Prof. Dr. R. Wever

Klinisches Institut

Dir. Prof. Dr. D. Ploog

Abt. Psychiatrie
Prof. Dr. D. v. Zerssen

Abt. Neurologie und Neuroradiologie
Dr. H. Backmund

Abt. Kinderpsychiatrie
Dr. G. Bleek

Abt. Psychologie
Prof. Dr. Dr. Ph.D. J.-C. Brengelmann

Abt. Klinische Chemie
Prof. Dr. D. Stamm

Abt. Klinische Neurophysiologie
Dr. O. Simon

Abt. Psychiatrische Poliklinik
Prof. Dr. W. Feuerlein

Abt. Biometrie
Dr. E. Hansert

Abt. Neuropsychologie
PD Dr. D. v. Cramon

Forschungsstelle für Psychopathologie und
Psychotherapie in der Max-Planck-Gesellschaft
8000 München 40, Montsalvatstr. 19

Dir.: Prof. Dr. Dr. P. Matussek

II Verzeichnis universitärer und sonstiger Forschungseinrichtungen der Fachrichtung Psychiatrie, Psychosomatik und Psychotherapie, Kinder- und Jugendpsychiatrie und Medizinische Psychologie

Aachen: Lehrstuhl für Psychiatrie, Goethestr. 27/29

Abt. Psychiatrie der TH Aachen
Prof. Dr. Dr. W. Klages

Abt. Medizinische Psychologie
Prof. Dr. A. Ploeger

Berlin: Freie Universität Berlin
Klinikum Charlottenburg, Psychiatrische und Neurologische Klinik und Poliklinik
Nußbaumallee 36
Gf. Dir. Prof. Dr. D. Bente

Abt. für Neurologie, Psychiatrische und Neurologische Poliklinik
Prof. Dr. W. Girke

Abt. für Psychiatrie und Neurologie des Kinder- und Jugendalters (Platanenallee 23)
Prof. Dr. Dr. H.-C. Steinhausen (Kom. Lt.)

Abt. für Psychotherapeutische Studentenberatung (Lindenallee 5)
Prof. Dr. H.-U. Ziolko

Abt. für Psychophysiologie
Prof. Dr. D. Bente

Psychiatrische Klinik und Poliklinik
Eschenallee 3
Gf. Dir. Dr. H. Helmchen

Abt. für Klinische Psychiatrie und Poliklinik
Prof. Dr. H. Helmchen

Abt. für Gerontopsychiatrie (Reichstr. 15)
Prof. Dr. S. Kanowski

Abt. für Sozialpsychiatrie (Platanenallee 9)
Prof. Dr. G. Bosch

Abt. für Neuropsychopharmakologie (Ulmenallee 30)
Prof. Dr. H. Coper

Abt. für Klinische Psychopharmakologie
Prof. Dr. B. Müller-Oerlinghausen

Abt. für Psychotherapie und Psychosomatik
(Spandauer Damm 130)
Prof. Dr. A. Dührssen

Abt. für Psychosomatik und Psychotherapie,
Universitätsklinikum Steglitz
Prof. Dr. F. Lamprecht

Institut für Forensische Psychiatrie
Prof. Dr. W. Rasch

Institut für Medizinische Psychologie im F B 1
Prof. Dr. Rosemeier

Institut für Soziale Medizin im F B 1
Prof. Dr. Paul
Prof. Dr. Schuller

Bonn:

Psychiatrische Klinik der Universität Bonn
5300 Bonn-Venusberg, Annabergerweg
Dir. Prof. Dr. G. Huber

Funktionsbereich Medizinische Psychologie
Dr. Dr. P. H. Payk

Funktionsbereich Klinische Psychologie
Dipl.-Psych. Dr. I. Hasse-Sander

Funktionsbereich Sozialpsychiatrie
Berufungsverfahren im Gange

Funktionsbereich Verlaufspsychiatrie
Prof. Dr. G. Gross

Düsseldorf:

Psychiatrische Klinik der Universität Düsseldorf
Rheinische Landesklinik Düsseldorf
4000 Düsseldorf 12, Bergische Landstr. 2

Abt. Psychiatrie
Prof. Dr. K. Heinrich
Prof. Dr. C. Haring

Abt. Psychotherapie und psychosomatische Medizin
Prof. Dr. A. Heigl-Evers

Funktionsbereich Klinische Psychologie
Dr. E. Lehmann

Funktionsbereich Psychiatrische Soziologie
Dr. K. Müller

Institut für Medizinische Soziologie
Prof. Dr. v. Ferber

Institut für Medizinische Psychologie
(Universitätsstr. 1)
Prof. Dr. H.-J. Steingrüber

Erlangen/ Nürnberg:	(ab 1.7.82 Trennung in Neurologische und Psychiatrische Klinik)
	Psychiatrische Klinik mit Poliklinik der Universität Erlangen/Nürnberg 8520 Erlangen, Schwabachanlage 10
	Abt. Psychiatrie und Poliklinik Gf. Dir. Prof. Dr. E. Lungershausen
	Einheit für Verhaltensforschung Prof. Dr. M. Blösch
	Abt. Medizinische Psychologie Prof. Dr. Dr. W. Kinzel
	Funktionsbereich Medizinische Soziologie Dipl.-Volkswirt Dr. K. Stosberg
Essen:	Rheinische Landes- und Hochschulklinik für Psychiatrie der Universität Essen, Gesamthochschule, 4300 Essen, Hufelandstr. 55 Gf. Dir. Prof. Dr. M.-P. Engelmeier
	Abt. Kinder- und Jugendpsychiatrie Prof. Dr. Ch. Eggers
	Klinik für Psychosomatik und Psychotherapie Prof. Dr. Dr. H. Quint
	Institut für Medizinische Psychologie Prof. Dr. B. Staecker
Frankfurt:	Zentrum für Psychiatrie der Universität Frankfurt 6000 Frankfurt, Deutschordenstr. 50 Gf. Dir. Prof. Dr. H.-J. Bochnik
	Abt. Klinische Psychiatrie I Kommiss. Leiter Prof. Dr. H.-J. Bochnik
	Abt. Klinische Psychiatrie II Prof. Dr. B. Pflug
	Abt. Psychotherapie und Psychosomatik Prof. Dr. St. Mentzos
	Klinik für Kinder- und Jugendpsychiatrie der Universität Frankfurt Kommiss. Leiter Dr. Focken
	Zentrum der Psychosozialen Grundlagen der Medizin der Universität Frankfurt 6000 Frankfurt, Theodor-Stern-Kai 7 Gf. Dir. Prof. Dr. V. Sigusch
	Abt. für Medizinische Psychologie Berufungsverfahren im Gange

Abt. für Medizinische Soziologie
Prof. Dr. H.-V. Deppe

Abt. für Psychosoziale Arbeitsmedizin
Prof. Dr. Dr. Brock

Abt. für Sexualwissenschaft
Prof. Dr. V. Sigusch

Sigmund-Freud-Institut
Ausbildungs- und Forschungsinstitut für Psychoanalyse
6000 Frankfurt, Myliusstr. 20
Gf. Dir. Prof. Dr. C. de Boor

Abt. Klinische Psychologie
Dr. H. Vogel

Abt. Klinische Psychoanalyse
Dr. E. Moersch

Abt. Sozialpsychologie
Dr. K. Horn

Abt. für Ausbildung
Dr. R. Klüwer

Abt. für angewandte Psychoanalyse
Berufungsverfahren im Gange

Freiburg:

Psychiatrische und Neurologische Klinik
der Universität Freiburg
7800 Freiburg, Hauptstr. 5

Abt. Allgemeine Psychiatrie mit Poliklinik
Gf. Dir. Prof. Dr. R. Degkwitz

Abt. Neuropsychologie und Rehabilitation
Kom. Lt. Prof. Dr. R. Degkwitz

Abt. Kinder- und Jugendpsychiatrie
Prof. Dr. P. Strunk

Abt. Psychotherapie und Psychosomatik
Prof. Dr. J. Cremerius

Medizinische Psychologie
Berufungsverfahren im Gange

Medizinische Soziologie
Berufungsverfahren im Gange

Gießen:

Medizinisches Zentrum für Psychiatrie
der Universität Gießen
6300 Gießen, Am Steg 22

Abt. Psychiatrische Klinik
Gf. Dir. Prof. Dr. W. Schumacher

Medizinisches Zentrum für Psychosomatische Medizin
Gf. Dir. Prof. Dr. H.-E. Richter

Klinik für Psychosomatik und Psychotherapie
Prof. Dr. H.-E. Richter

Abt. Medizinische Psychologie
Prof. Dr. Beckmann

Abt. Medizinische Soziologie
Prof. Dr. U. Gerhardt

Abt. für Suchtforschung und Behandlung
Prof. Dr. H.-J. Lammers

Göttingen:

Psychiatrische Klinik und Poliklinik
der Universität Göttingen
3400 Göttingen, von Sieboldtstr. 5

Abt. Psychiatrie
Gf. Lt. Prof. Dr. J.-E. Meyer

Abt. Kinder- und Jugendpsychiatrie
Prof. Dr. F. Specht

Psychopathologische Forschungsstelle
Prof. Dr. H. Feldmann

Abt. Psychotherapie und Psychosomatik
Prof. Dr. H. Leuner

Abt. Psycho- und Soziotherapie
Prof. Dr. E. Sperling

Abt. Klinische Gruppenpsychotherapie
Berufungsverfahren im Gange

Lehrstuhl für Medizinische Psychologie (FB 1)
Prof. Dr. H. Pohlmeier

Arbeitsgruppe für Ernährungsforschung
Priv.Doz. Dr. phil. V. Pudel (Abt. Psychiatrie zugeordnet)

Abt. Medizinische Soziologie (FB 1)
Prof. Dr. H. Friedrich

Hamburg:

Universitätskrankenhaus Eppendorf
Psychiatrische Klinik und Nervenklinik
der Universität Hamburg
2000 Hamburg 20, Martinistr. 52

Abt. für Psychiatrie
Gf. Dir. Prof. Dr. J. Gross
Stellv. Dir. Prof. Dr. J. M. Burchard

Abt. für Kinder- und Jugendpsychiatrie
Prof. Dr. T. Schönfelder

Abt. für Neuropathologie
Prof. Dr. H.-J. Colmant

Abt. Sexualpathologie
Prof. Dr. E. Schorsch

Abt. Forensische und Kriminalpsychiatrie
Prof. Dr. W. Krause

Abt. für Experimentelle Psychiatrie
Dr. W. Speer

Abt. für Psychosomatische Medizin
an der II. Medizinischen Universitätsklinik
Prof. Dr. Dr. A. E. Meyer

Abt. für Medizinische Psychologie
an der II. Medizinischen Universitätsklinik
Prof. Dr. M. v. Kerekjarto

Abt. für Medizinische Soziologie
Prof. Dr. Kaupen-Haas

Hannover:

Department Psychologische und Neurologische Medizin
der Medizinischen Hochschule Hannover
3000 Hannover 61, Karl-Wiechert Allee 9

Vorstand:
Prof. Dr. H. Dietz
Prof. Dr. H. Freyberger
Prof. Dr. K.-P. Kisker
Prof. Dr. H. Künkel
Prof. Dr. E. Wulff

I. Abt. Klinische Psychiatrie
Gf. Dir. Prof. Dr. K.-P. Kisker

II. Abt. Sozialpsychiatrie
Prof. Dr. E. Wulff

Abt. Psychosomatik
Prof. Dr. H. Freyberger

Arbeitsgruppe Klinische Psychologie
Prof. Dr. D. Langer

Abt. Medizinische Soziologie
Prof. Dr. Rohde

Arbeitsgruppe Gruppenarbeit und Psychotherapie
Prof. Dr. P. Petersen

Arbeitsgruppe Vergleichende Psychopathologie
Prof. Dr. G. Hofer

Heidelberg:

Psychiatrische Klinik der Universität Heidelberg
6900 Heidelberg, Voßstr. 4

Abt. Allgemeine Psychiatrie mit Poliklinik
Ärztl. Dir. Prof. Dr. W. Janzarik

Abt. Kinder- und Jugendpsychiatrie
Prof. Dr. M. Müller-Küppers

Abt. Gerontopsychiatrie
Prof. Dr. Oesterreich

Psychosomatische Klinik (Thibautstr. 2)
Prof. Dr. W. Bräutigam

Abt. Psychoanalytische Grundlagenforschung und Familientherapie
Prof. Dr. Dr. H. Stierlin

Abt. Psychotherapie und Medizinische Psychologie
Prof. Dr. Dr. H. Lang

<u>Homburg/Saar:</u> Nervenklinik der Universität des Saarlandes
6650 Homburg/Saar
Dir. Prof. Dr. K. Wanke

Abt. für Kinder und Jugendliche
Kom. Lt. Dr. H. Nödl

Funktionsbereich für Klinische Neurophysiologie
Dr. W. Emser

Institut für Gerichtliche Psychologie und Psychiatrie
Prof. Dr. H. Witter

Institut für Klinische Psychologie
Kom. Lt. Dipl. Psych. F. Steigerwald

<u>Lübeck:</u> Medizinische Hochschule Lübeck
2400 Lübeck, Ratzeburger Allee 160

Abt. für Psychiatrie
Gf. Dir. Prof. Dr. H. Dilling

Abt. Kinder- und Jugendpsychiatrie
Berufungsverfahren im Gange

Abt. Psychosomatik und Psychotherapie
Prof. Dr. H. Feiereis

(der Klinik für Innere Medizin zugeordnet)

<u>Mainz:</u> Psychiatrische Klinik der Universität Mainz
6500 Mainz, Langenbeckstr. 1
Gf. Dir. Prof. Dr. O. Benkert

Abt. Psychiatrie
Prof. Dr. O. Benkert

Abt. Psychotherapie und Psychosomatische Medizin
Prof. Dr. S. O. Hoffmann

Abt. Medizinische Psychologie (FB 1)
Berufungsverfahren im Gange

Marburg:

Psychiatrische Klinik und Poliklinik
der Universität Marburg
3550 Marburg, Ortenbergstr. 8
Prof. Dr. W. Blankenburg

Klinik für Kinder- und Jugendpsychiatrie
Hans-Sachs-Str. 4-6
Prof. Dr. Dr. H. Remschmidt

Institut für ärztlich-pädagogische Jugendhilfe
Prof. Dr. Weber

Institut für Psychosomatik (Deutschhausstr.)
Prof. Dr. W. Schüffel

Klinik und Poliklinik für Psychotherapie
(Ortenbergstr.)
Prof. Dr. M. Pohlen

Kiel:

Zentrum für Nervenheilkunde - Universitätsnervenklinik im Klinikum der Universität Kiel
2300 Kiel, Niemannsweg 147
Gf. Dir. Prof. Dr. G. W. Schimmelpenning

Abt. Psychiatrie
Prof. Dr. G. W. Schimmelpenning
Stellv. Prof. Dr. D. Soyka

Abt. Kinder- und Jugendpsychiatrie
Prof. Dr. G. Schütze

Abt. Psychotherapie und Psychosomatik
Berufungsverfahren im Gange

Abt. Medizinische Psychologie
Prof. Dr. K. Hauss

Köln:

Universitätsnervenklinik Köln
5000 Köln 41 (Lindenthal), Josef-Stelzmann-Str. 9
Gf. Dir. Prof. Dr. H. Stammler
Prof. Dr. V. H. Peters

Neuropsychiatrische Forschungsabteilung
Prof. Dr. H. Stammler

Psychosomatische Abt. der Universitätskliniken
5000 Köln 41, Josef-Stelzmann-Str. 9
Prof. Dr. R. Lohmann

München:

Psychiatrische Klinik der Universität München
8000 München, Nußbaumstr. 7
Gf. Dir. Prof. Dr. Hippius

Abt. Forensische Psychiatrie
Prof. Dr. W. Mende

Abt. Neuroradiologie
Prof. Dr. K. Decker

Abt. Neurochemie
Prof. Dr. N. Matussek

Abt. Neurophysiologie und EEG
Prof. Dr. J. Kugler

Funktionsbereich Klinische und Experimentelle Psychologie
Dr. R. Engel

Abt. Psychosomatik und Psychotherapie
Prof. Dr. S. Elhardt

Institut für Medizinische Psychologie
(Pettenkofenerstr. 12)
Prof. Dr. E. Pöppel

Lehrstuhl für Psychiatrie der Technischen Universität München
8000 München 80, Mohlstr. 80

Abt. Psychiatrie
Prof. Dr. H. Lauter

Abt. Medizinische Psychologie und Psychotherapie
Prof. Dr. A. Görres

<u>Münster:</u> Psychiatrische und Nervenklinik der Universität Münster
4400 Münster, Albert-Schweitzer-Str. 11
Dir. Prof. Dr. R. Tölle
Prof. Dr. G. Brune

Klinik für Psychiatrie
Prof. Dr. R. Tölle

<u>Stuttgart:</u> Forschungsstelle für Psychotherapie des Vereins "Haus für Neurosekranke" e.V. in Verbindung mit den Medizinischen Fakultäten der Landesuniversitäten Baden-Württemberg
7000 Stuttgart, Christian-Belser-Str. 79 1
Dir. Prof. Dr. H. Enke

<u>Tübingen:</u> Zentrum für Psychiatrie und Neurologie der Universität Tübingen

Abt. Allgemeine Psychiatrie mit Poliklinik
Ärztl. Dir. Prof. Dr. H. Heimann

Abt. für Kinder- und Jugendpsychiatrie
Prof. Dr. R. Lempp

Abt. für Psychoanalyse
Prof. Dr. H. Henseler

Ulm: Zentrum für Psychiatrie, Psychotherapie, Psychosomatik der Universität Ulm
7900 Ulm, Am Hochsträß

Abt. Psychiatrie I im Landeskrankenhaus Weißenau mit Psychiatrischer Ambulanz in Ulm
Prof. Dr. Hole

Abt. II im Bezirkskrankenhaus Günzburg
Prof. Dr. R. Schüttler

Abt. Psychotherapie mit Psychotherapeutischer Ambulanz
Prof. Dr. H. Thomae

Abt. Psychosomatik
Prof. Dr. H. Stephanos

Sektion Psychoanalytische Methodik
Berufungsverfahren im Gange

An der Fakultät für Theoretische Medizin

Abt. Medizinische Psychologie
Prof. Dr. H. Zenz

Abt. Medizinische Soziologie
Prof. Dr. P. Novak

Abt. Klinische Sozialpsychologie
Prof. Dr. H. Enke

Würzburg: Julius-Maximilian-Universität Würzburg

Abt. Psychiatrische Klinik und Poliklinik
Gf. Dir. Prof. Dr. O. Schrappe

Abt. Kinder- und Jugendpsychiatrie
Prof. Dr. G. Nissen

Abt. Forensische Psychiatrie
Prof. Dr. H. Sattes

Abt. Neuropathologie
Prof. Dr. G. Liebaldt

Abt. Psychiatrische Neurophysiologie und Elektroencephalographie
Prof. Dr. Dr. F. Drechsler

Institut für Psychotherapie und Medizinische Psychologie (Klinikstr. 3)
Prof. Dr. D. Wyss

III Lehrstühle für Klinische Psychologie an Psychologischen Instituten der Universitäten in der Bundesrepbulik Deutschland

Bamberg:	Universität Bamberg - Institut für Psychologie Feldkirchenstr. 21, 8600 Bamberg Prof. Dr. Reinecker Berufungsverfahren im Gange
Berlin:	Psychologisches Institut der Freien Universität Berlin im Fachbereich Philosophie und Sozialwissenschaften I Habelschwerdter Allee 45, 1000 Berlin 33 Prof. Dr. J. Bergold Prof. Dr. M. Zaumseil
	Institut für Psychologie der Freien Universität Berlin im Fachbereich 12, Erziehungs- und Unterrichtswissenschaften Habelschwerdter Allee 45, 1000 Berlin 33 Prof. Dr. Marianne Manns Prof. Dr. H. Westmeyer
	Technische Universität Berlin Institut für Psychologie Dovestr. 1-5, 1000 Berlin 10 Prof. Dr. Eva Jaeggi Prof. Dr. Dr. H. Legewie Prof. Dr. D. Ulich
Bielefeld:	Fakultät für Psychologie und Sportwissenschaften der Universität Bielefeld, Abt. Psychologie Postfach 86 40, 4800 Bielefeld keine Professorenstelle, aber Assistentenstelle für Klinische Psychologie
Bochum:	Psychologisches Institut der Ruhr-Universität Postfach 10 21 48, 4630 Bochum Prof. Dr. D. Schulte
Bonn:	Psychologisches Institut der Universität Bonn An der Schloßkirche 1, 5300 Bonn Berufungsverfahren im Gange

Braunschweig: Institut für Psychologie der Technischen Universität Braunschweig
Spielmannstr. 19, 3300 Braunschweig
Berufungsverfahren im Gange

Bremen: Studiengang Psychologie an der Universität Bremen
Bibliothekstr. , 2800 Bremen 33
Prof. Dr. E. Baumgärtel
Prof. Dr. D. Kleiber
Prof. Dr. R. Vogt

Darmstadt: Institut für Psychologie der Technischen Hochschule Darmstadt im Fachbereich Erziehungswissenschaften und Psychologie
Hochschulstr. 1, 6100 Darmstadt
Prof. Dr. H. Sorgatz

Düsseldorf: Psychologisches Institut der Universität Düsseldorf
Universitätsstr. 1, 4000 Düsseldorf
Prof. Dr. O. B. Scholz

Erlangen: Institut für Psychologie der Universität Erlangen/Nürnberg
Bismarckstr. 1 und 6, 8520 Erlangen
Prof. Dr. W. Toman

Frankfurt: Psychologisches Institut der Johann-Wolfgang-Goethe-Universität
Kettenhofweg 128, 6000 Frankfurt/Main
Prof. Dr. W. Lauterbach

Freiburg: Psychologisches Institut der Universität Freiburg i.Br.
Belfortstr. 18, 7800 Freiburg
Prof. Dr. E. Buggle
Prof. Dr. M. Charlton
Prof. Dr. Dr. U. Koch
Prof. Dr. J. Fahrenberg (Forschungsgruppe Psychophysiologie)

Gießen: Fachbereich Psychologie der Justus-Liebig-Universität Gießen
Otto-Behagel-Str. 10, 6300 Gießen
Prof. Dr. Vaitl

Göttingen: Psychologisches Institut der Universität Göttingen
Abt. Klinische Psychologie-Beratungsstelle
Nikolausberger Weg 59, 3400 Göttingen
Prof. Dr. Erna Duhm

Hamburg:	Psychologisches Institut II der Universität Hamburg von-Melle-Park 5, 2000 Hamburg 13 Prof. Dr. Probst Prof. Dr. S. Schmidtchen
	Psychologisches Institut III der Universität Hamburg von-Melle-Park 5, 2000 Hamburg 13 Prof. Dr. H. Berbalk Prof. Dr. I. Langer Prof. Dr. R. Tausch
Heidelberg:	Psychologisches Institut der Universität Heidelberg Hauptstr. 47-51, 6900 Heidelberg Prof. Dr. R. Bastine Prof. Dr. P. Fiedler
Kiel:	Institut für Psychologie der Universität Kiel Olshausenstr. 40/60, 2300 Kiel Berufungsverfahren im Gange
Konstanz:	Fachbereich Psychologie der Universität Konstanz Postfach 55 60, 7750 Konstanz Prof. Dr. R. Cohen
Landau:	Erziehungswissenschaftliche Hochschule Rheinland-Pfalz, Abt. Landau Im Fort 7, 6740 Landau/Pfalz Prof. Dr. R. Van Quekelberghe
Mainz:	Psychologisches Institut der Johannes-Gutenberg-Universität Mainz (Fachbereich 12, Erziehungswissenschaften) Postfach 39 80, 6500 Mainz Prof. Dr. H. Benesch
Mannheim:	Lehrstuhl für Psychologie der Fakultät für Philosophie, Psychologie und Erziehungswissenschaften der Universität Mannheim Schloß, Ehrenhof-Ost, 6800 Mannheim Berufungsverfahren im Gange
Marburg:	Fachbereich Psychologie der Phillips-Universität Marburg/Lahn Gutenbergstr. 18, 3550 Marburg/Lahn Prof. Dr. Irmela Florin Prof. Dr. H. Schauer Prof. Dr. G. Sommer

München: Institut für Psychologie der Universität München
(Fachbereich 11, Psychologie und Pädagogik)
Geschwister-Scholl-Platz 1, 8000 München 22
Prof. Dr. W. Butollo
Prof. Dr. W. Tunner

Klinische Psychologie
Kaulbachstr. 93, 8000 München

Münster: Fachbereich Psychologie der Universität Münster
Psychologisches Institut
Rosenstr. 9, 4400 Münster
Prof. Dr. H. Bommert
Prof. Dr. Lilly Kemmler
Prof. Dr. Margarete Reiss

Oldenburg: Universität Oldenburg
Fach Psychologie im Fachbereich I
Birkenweg 3, 2900 Oldenburg
Prof. Dr. W. Belschner
Prof. Dr. P. Gottwald

Osnabrück: Fach Psychologie im Fachbereich 3
(Erziehung und Sozialisation) der
Universität Osnabrück
Seminarstr. 20, 4500 Osnabrück
Prof. Dr. J. Kriz
Prof. Dr. P. Machemer

Regensburg: Institut für Psychologie der Universität
Regensburg
Universitätsstr. 31, Gebäude PT
8400 Regensburg
Prof. Dr. A. Vukovich

Saarbrücken: Fachrichtung Psychologie im Fachbereich 6 der
Universität Saarbrücken, Universität Bau I
6600 Saarbrücken
Prof. Dr. R. Krausse

Trier: Fachbereich I (Pädagogik, Philosophie, Psychologie)
- Fachgebiet Psychologie der Universität Trier -
Schneidershof, 5500 Trier
Prof. Dr. R. Ferstl
Prof. Dr. L. Schmidt

<u>Tübingen:</u> Psychologisches Institut der Universität Tübingen
Friedrichstr. 21, 7400 Tübingen
Prof. Dr. N. Birbaumer
Prof. Dr. D. Revenstorf

<u>Würzburg:</u> Institut für Psychologie der Universität Würzburg
Ludwigstr. 6, 6700 Würzburg
Prof. Dr. L.J. Pongratz